Püschel · Werkstoffe

Werkstoffe im Orthopädie- und im Schuhmacher-Handwerk

von

Fritz Püschel

Mit 17 Abbildungen

Zweite erweiterte Auflage

Technischer Verlag Herbert Cram, Berlin 1962

Printed in Germany

Druck: Thormann & Goetsch, Berlin-Neukölln

Vorwort für die erste Auflage

Es gibt wohl kein Handwerk, welches für die Herstellung seiner Erzeugnisse so viele Werkstoffe verarbeitet, wie es beim Orthopädiemechaniker- und im Schuhmacher-Handwerk aus der Vielseitigkeit ihrer Aufgaben geschieht. Dazu treten in der Gegenwart noch die von Wissenschaft und Technik neu entwickelten Werkstoffe, die wir als Kunststoffe kennen.

In meiner langjährigen Tätigkeit auf dem Gebiete der Orthopädietechnik habe ich oft erkennen müssen, daß hinsichtlich der Werkstoffkunde noch manche Wissenslücke offensteht, die ihre Ursache nicht zuletzt in der Tatsache hat, daß dem Fachhandwerker keine ausreichende Literatur über seine Werkstoffe zur Verfügung steht. So war es Zweck und Ziel dieser Arbeit, die in diesem Handwerk zur Verarbeitung gelangenden Werkstoffe hinsichtlich ihres Ursprungs, ihrer Gewinnung bzw. Herstellung, ihrer Eigenschaften und ihrer Verwendungsmöglichkeiten zusammenzustellen.

Ich habe mich bemüht, den Fragenkomplex des Themas in einfacher und knapper Sprache zu behandeln, damit dem Leser die Möglichkeit gegeben ist, sich einen kurzen und verständlichen Überblick zu verschaffen.

Berlin, Sommer 1954

Fritz Püschel

Vorwort für die zweite Auflage

Die vorliegende zweite Auflage des Buches über Werkstoffe im Orthopädie- und Schuhmacher-Handwerk hat eine Erweiterung dahingehend erfahren, daß nunmehr auch die Werkstoffe mehr als bisher berücksichtigt worden sind, die im Schuhmacherhandwerk verarbeitet werden.

Weiter wurde den verschiedenen neuzeitlichen Kunststoffen größerer Platz gegeben, weil sie sich gerade in den letzten Jahren erfolgreich eingeführt und bewährt haben.

Darüber hinaus wurde bei den verschiedenen natürlichen und den synthetisch hergestellten Werkstoffen (Kunststoffen) auf die Anwendungsmöglichkeiten hingewiesen und auch die jeweils geltenden Verarbeitungs- und Verformungsmethoden eingehend beschrieben.

Ich hoffe, damit dem Leser des Buches einen ausführlichen Überblick über das gestellte Thema zu geben.

Berlin, Sommer 1961

Fritz Püschel

Inhaltsverzeichnis

I. Einleitung

Das Orthopädie-Handwerk und das Schuhmacher-Handwerk (insbesondere das Orthopädie-Schuhmacher-Handwerk) haben im Dienste für die kranke und versehrte Menschheit eine verantwortungsvolle Aufgabe zu erfüllen. Vielfach fördern sie in gemeinsamer Arbeit eine Leistung, die meistens den Abschluß eines Heilprozesses bildet und die für den Kranken oder Versehrten oftmals von lebenswichtiger Bedeutung ist.

Die Herstellung und Anpassung ihrer verschiedenen Erzeugnisse setzt neben den handwerklichen Fertigkeiten ein gediegenes Wissen voraus, und die Vielseitigkeit auf dem Gebiete der Technik bedingt neben einer gründlichen Ausbildung in diesen Handwerksberufen eine ständige Weiterbildung in der einschlägigen Technik und in der Werkstoffkunde, ganz gleich, ob es sich dabei um Baustoffe, Betriebs- oder Hilfsstoffe handelt.

Im Zeitalter der Technik haben auch in diesen Handwerksberufen erhebliche Umwälzungen stattgefunden. Die Technik vermittelte dem Handwerker konstruktive Verbesserungen, Neukonstruktionen und auch neue Arbeitsmethoden. Die Wissenschaft brachte neue Erkenntnisse hinsichtlich der synthetisch hergestellten Werkstoffe, und so ist es für einen fortschrittlich eingestellten und weitblickenden Handwerker eine selbstverständliche Pflicht sich mit dieser wissenschaftlichen und technischen Entwicklung in seinem Handwerk vertraut zu machen. Dazu gehört, daß er die ihm zur Verfügung stehenden Werkstoffe bestens kennt. Neben den natürlichen Werkstoffen sind es die Kunststoffe, die als Bauelemente, als Betriebsstoffe oder auch als Hilfsmaterial eingesetzt werden.

In den nachfolgenden Abschnitten dieses Buches wird eine allgemeinverständliche Darstellung der in den beiden Handwerkszweigen zur Verarbeitung kommenden Werkstoffe gegeben. Der Ursprung und die Gewinnung mancher Werkstoffe sind häufig nicht näher bekannt, und auch die Eigenschaften eines Materials sind oftmals für die Be- und Verarbeitung von größter Wichtigkeit. Dabei muß der Fachmann auch wissen, wie sich der Werkstoff als Bauelement am menschlichen Körper verhält. Es ist nötig, diesen Hinweis gerade bei der Verwendung von Kunststoffen zu machen.

Es ist die Absicht des Verfassers, dem Leser des Buches einen geschlossenen Überblick über alle Werkstoffe zu geben, die für die Erzeugnisse der beiden Handwerksberufe angewendet, be- und verarbeitet werden. Auch der Nichtfachmann wird es begrüßen, daß hier eine Vertiefung der Berufskenntnisse beabsichtigt ist und gezeigt wird, wie vielerlei Werkstoffe für die verschiedenen einschlägigen Erzeugnisse nötig sind.

II. Werkstoffbegriffe

Für den Handwerker ist es bei der Verarbeitung der verschiedenen Werkstoffe notwendig, sich über die technischen und physikalischen Eigenschaften ein ausreichendes Wissen anzueignen. Man kann sagen, daß die Werkstoffkunde heute eine Wissenschaft ist, die ihre Ergebnisse durch praktische Versuche mit Werkstoffen und Werkstücken unter Berücksichtigung der Grundlehren der Chemie und der Physik aufbaut.

So sprechen wir bei der Beurteilung eines Werkstoffes von seinem spezifischen Gewicht, den Wärmeleitzahlen, den Festigkeitszahlen, den Härtezahlen und seinen chemischen und optischen Festwerten. Nachstehend sollen die verschiedenen Begriffe dargelegt werden, wie sie sich aus der Deutschen Normung (Deutscher Normenausschuß Berlin W 15, Uhlandstr. 175) ergeben.

1. Begriff der Normen

Die Normung ist seit einem Menschenalter ein wesentlicher Bestandteil der modernen Entwicklung von Wirtschaft und Technik. Sie ist nicht nur eine materiell-wirtschaftliche Maßnahme, sondern auch ein Mittel, die geistige und körperliche Arbeit des Menschen zu vereinfachen und zu erleichtern, in sein Dasein Ordnung und Sicherheit zu bringen und gute Verständnismöglichkeiten zu schaffen.

Normung bedeutet:

a) wirtschaftliches Herstellen, Vermindern der Sortenzahl;

b) Vereinfachen der Lagerhaltung, Verringern des Betriebskapitals;

c) erleichtertes Beschaffen von Ersatzteilen, Gewähr für Güte und Zweckmäßigkeit;

d) Ausschalten von Mißverständnissen, Verkürzen der Lieferzeiten.

Normen im Sinne des Deutschen Normenwerkes sind die in Gemeinschaftsarbeit aller Beteiligten geschaffenen Vereinheitlichungen, die als Grundlagen für eine Ordnung und Leistungssteigerung in Technik, Verwaltung, Wirtschaft und Wissenschaft dienen. Normen können sich u. a. beziehen auf:

Baugrundsätze, Betriebsanweisungen, Benennungen,
Einheiten und Formelgrößen, Formen und Abmessungen,
Gütevorschriften und technische Lieferbedingungen,
Kennzeichnungen, Richtlinien, Schriften und bildliche Darstellungen,
Sicherheitsbestimmungen, Stoffe, Toleranzen, Typen, Verfahren und Vordrucke.

Die Normen sind allgemein anerkannte Regeln, zu deren Anwendung sich jeder verpflichtet fühlen sollte. Darüber hinaus können Normen für einen engeren oder weiteren Bereich durch Maßnahmen der zuständigen behördlichen Stellen als „verbindlich“ erklärt werden.

2. Dichte und Wichte (DIN 1306)

a) Dichte

11 Die mittlere Dichte ϱ_m eines Körpers ist das Verhältnis seiner Masse m zu seinem Volum V:

$$\varrho_m = \frac{m}{V}.$$

12 Die Dichte (ohne den Zusatz „mittlere") in einem Punkte eines Körpers ist der Grenzwert, dem die mittlere Dichte in einem den Punkt enthaltenden Volum zustrebt, wenn man dieses so weit verkleinert denkt, daß es klein wird gegen die Abmessungen des Körpers, aber noch groß bleibt gegen die Gefügeeinheiten seines Stoffes:

$$\varrho = (\varrho_m)_{V \to 0} = \frac{dm}{dV}.$$

13 Bei Dichteangaben ist, wenn nötig, der Zustand des Körpers (Temperatur, Druck, bei Gasen Feuchtigkeitsgehalt usw.) anzugeben (vgl. DIN 1343).

b) Wichte

21 Die mittlere Wichte γ_m eines Körpers ist das Verhältnis seines Gewichts G zu seinem Volum V:

$$\gamma_m = \frac{G}{V}.$$

22 Die Wichte (ohne den Zusatz „mittlere") in einem Punkte eines Körpers ist der Grenzwert, dem die mittlere Wichte in einem den Punkt enthaltenden Volum zustrebt, wenn man dieses so weit verkleinert denkt, daß es klein wird gegen die Abmessungen des Körpers, aber noch groß bleibt gegen die Abmessungen des Körpers, aber noch groß bleibt gegen die Gefügeeinheiten seines Stoffs:

$$\gamma = (\gamma_m)_{V \to 0} = \frac{dG}{dV}.$$

23 Unter Wichte ist, wenn es die Genauigkeit erfordert, die Wichte an einem Orte zu verstehen, wo die Fallbeschleunigung ihren Normwert hat (vgl. DIN 1305). Auch bei Wichteangaben ist, wenn nötig, der Zustand des Körpers anzugeben.

c) Nichthomogene Körper

31 Homogen (hinsichtlich der Massenverteilung) ist ein Körper, wenn die Dichte in allen seinen Punkten gleich ist, also mit seiner mittleren Dichte übereinstimmt. Im entgegengesetzten Falle ist er nichthomogen.

32 Wenn nötig, ist zwischen Rohdichte und Reindichte und entsprechend zwischen Rohwichte und Reinwichte zu unterscheiden, je nachdem ob bei der Bestimmung des Volums die Poren mitgerechnet werden oder nicht. Auch die Rohwichte kann für einen Punkt definiert werden, wenn man voraussetzt, daß das betrachtete Volum gegen die Abmessungen des Körpers sehr klein, gegen die Größe der Poren dagegen noch groß ist.

d) Unbenannte Größen

41 Das Verhältnis der Dichte eines Körpers zu der Dichte eines Vergleichskörpers von fest gegebenem Zustand heißt Dichtezahl. Das Verhältnis der Wichte eines Körpers zu der Wichte eines Vergleichskörpers

von festgegebenem Zustand heißt Wichtezahl. Sprechen keine Gründe dagegen, so ist als Vergleichskörper Wasser von größter Dichte bei einem Außendruck von 760 Torr zu wählen.

42 Bei Flüssigkeiten und Gasen heißt das Verhältnis der Dichte eines Körpers zu der Dichte einer Vergleichsflüssigkeit oder eines Vergleichsgases des gleichen Zustands Dichteverhältnis.
Die Bestimmung des spezifischen Gewichtes erfolgt bei festen Körpern durch die Hydrostatische Waage, bei Flüssigkeiten durch den Aräometer.

Erläuterungen:

Zu 11, 12, 21 und 22: Der Ausdruck „spezifisches Gewicht" ist in dem Normblatt ganz vermieden, weil sich im In- und Ausland wohl kaum eine Einigung darüber erzielen ließe, ob darunter die Dichtezahl bzw. Wichtezahl oder die Wichte verstanden werden soll. In den angelsächsischen Ländern bedeutet specific gravity die Dichtezahl bzw. die Wichtezahl: in Deutschland dagegen sind beide auf weiten Gebieten ausschließlich im Gebrauch.

Dr. H. Prieß schreibt hierzu:

Praktisch wird meistens die (zahlenmäßig gleiche) unveränderliche Dichte verwendet (Masse der Raumeinheit eines Stoffes). Die Dichte der Vergleichssubstanz (reines Wasser von 4° C) ist 1,000; das spezifische Gewicht ist dann gleich dem festen Gewichtsverhältnis gleicher Raumteile Stoff und reinen Wassers von 4° C und bei einem Luftdruck von 760 mm Quecksilbersäule.

Kurz gesagt, versteht man unter dem spezifischen Gewicht und Raumeinheitsgewicht das Verhältnis eines Körpers zu seinem Rauminhalt. Als Bezugsgröße für beide Festwerte kann man bei der Beschreibung der verschiedenen Werkstoffe g/cm³ annehmen. Das spezifische Gewicht (Wichte) ist das Gewicht je Rauminhalt von einheitlichen (homogenen) Körpern, wie Metallen und Flüssigkeiten, das Raumeinheitsgewicht desjenigen von Körpern mit ungleichmäßig verteiltem porigem Rauminhalt, wie Holz und Leder.

Werkstoffe mit niedrigem spezifischem Gewicht oder Raumeinheitsgewicht besitzen durchweg auch ein niedriges Wärmeleitungsvermögen. Beide Eigenschaften bieten einen großen Vorteil für die Körperersatzstücke und für Bekleidungszwecke.

Wärmeleitung heißt das Wandern der Wärme innnerhalb eines Körpers von einem Stoffteilchen zum unmittelbar benachbarten Teilchen. Die Wärmeleitzahl eines Körpers bezeichnet sein Wärmeleitvermögen. Man unterscheidet die physikalische und die technische Wärmeleitzahl.

Physikalische Wärmeleitzahl λ_p = die Anzahl von cal (= kleine Kalorie), die eine 1 cm dicke Schicht eines Stoffes in 1 Sekunde auf einen Quadratzentimeter bei 1° Temperaturdifferenz durchläßt (cal/cm s°).

Technische Wärmeleitzahl λ_p = Anzahl von kcal (= große Kalorie; 1 kcal = 1000 cal), die eine 1 cm dicke Platte in 1 Stunde auf einen Quadratmeter bei 1° Temperaturdifferenz durchläßt. Es ist $\lambda_t = 360\ \lambda_p$.

Die Wärmeleitzahl eines Werkstoffes gibt seine Eignung als Wärmeschutzmittel an; je niedriger seine Wärmeleitzahl ist, desto höher ist sein Wärmeschutzvermögen. Der Luft kommt praktisch das niedrigste Wärmeleitvermögen und dem Silber das höchste zu.

Die technische Wärmeleitzahl (kcal/m h°) beträgt ungefähr für:

Luft	0,018	Gips, gegossen	0,32
Wollfilz	0,054	Glas	0,5 —0,8
Holz, verschiedene Arten	0,11—0,36	unleg. Flußstahl	36—46
Kautschuk	0,10—0,20	kupferhaltige Leichtmetalle	118—13
Leder	0,14	Aluminium	175
Zelluloid	0,18	Kupfer	300
Vulkanfiber	0,18—0,28	Silber	360

Holz hat ein niedriges Raumeinheitsgewicht und wird auch wegen seiner geringen Wärmeleitfähigkeit als Baustoff für Kunstglieder bevorzugt.

Die meisten Kunststoffe bieten niedrige spezifische Gewichte und haben eine geringe Wärmeleitfähigkeit, so daß sie für den Kunstgliederbau wertvolle Eigenschaften besitzen.

3. Gewicht, Masse, Menge (DIN 1305)

a) Die Fallbeschleunigung g an einem Ort der Erde ist die Beschleunigung, mit der der Massenmittelpunkt eines an dem Orte ruhenden Körpers im luftleeren Raume zu fallen beginnt, wenn man ihn freiläßt. Dabei ist vorausgesetzt, daß der die Beschleunigung feststellende Beobachter an dem Orte ruht.

Der Wert

$$g_n = 9{,}80665\ m/s^2$$

heißt Normwert der Fallbeschleunigung.

b) Das Gewicht G eines an einem der Erde ruhenden Körpers ist die Kraft, die er im luftleeren Raum auf seine Unterlage ausübt. Das Gewicht ändert sich proportional der Fallbeschleunigung.

Das Gewicht eines Körpers an einem Orte, für den der Normwert g der Fallbeschleunigung gilt, heißt sein Normgewicht G_n.

Befindet sich der Körper in einer Flüssigkeit oder in einem Gase, so erleidet er einen Auftrieb; man hat dann, wenn es die Genauigkeit erfordert, zwischen seinem Tauchgewicht und seinem Gewicht zu unterscheiden. Das Gewicht ist gleich dem Tauchgewicht vermehrt um den Betrag des Auftriebes

c) Die Masse eines Körpers ist eine ihm eigentümliche unveränderliche Eigenschaft; sie steht mit einer auf den Körper wirkenden Kraft P und der von dieser erzeugten Beschleunigung b in der Beziehung $= P = mb$.

Die Masse eines Körpers ist hiernach — bei Benutzung bestimmter Einheiten — zahlenmäßig gleich der Kraft, die man auf ihn ausüben muß, wenn er die Einheit der Beschleunigung erfahren soll; sie ist daher ein Maß der Trägheit.

Die Masse eines Körpers ist insbesondere gleich seinem Gewicht an einem beliebigen Orte geteilt durch die Fallbeschleunigung an demselben Ort:

$$m = \frac{G}{g}$$

d) Da die Schwerkräfte ebenso wie die Trägheitskräfte den Massen erfahrungsgemäß proportional sind, können Massen durch beide Arten von Kräften gemessen werden („schwere“ Masse = „träge“ Masse). Die Hebelwaage, die im wesentlichen Schwerkräfte vergleicht, wird wegen ihrer Bequemlichkeit und Genauigkeit vorzugsweise zur Bestimmung der Masse verwendet.

e) Das Normgewicht G^n und die Masse m stellen neben der „Anzahl“ und dem Normvolum, d. h. dem Volum im Normzustand, die wichtigsten Maße für Stoffmengen dar.

Volumen = Rauminhalt.

Volumenmessung von a) Flüssigkeiten: in Maßfläschchen mit geeichter Skala,

b) festen Körpern: durch Eintauchen in Wasser und Messung der verdrängten Wassermenge.

4. Festigkeit

Festigkeit ist der Widerstand, den feste Körper einer Trennung ihrer Teile entgegensetzen, unterschieden nach Druck-, Drehungs-, Biegungs- und Schwingungsfestigkeit. Die hierzu erforderliche Kraft wird in Kilogramm je Quadratzentimeter (kg/cm²) oder je Quadratmillimeter (kg/mm²) angegeben und als Spannung bezeichnet. (Technische Atmosphäre = 1 kg je qcm). Die Festigkeitslehre gibt die Verfahren zur Berechnung von Spannungen und Formveränderungen bei Materialien und Bauwerken an. Die einem Werkstück zugemuteten Beanspruchungen lassen sich grundsätzlich in statische und dynamische trennen. Bei der statischen Beanspruchung unterliegt das Werkstück einer gleichmäßigen ruhenden Last, durch die der Werkstoff auf Druck, Zug, Biegung, Verdrehung oder Schub beansprucht werden kann. Bei der dynamischen Beanspruchung dagegen ist das Wesentliche die Veränderung des Spannungszustandes. Diese kann in einer Veränderung der Größe der Belastung oder der Angriffsrichtung der Belastung, als schwellende oder wechselnde Belastung oder als Stoß in Erscheinung treten.

Als Druckfestigkeit ist der Widerstand eines Körpers gegen Zerdrücken

$$\frac{\textit{Größte Druckkraft in kg}}{\text{ursprünglicher Querschnitt (cm}^2\text{)}}$$

zu bezeichnen. Die Ermittlung ihrer Werte erfolgt an zylindrischen Probekörpern, deren Höhe gleich dem Durchmesser ist oder an Würfeln.

Die Zug- und Zerreißfestigkeit ist die höchste Spannung, bezogen auf den Ursprungsquerschnitt eines Probekörpers, die der Werkstoff vor dem Bruch ausgehalten hat. Für die Prüfung fester Werkstoffe benutzt man die Materialprüfungsmaschine zur Ermittlung der Dehnung, Zug- und Zerreißfestigkeit von Materialien durch Prüfung von Probestäben (Zerreißstäben).

Die Spannkraft (Elastizität) ist das Bestreben fester Körper, bei durch Druck, Biegung, Verdrehung u. a. bewirkter Formveränderung die ursprüngliche Form wieder anzunehmen, sobald die eingesetzte Krafteinwirkung schwächer wird bzw. aufhört (Gummi und Gummigewebe, Federstahl, Federn u. dgl.).

Dehnbarkeit dagegen ist die Eigenschaft, bei welcher ein fester Körper durch Druck oder Zug eine Formveränderung erfährt, jedoch den Zusammenhang mit seinen Teilen behält. Nach den Normen gilt als Dehnung die Streck- oder Fließgrenze, die sich beim Probestab ohne Vergrößerung der Belastung in seiner Verlängerung ausdrückt.

Die Bruch d e h n u n g ist die mittlere Dehnung der Probestablänge nach dem Bruch, gemessen an der ursprünglichen Länge.

Als Q u e t s c h g r e n z e, die der Streckgrenze beim Zugversuch entspricht, bezeichnet man die Belastung beim Druckversuch, bei der die Formveränderung bleibend geworden ist. Nach Überschreiten der Quetschgrenze gehen spröde Körper zu Bruch, während zähe Körper sich immer mehr zusammendrücken oder höchstens Anrisse bekommen.

Die B i e g e f e s t i g k e i t ist der Widerstand eines festen Körpers gegen Bruch infolge von Kräften, die senkrecht zu seiner Längsachse wirken. Die Prüfung erfolgt an einem an beiden Enden unterstützten Probestab, auf dessen Mitte die Belastung angesetzt und bis zum Bruch gesteigert wird. Dabei treten im Probestab Druck- und Zugspannung gleichzeitig auf, die sich in zwei verschiedenen Formveränderungen auswirken. Die Prüfung auf Biegefestigkeit ist gerade bei Holz, Stahl und Kunststoff von besonderer Wichtigkeit.

Die H ä r t e ist der Widerstand, den ein Körper dem Eindringen eines anderen bietet. Nicht zu verwechseln ist die Härte mit der Druckfestigkeit. Nach Dr. P r i e ß bezeichnet man in der Mineralogie von zwei Körpern denjenigen als den härteren, der den andern „ritzt". Danach ergeben sich folgende Werte:

Talk	= 1
Gips od. Steinsalz	= 2
Kalkspat	= 3
Flußspat	= 4
Apatit	= 5
Feldspat	= 6
Quarz	= 7
Topas	= 8
Korund	= 9
Diamant	=10

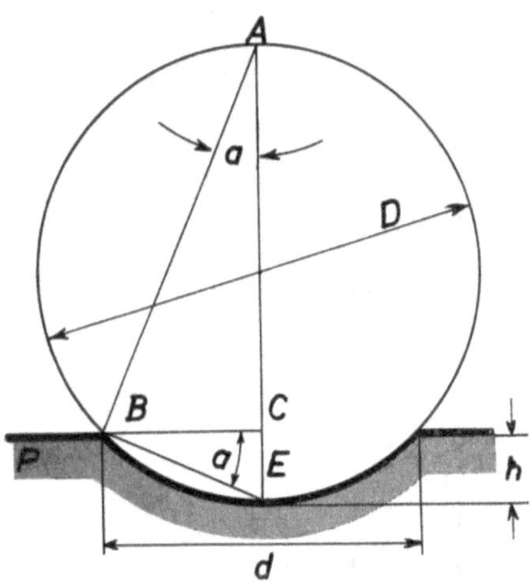

Abb. 1. Härtebestimmung nach Brinell
d = Durchmesser des Kugeleindruckes
D = Kugeldurchmesser
h = Tiefe des Eindruckes
P = Probendicke

Zur Bestimmung der Härte hat sich das statische Verfahren nach B r i n e l l (DIN 1605) am meisten bewährt. Eine Kugel vom Durchmesser *D* mit einer genormten Belastung *P* wird in den zu prüfenden Werkstoff eingedrückt und aus der Größe des Durchmessers der erzeugten Eindruckfläche wird die Härtezahl ermittelt. Als Brinellhärte gilt dann der Quotient aus Kugelbelastung und aus Kalottenoberfläche, d. h. die auf 1 mm^2 der Kalottenfläche bezogene Druckkraft. Die Brinellhärte ist von den Größen P (Probendicke usw.), D und der Zeitdauer der Kugelbelastung abhängig. Für Kugeln verschiedener Durchmesser erhält man nur dann gleiche Härte-Werte, wenn sich die dazu gehörenden Belastungen wie Quadrate der Kugeldurchmesser verhalten.

$$\frac{P_1}{P_2}=\frac{D_1{}^2}{D_2{}^2}$$

Sollen Härte-Werte vergleichbar sein, müssen sie mit denselben Versuchsbedingungen gewonnen werden.

Die Krafteinwirkungen bei den verschiedenen Prüfungen zur Ermittlung der Festigkeitswerte werden in nebenstehendem Schema deutlich erkennbar.

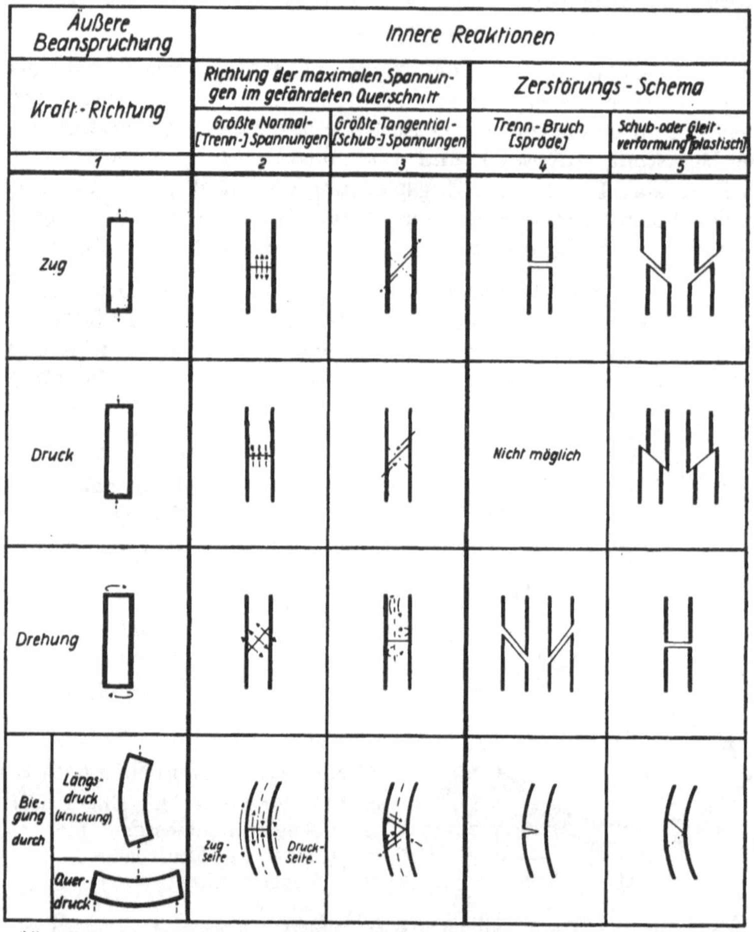

1) Nach mehr oder weniger großen Verformungen erfolgt der Bruch in der verformten Zone

Abb. 2 Schema des Mechanismus der Bruch-Formen

Das Schema des Mechanismusses der Bruchformen zeigt:

1. die (äußere) Beanspruchungsart (Zug, Druck, Verdrehung, Knickung, Biegung) Spalte 1,
2. die (inneren) Spannungsreaktionen, die in dem Körper durch die Beanspruchungen nach 1. erzeugt werden (Normalspannungen, Schubspannungen) in den Spalten 2 u. 3,

3. die Art und Neigung des Werkstoffes bzw. des Körpers (plastisch, spröde — Spalte 4 u. 5) auf die inneren Spannungen nach 2. zu reagieren.

Die äußeren Beanspruchungen sind schematisch in der Abbildung in Spalte 1 angegeben. Es wird hierbei grundsätzlich Zug, Druck, Verdrehung und Biegung (Knikkung) unterschieden.

5. Haftfestigkeit

Die Haftfestigkeit ist jene Kraft, mit der der Anstrichfilm oder ein galvanischer Niederschlag auf seinem metallischen Untergrund festsitzt und verankert ist. Die Größe ist von äußerster Wichtigkeit, aber zahlenmäßig bisher schwer erfaßbar. Es gibt zwar zu ihrer Ermittlung auch Meßgeräte, jedoch ist das Meßproblem für die Praxis noch keineswegs befriedigend gelöst. Bei der Haftfestigkeit spielen mehrere Erscheinungen eine Rolle. Ist das zu schützende Material porös (Eisen, Holz oder Putz), dann kann sich der Film durch Verankerung in den Poren festhalten. Die wahre Oberfläche wird also viel größer sein als die mit dem Auge sichtbare und mit dem Zentimetermaß meßbare. Weiter kann durch Auskristallisieren bestimmter Stoffe im Film (z. B. im Bleimennige-Ölfilm auf Eisen) eine außerordentlich große Haftung erzielt werden.

6. Farbmessung (DIN 5033)

Als Begriffe der Farbmetrik unterscheiden wir:

a) F a r b e : Farbe ist ein durch das Auge vermittelter Sinneseindruck, also eine Gesichtsempfindung.

Das Wort „Farbe“ wird im täglichen Gebrauch auch für stoffliche Mittel verwendet, mit denen man den Farbeindruck von Gegenständen verändern kann. Der Ausdruck „Farbe“ gilt also entweder für Farberlebnis oder Farbmittel (Farbstoff, Pigmente, Leimfarbe u. ä.) oder noch in einem anderen Sinne.

b) F a r b r e i z : Strahlungen, die durch unmittelbare Reizung der Netzhaut Farbempfindungen hervorrufen, werden Farbreize genannt.

c) F a r b v a l e n z : Die Tatsachen der additiven Farbmischung zeigen, daß das Auge die Farbreize in einer ihm eigentümlichen Weise bewertet. Sie besteht in der gleichzeitigen Strahlenbewertung nach (normalerweise) drei verschiedenen spektralen Empfindungsfunktionen und die drei so hervorgerufenen Wirkungen setzen sich, in der Empfindung untrennbar, zu einer einheitlichen Wirkung zusammen, die F a r b v a l e n z genannt wird.

(Valenz = Wertigkeit ist die Zahl, die angibt, wieviel Atome Wasserstoff [oder gleichwertige Elemente] ein Atom eines Elementes zu ersetzen oder zu binden vermag.)

d) F a r b m e s s u n g : Die Ermittlung der drei eine Farbvalenz kennzeichnenden Maßzahlen (Farbmaßzahlen) heißt Farbmessung. Daher sind die Farbvalenzen Gegenstand der Farbmessung (valenzmetrisch).

e) K ö r p e r f a r b e : Die Farbe eines Nichtselbstleuchters, d. h. eines Körpers, der zur Sichtbarkeit eines beleuchtenden Lichtes bedarf, heißt Körperfarbe.

f) F a r b a r t: Farbvalenzen, die sich nur durch ihre Leuchtdichte voneinander unterscheiden, besitzen die gleiche Farbart. Artgleiche Körperfarben bilden eine Schattenreihe.

g) Lichtart: Strahlungen (Lichtquellen) gleicher relativer spektraler Strahldichteverteilung (gleicher Strahlenfunktionen) wird die gleiche Lichtart zugeschrieben.

h) Farbtemperatur: Die Farbtemperatur T_f einer Lichtquelle (Lichtart) ist diejenige Temperatur des schwarzen Körpers, bei der dieser eine Strahlung der gleichen Farbart wie die betreffende Lichtquelle liefert.

i) Farbton: Die Eigenschaft, die eine bunte Farbe von einer unbunten unterscheidet, wird Farbton genannt.

k) Sättigung: Der Grad der Buntheit im Vergleich zum gleichhellen Unbunt (Grau) wird als Sättigung bezeichnet. Der Grad der Annäherung an Unbunt heißt Weißlichkeit. Farbton und Sättigung sind zwei häufig gemeinsam zur Beschreibung einer Farbart benutzte Merkmale.

l) Helligkeit: Die Stärke einer Lichtempfindung, wie sie mit jeder Farbempfindung stets unlösbar verbunden ist, wird mit dem allgemeinen Ausdruck Helligkeit bezeichnet.

m) Farbstimmung: Der Zustand des Auges, bei dem es sich an die im Gesichtsfeld vorherrschende Farbe angepaßt hat, heißt Farbstimmung. Der Wechsel der Farbstimmung wird Umstimmung benannt.

7. Korrosion

Korrosion ist die Zerstörung eines festen Körpers, die durch unbeabsichtigte chemische und elektrochemische Angriffe von der Oberfläche eines Werkstoffes ausgeht.

8. Werkstoffbegriffe bei Hölzern

a) Quer- oder Hirnschnitt ist der Schnitt durch das Holz, der senkrecht zur Längsachse (Stammrichtung) verläuft. Man erkennt die konzentrisch angeordneten Jahresringe und die radial verlaufenden Markstrahlen (Hirnholz).

b) Radial- oder Spiegelschnitt ist der Schnitt, der durch die Längsachse läuft und die Jahresringe als parallele Schichten erkennen läßt (Maserung) (Spiegelholz).

c) Tangential- oder Sehnenschnitt, der parallel zur Längsachse läuft (Langholz).

d) Spaltbarkeit und Spaltfestigkeit ist der Widerstand, den die Holzfasern in der Längsrichtung entgegensetzen. Die größere oder geringere Spaltbarkeit eines Holzes ist abhängig von dem Faserverlauf. Unregelmäßig angeordnete Holzfasern erschweren die Spaltung des Holzes.

e) Grün- oder Frischgewicht des Holzes in frisch gefälltem Zustand bei einem Wassergehalt von 40—80 %.

f) Lufttrockengewicht oder auch Endfeuchtigkeitsgewicht ist das Gewicht des Holzes bei etwa 10—12 % Wassergehalt (Handelsübliches Gewicht für Holz).

g) Absolutes Trockengewicht oder Darrgewicht ist das Gewicht des Holzes bei 0 % Feuchtigkeit.

h) Schwinden und Quellen des Holzes. Das Schwinden des Holzes tritt oft bei fertigen Holzwerkstücken auf, bei deren Verarbeitung das Holz einen zu hohen Feuchtigkeitsgehalt hatte. Beim Nachtrocknen treten Raumverringerungen ein, die Spannungen im Holzgefüge ergeben, die zum Aufspalten in der Faserrichtung führen können.

Umgekehrt ergeben sich beim nachträglichen Quellen zu stark getrockneten Holzes Raumvergrößerungen, wodurch geformte Holzgegenstände auseinandergetrieben werden. Besonders Kunstglieder aus Holz mit ungenügendem Oberflächenschutz können Quellerscheinungen zeitigen.

i) Härte des Holzes ist der Widerstand, den ein Körper dem Eindringen eines anderen entgegensetzt.

k) Härtegrade der Hölzer:

1. Harthölzer: z. B.:
   sehr hart = Pockholz, Buchsbaum;
   hart = Akazie, Weiß- und Rotbuche, Eiche, Hickory, Esche, Nußbaum, Ahorn;
   mittelhart = Teakholz, Kastanie, White wood.
2. Weichhölzer:
   weich = Birke, Erle;
   sehr weich = Pappel, Weide, Linde, Abachi.

III. Werkstoffe

1. Holz

Im Gegensatz zu dem toten Werkstoff der meisten Berufe ist das Holz ein organisches Gebilde; es ist dem lebenden Organismus des Baumes entnommen und bleibt mehr oder minder ein lebenserfülltes Zellgewebe. Mit dem Fällen des Baumes wird zwar der Lebensstrom unterbunden, aber bei jeder Gelegenheit versucht es erneut aufzuleben. Solche Lebensregungen zeigen sich in verschiedenen Arten. Das Holz nimmt Luft und Feuchtigkeit in sich auf und dabei dehnt es sich aus, quillt oder schrumpft und schwindet; es krümmt, wirft und verzieht sich. Holz ist und bleibt ein lebenerfüllter Werkstoff, der nur mit Vorsicht und Vorbedacht zu verwenden ist. In seiner Behandlung, Pflege und Verarbeitung setzt er tiefgrenzende Erfahrungen voraus, die nicht nur aus praktischer Erfahrung, sondern erst durch wissenschaftliche Erforschung seines Wesens zu gewinnen sind.

Der Krieg hat unsere Holzbestände stark gemindert und der Holzbedarf ist auf ein Mehrfaches gestiegen. Diese Tatsachen zwingen heute auch den kleinsten Betrieb dazu, sich mit diesem Werkstoff gründlich vertraut zu machen.

Das Holz ist aus Zellen aufgebaut, was bei einigen Holzarten mit dem bloßen Auge schon erkennbar ist. Die Zellen sind mikroskopisch kleine Gebilde, deren Größe nur Bruchteile eines Millimeters betragen und deren Formen und Gestaltung sehr mannigfaltig sind. Zelle schmiegt sich an Zelle, es bilden sich dabei Gewebe, Gefäße und Organe, die sich in gegenseitiger Abhängigkeit zu einer lebensvollen und wunderbaren Einheit zusammenschließen. Die sogenannten Fasern des Laubholzes bestehen aus langgestreckten, dickwandigen Zellen, die nur geringe Hohlräume aufweisen und dem Laubholz die Festigkeit verleihen. Mit zunehmendem Alter verholzen sie und führen statt des Wassers Luft in ihren Hohlräumen. Gefäße und Gefäßzellen sind die Leitungsröhren zur Leitung des Bodenwassers und der Nährsalze. Andere Zellen wieder bewirken den Aufbau des Pflanzenkörpers und enthalten viel Protoplasma und eine äußerst elastische Zellhaut. Ebenso seien die Nährzellen erwähnt, die in horizontaler Richtung die Jahresringe mit den zum Ausbau nötigen Stoffen versorgen.

Wasser ist ein Hauptbestandteil des Holzes, und die Versorgung des Baumes damit ist lebenswichtig. Sie geschieht durch die Wurzel, welche mit dem Wasser die in ihm enthaltenen Nährstoffe bzw. Nährsalze aufsaugt und bis in die höchsten Spitzen des Baumes weiterleitet. Als weiterer Bestandteil des Baumes ist der Kohlenstoff anzusehen. In der Luft ist hinreichend Kohlenstoff in gasförmigem Zustand enthalten. Die Pflanzenblätter nehmen Kohlensäure durch die Spaltöffnungen ihrer Unterseite auf und leiten sie durch eine schwammige Zellschicht in die Pallisadenschicht, die an der Oberfläche des Blattes liegt. Unter Einwirkung des Sonnenlichtes und der Blattgrünkörperchen verwandelt sich der Kohlenstoff durch Verbindung mit dem Wasser in ein Kohlehydrat. Dieser Vorgang ist auch für Mensch und Tier die Voraussetzung des Lebens.

Der Aufbau unserer Stammhölzer vollzieht sich so, daß von außen, also von Bast und Rinde her, sich jedes Jahr ein Ring um das Herz des Baumes legt. Dabei schmiegt sich der jüngere Ring um den älteren Ring. Im Hirnschnitt erkennen wir die Periodizität des Wachstums eines Baumes. In der Mitte des Schnittes ist das Herz oder Mark, es folgen dann Kern, Splint, Kambium, Rinde und Borke. Wie beim menschlichen Körper bringt auch beim Holz das zunehmende Alter eine Festigung der Zellen die notwendige Festigkeit und Widerstandskraft mit sich. Bis zur Reife des Holzes bedarf es also einer hinreichenden Entwicklungszeit.

Nadelhölzer wie Tanne, Kiefer und Lärche erreichen bei einem Alter von 70 bis 80 Jahren ihre Reife. Mit 110 bis 120 Jahren beginnt die Tanne zu überaltern während Kiefer und Lärche noch mit 150 Jahren in gesundem Wachstum verbleiben. Unsere einheimischen Laubhölzer Eiche, Buche, Pappel, Esche, Ahorn usw. sind langlebiger.

Auf dem Gebiete der Orthopädietechnik können nur Hölzer Verwendung finden, die an Gewicht leicht sind und sich gut bearbeiten lassen. Dies sind z. B.:

Lindenholz (0,51—0,53)*)

Es ist zäh und biegsam, aber wenig elastisch. Dabei besitzt es eine feine und dichte Textur, ist verhältnismäßig leicht und weich. Hinreichend getrocknet, steht es gut bei der Arbeit, läßt sich leicht schneiden und bearbeiten.

Pappel (0,40—0,47)*)

Wir unterscheiden dabei die Espe oder Zitterpappel, die Weiß- oder Silberpappel und die Schwarzpappel. Das Holz dieser Pappelarten ist zwar weich und schwammig, dabei aber zäh, fest und elastisch, reißt fast gar nicht und wirft sich wenig. Wegen seines geringen Gewichtes und seines weichen Gefüges hat es für unsere Holzprothesen den Vorrang.

Weidenholz (0,52—0,64)*)

ist weich und läßt sich gut bearbeiten, ist aber marktmäßig in unserem Fach zu wenig gefragt.

Von ausländischen Hölzern haben wir in Deutschland für unsere Zwecke verwendet.

Whitewood (0,39—0,45)*),

eine dem Lindenholz ähnliche Holzart.

Abachi (038)*)

ein sehr leichtes Sumpfholz, bekannt als Nigeria-Abachi Leichtholz, das sehr weich und druckempfindlich ist.

Da für verschiedene Prothesenteile auch Harthölzer Verwendung finden, seien nachstehend auch noch die verschiedenen einheimischen Hölzer aufgezeichnet.

Laubhölzer

Eiche (0,65—0,69)*), das beste und beliebteste Holz, dauerhaft und fest, große Tragkraft und Elastizität, läßt sich leicht spalten.

Buche (Rotbuche 0,68—0,73; Weißbuche 0,72—0,83)*), ein Holz mit allerlei technischen Vorzügen, hart und fest, gegen Stoß und Druck; leicht spaltbar Elastizität ist gering.

Esche (0,73)*) ein mittelschweres, ziemlich hartes, fein- und langfaseriges Holz, zäh, fest und biegsam, von anerkannter Elastizität und Tragkraft.

Ahorn (0,58—0,66)*) ist fest und ziemlich elastisch, hält sich im Freien nicht lange; schwindet, reißt leicht, neigt wegen seiner gekrümmten Faserung sehr zum Verziehen und Werfen. Die Oberfläche läßt sich leicht und fein

*) Raumeinheitsgewicht bei Lufttrockenheit (15 % Feuchtigkeit) g/cm².

bearbeiten und wird im Möbelbau, Auto- und Flugzeugbau und im Musikinstrumentenbau viel angewendet.

Erle (0,49—0,51)*) gehört zu den leichten Hölzern, ist grobfaserig, schwammig, spröde und brüchig, läßt sich leicht und gut bearbeiten und ist von kurzer Lebensdauer.

Birke (0,61—0,66)*) ein feingefügtes Holz, ist ziemlich zäh, biegsam, elastisch, weniger hart; ist sehr unruhig und schwindet stark.

Ulme oder Rüster steht an Dauer dem Eichenholz nicht nach, ist hart, schwer elastisch, zäh und läßt sich schwer spalten. Es ist schwer zu bearbeiten wegen der groben Faserung und neigt zum Reißen.

Roßkastanie (0,53—0,59)*) ein mittelschweres, feingefasertes, schwammiges Holz, weniger widerstandsfähig, läßt sich gut bearbeiten und spalten, wirft sich nicht und schwindet wenig.

Platane wächst zu großen, mächtigen Bäumen. Das Holz läßt sich schwer bearbeiten, reißt gern und ist von geringer Dauer.

Nußbaum (0,63—0,68)*) ist ein gesuchtes Edelholz, fein und gleichmäßig gefügt, reißt ungern, läßt sich gut bearbeiten. In Farbe und Textur ist es unstreitig das vornehmste, einheimische Holz. Massiv wurde es in früheren Jahren für die bekannten Hüfnerhände verwendet. Das italienische Nußbaumholz gilt als das beste. Sehr bekannt ist das kaukasische Nußbaumholz in der Möbelindustrie.

Kirschbaum ist ein Holz von feiner Textur und wird im Möbelbau gern verarbeitet.

Apfelbaum hat ein festes Holz, das stark schwindet, sich leicht verzieht und wirft. Es neigt zu Rissen und ist ein ausgesprochenes Drechslerholz.

Birnbaum gewährt ein festes, zähes und dauerhaftes Holz, das sich nicht verzieht und nicht wirft. Wegen seiner gleichmäßigen Struktur ein ausgesprochenes Möbel-, Drechsler- und Bildhauerholz.

Zwetschgen-, Pflaumen- Aprikosenbaum haben ein dichtes, hartes und schweres Holz. Wegen der großen Neigung zum Reißen finden sie nur in geringem Maße Verwendung.

Nadelhölzer:

Fichte oder Rottanne strohgelbes bis rötlichweißes Holz, geringes Gewicht, tragfähig und elastisch, ein vorzügliches Bau- und Möbelholz.

Weiß- oder Edeltanne ein grobfaseriges, gelbweißes Holz, leichter als Fichtenholz, wird auch wie dieses verwendet. Es ist auch zugfester als Fichtenholz.

Kiefer (Föhre oder Forle genannt) liefert ein harzweiches Holz, ist grob- und langfaserig, fest, biegsam und dauerhaft. Für Erd- und Wasserbauten und als Grubenholz gut geeignet. Grundschwellen, Fensterrahmen werden daraus gefertigt, und es wird auch im Möbelbau bei Einrichtungen von Schiffsräumen und Fahrzeugen verarbeitet.

Lärche gilt von allen Nadelhölzern als härtestes Holz. Es ist hart, elastisch und zäh, wirft sich wenig und neigt nicht zum Reißen. Als Tischler- und Bauholz gut geeignet.

---

*) Raumeinheitsgewicht bei Lufttrockenheit (15 % Feuchtigkeit) g/cm².

E i b e ist in unseren Wäldern fast verschwunden. Es ist das härteste und festeste der Nadelhölzer und gilt auch als ausgesuchtes Tischlerholz.

Für die Verarbeitung des Holzes ist es nötig, daß es t r o c k e n ist. Beim Trocknen des Holzes kommt es darauf an, ihm seinen Wassergehalt und die Nährstoffe zu entziehen, um es haltbar zu machen, und das muß sachgemäß vor sich gehen. Beim landläufigen Trocknen wird das aufgeschnittene Holz zunächst im Freien und so gestapelt, daß die Bretter bei Regengüssen durchnäßt werden können. Geschmolzene Schneemassen und Frühjahrsregen entführen dem Holz somit einen großen Teil seiner Nährstoffe. Die wärmeren Winde bringen das im Holz befindliche Wasser allmählich zur Verdunstung. Dann wird das Holz in einem Schuppen oder überdacht gestapelt und weiter zurückgetrocknet. Nach einer solchen Vorbehandlung wird ein lufttrockenes Holz gewonnen. Ein solcher Trocknungsprozeß braucht 3—4 Jahre. Bei sachgemäßer Vorbereitung kann das Ausdämpfen des Holzes auch in Trockenanlagen erfolgen, um damit eine schnellere Verwendungsmöglichkeit zu erreichen.

Astreiches Holz ist immer von Nachteil. Es gibt der Arbeit ein schlechtes Aussehen. Gute Arbeiten werden daher astrein oder halbrein ausgeführt. Das Ausflicken der Aststellen und das Ausfüllen der Astlöcher nimmt viel Zeit in Anspruch und solches Holz kann nur Verwendung finden, wenn seine Oberfläche später durch einen Anstrich ober Bezug (Pergamentierung) gedeckt wird. Äste im Holz bieten auch technische Nachteile, denn sie vermindern die Tragfähigkeit und Festigkeit des Holzes und bewirken nicht selten ein Krümmen und Verziehen, wodurch ein Werkstück unbrauchbar wird.

Die Spaltbarkeit verleiht dem Holze besondere Verwendungsmöglichkeiten und Erleichterung in der Bearbeitung. Gradfaseriges Holz setzt der Spaltung weniger Widerstand entgegen als Holz mit verschlungener Faser.

Unter Biegsamkeit versteht man die Fähigkeit des Holzes, seine Form zu verändern, ohne daß der innere Zusammenhalt des Holzes verlorengeht. Die Fähigkeit, nach stattgehabter Formveränderung wieder in die ursprüngliche Lage zurückzukehren, bezeichnet man als Elastizität. Meistens vergrößert Feuchtigkeit die Biegsamkeit, verringert aber dafür die Elastizität. Feucht erwärmtes oder gar gekochtes Holz läßt sich noch leichter biegen. Die wichtigste technische Eigenschaft des Holzes ist die Festigkeit. Darunter verstehen wir den Widerstand, den es einer Bearbeitung entgegensetzt. Man spricht deshalb von einer Zug-, Druck-, Biege-, Knick- und Schubfestigkeit des Holzes.

Im Verhältnis zu festen Werkstoffen, wie Eisen und Stein, ist das Holz ein unruhiger, ja lebhafter Werkstoff, der nicht nur großen Veränderungen unterworfen ist, sondern auch sonstige Formveränderungen zeigt. Man versteht darunter das Schwinden, Quellen, Krümmen, Werfen, Windschiefwerden und Reißen des Holzes. Durch die Verarbeitung hinreichend getrockneten Holzes kann man sich gegen manche nachteilige Veränderung des Holzes schützen. Als trocken eingekaufte Hölzer, die ohne Nachtrocknung verarbeitet werden sollen, bedürfen einer Prüfung ihres Trockenheitsgrades. Der Feuchtigkeitsgehalt von Weidenholz z. B. läßt sich wie folgt ermitteln:

Aus dem Holz schneidet man einen Würfel von 10 cm Kantenlänge. Er wiegt schätzungsweise 750 g, und daraus ergibt sich folgende Berechnung:

Grüngewicht	510 g
Gewicht des Würfels	250 g
Wasserabgabe demnach	260 g = 51 %

Der Gesamtwassergehalt betrug 60 %, also verfügt das Holz noch über 9 %, d. h. es ist lufttrocken.

Hölzer mit ganz geradem Faserverlauf bleiben beim Trocknen in ihrer Fläche eben. Schief verlaufende Holzfasern verdrehen oder verziehen das Holz in seiner Ebene. Die größte Neigung zum Verziehen haben solche Bretter, die von einem „Drehwuchs" stammen. Ein solcher gefährdet immer eine gute Arbeit.

Eine sorgfältige Auswahl und Prüfung des Holzes vor seiner Verarbeitung ist im Kunstgliederbau besonders notwendig.

Die Erkennung der verschiedenen Holzarten, sei es am fertigen Werkstück oder am Holzrohstoff, setzt eine genaue Kenntnis der durch den anatomischen Aufbau bedingten unveränderlichen charakteristischen Struktureigenart jeder Holzart voraus, die am Querschnitt oder Hirnschnitt, am Radial- oder Spiegelschnitt und endlich am Tangential-Sehnen- oder Bretterschnitt sichtbar wird. Die schon mit freiem Auge (makroskopisch) oder mit einer Lupe sichtbare Struktur bietet meistens genügend Anhaltspunkte, um die Holzart näher bestimmen zu können.

Das Bild eines Querschnittes hat bei der gewerblichen Erkennung von Holzarten praktisch nur wenig Wert, da das Holz meist nicht im Hirnschnitt, sondern in Form des Spiegel- oder Bretterschnittes verarbeitet ist. Daher ist für die praktische Erkennung der verarbeiteten Holzarten die Kenntnis des Aussehens der Hölzer in den beiden letzten Schnitten wichtig.

Der Spiegelschnitt liegt mehr oder weniger in der Ebene der Markstrahlen, diese werden stellenweise ihrer Länge nach durchschnitten und erscheinen in ihrer Höhe und Breite als breitere oder schmälere Querstreifen oder auch als unregelmäßig gestaltete Flächen und Bänder sog. Spiegel. Die Gefäße werden ihrer Länge nach aufgeschnitten und erscheinen als feine Kanäle und Rinnen von verschiedener Länge.

Der Tangential- oder Bretterschnitt zeigt die Gefäße wiederum als aufgeschnittene Kanäle von verschiedener Länge, Breite und Tiefe. Die Gefäßkanäle werden um so länger ausfallen, je mehr sich der Schnitt der wahren Tangente nähert. Die Jahresringe erscheinen als gewundene Bänder und tragen zur Erhöhung der Zeichnung des Holzes wesentlich bei.

Die Brauchbarkeit eines Nutzholzes läßt sich schon aus gewissen Merkmalen, wie Farbe, Aussehen und Beschaffenheit, erkennen. Rein äußerlich ist eine Prüfung möglich durch Geruch, Gehör und Nageldruckprobe. Der den verschiedenen Hölzern eigentümliche Geruch ist bei Anwesenheit holzzerstörender Fäulnisstoffe nicht mehr wahrnehmbar. Durch die Nageldruckprobe kann man morsche Stellen erkennen, ebenso auch durch Beklopfen, wobei man zugleich auf den Trocknungsgrad schließen kann. Gut ausgetrocknete Hölzer geben einen hellen „singenden" Klang, während nasse Hölzer sowie morsche Stellen des Stammes beim Anschlag dumpfe Töne erkennen lassen.

Zur näheren Beurteilung der Verwendungsfähigkeit eines Nutzholzes ist darüber hinaus die Feststellung der wichtigsten Eigenschaften, wie Raumeinheitsgewicht, Feuchtigkeitsgehalt, Schwind- und Quellvermögen, ferner Härte-, Zug-, Druck- und Biegefestigkeit zweckmäßig, zu deren zahlenmäßigen Ermittlung geeignete Verfahren ausgearbeitet sind.

Die schweren wirtschaftlichen Verhältnisse zwingen zu sparsamstem Holzverbrauch. Zur rationellen Arbeitsweise gehört die Anfertigung einer Werkzeichnung oder Schablone. Bei jedem Zuschnitt ist zu überlegen, wie sich das Holzstück vorteilhaft verwenden läßt, ohne daß ein großer Verschnitt entsteht.

Homogen-Holz

Unter der Bezeichnung Homogenholz wurde eine neuer Werkstoff bekannt, der aus einem Gefüge verfilzter, organischer Fasern mit einem eingelagerten harzartigen Bindemittel besteht und nichts anderes als gegossenes Holz darstellt. Im Gegensatz zum Naturholz hat er den Vorzug, daß er in allen Richtungen stets die gleichen Eigenschaften aufzuweisen hat, nicht durch Äste unterbrochen wird und auch von sonstigen Ungleichmäßigkeiten des Naturholzes frei ist. Hartplatten aus solchem gegossenen Holz eignen sich für Fußbodenbelag sowie für Möbeltischlereien. Für den Kunstgliederbau kommt er nur dort in Betracht, wo Hartholz vorgesehen ist. Der Rohstoff wird ausschließlich aus Abfällen, ja sogar aus Stroh und Gräsern gewonnen. (Dr. Oswald Wyß-Fachausschuß für Holzfragen VDI.)

2. Leder

Was ist Leder?

Die tierische Haut, die durch geeignete Verfahren („Gerben") und Behandlung mit entsprechenden Mitteln („Gerbstoffen") ihre Eigenschaften so geändert hat, daß sie nicht mehr fäulnisfähig ist, mit heißem Wasser nicht mehr in Leim umgewandelt wird, beim Trocknen nicht mehr hornartig, spröde und durchscheinend auftrocknet, und deren sonstige Eigenschaften durch „Zurichtmethoden" teils erhalten, teils gesteigert werden, nennt man Leder. Zur Herstellung von Leder kann nur ein kollagenes Bindegewebe in der typischen Faserverflechtung verwendet werden, das vorwiegend von der tierischen Haut geliefert wird. Diese besteht aus drei Schichten, nämlich der

1. Epidermis oder Oberhaut (Äußeres der Tierhaut),
2. Cutis oder Lederhaut (auch Corium genannt) als das Innere der Tierhaut,
3. Subcutis oder das Unterhautbindegewebe.

Die Epidermis — ein mehrfach geschichtetes Epithelgewebe — ist die Trägerin der Funktionseinrichtungen der Haut und biologisch gesehen die wichtigste Schicht, während die darunterliegende Cutis hauptsächlich Schutzfunktionen für die in ihr Gewebe eingebetteten Hautorgane und für den Körper ausübt. Sie besteht aus einem dichten Geflecht von Fasern. An der Innenseite — dem Körper zu — geht das Corium in die Sucutis über. Das Fasergeflecht wird lockerer und ist häufig durch enigelagerte Fettzellen oder Fettgewebe unterbrochen. Es ist der Teil der Haut, den der Gerber als „Leimleder" bezeichnet und von Hand oder maschinell entfernt. Je nach Art und Herkunft der Haut — abhängig von Alter, Geschlecht, Lebensweise, Pflege usw. ist die Faser zarter, dünner oder gröber, das Geflecht dichter oder lockerer, so daß der Gerber auch von diesen Gesichtspunkten aus die Auswahl der Rohhaut für seine speziellen Ledersorten trifft.

Haare, Wolle, Borsten, die Drüsen u. a. sind als Organe Bestandteile der Epidermis, auch wenn sie im Bereiche des Corium liegen oder in dieses hereinreichen. Die Epidermis selbst ist recht dünn gestaltet und beträgt nur etwa 1 % der gesamten Hautstärke, während die Lederhaut — derjenige Teil der Haut, aus dem das Leder hergestellt wird — etwa 85 % ausmacht. Bei ihrem dichten Fasergeflecht unterscheiden wir zwei Faserarten, nämlich

a) die kollagene Faser, genannt nach der Substanz, aus der sie gebildet ist, dem Kollagen (Gerüsteiweißstoff). Sie zeigt keine freien Enden; sie ist von wechselnder Dicke, indem einzelne Faserstränge sich zu dickeren Faserbündeln zusammenschließen und wieder auseinanderlaufen, um wieder mit anderen Fasersträngen zusammenzutreten. Je mehr die Fasern an die Oberfläche der Haut aufsteigen, um so feiner werden sie und verlaufen dann — sehr dicht verflochten, streckenweise parallel zur Oberfläche, so daß sie eine feine Membrane — die Narbenmembrane — oder meist die Narbenschicht oder — kurz als Narben bezeichnet — bildet.

b) die elastische Faser, die ebenfalls eine große Rolle spielt. Sie ist hauptsächlich an der Oberfläche und dann an der Grenze zum Unterhautbindegewebe eingelagert und umgibt die Haarkanäle, umschließt die Drüsen und Blutgefäße; sie bildet keine Bündel und zeigt freie Enden.

Die Struktur der Haut ist aber nicht gleichmäßig über die ganze Fläche. Das Gefüge ist zu beiden Seiten des Rückgrates fest, wird aber einseits zum Hals und andererseits zum Bauch lockerer. Besonders lockere und leere Stellen finden wir an den Flämen, den Stellen, die an den inneren Ansatzstellen der Beine liegen.

Da das Rohmaterial des Inlandes in keiner Weise unseren Bedarf deckt, beziehen wir es von Ländern, die infolge ihrer großen Viehherden einen Überschuß an Rohhäuten und Fellen haben:

a) Rind- und Wildroßhäute aus Südamerika, Südafrika, Indien;
b) Ziegen- und Zickelfelle aus Ostindien, Orient, Nordafrika;
c) Schaffelle aus Mittelmeerländern, Indien und Australien.

Unter der Bezeichnung „Wildhäute" versteht man allgemein Häute aus Ländern, in denen die Stallhaltung nicht üblich ist, d. h. aus Ländern, in denen sich infolge der klimatischen Verhältnisse das Vieh durch das ganze Jahr im Freien aufhält. „Zahmhäute" dagegen sind Häute und Felle aus Ländern, in denen die Stallhaltung üblich ist; das ist in Europa sowie in USA der Fall.

Die Wildhaut hat meist unreine Narben durch Insektenstiche, Brennzeichen des Besitzers u. a. Durch den ständigen Aufenthalt der Tiere im Freien ist die Beschaffenheit (Struktur) der Haut gut. Der große Vorzug bei der Zahmhaut ist der reine Narben; eine Folge guter Ernährung, einwandfreier Pflege und sachgemäßes Schlachten des Tieres. Abgezogene Häute halten sich nicht lange; sei gehen in Fäulnis über. Ein Schutzmittel vor Zerstörung ist das Entwässern, das durch Salzen und Trocknen geschehen kann. Man unterscheidet dabei:

a) Trockene Häute,
b) Trocken gesalzene Häute,
c) Naß oder grün gesalzene Häute.

Das beste Konservierungsmittel ist das Salzen. Es entzieht der Haut das Wasser und schützt somit vor einer Fäulnisbildung.

Die hauptsächlichsten Lieferanten des Rohmaterials für die Ledergewinnung sind Büffel, Rind, Pferd, Esel, Maultier, Zebra, Schwein, Schaf, Ziege, Hund, Seehund, Hirsch, Gemse, Reh, Fuchs u. a. Gerbbar sind auch die Häute von Reptilien, wie Krokodile, Schlangen und Eidechsen, sowie auch von Fischen, wie Haifisch, Seelachs, Kabeljau u. a.

Für die Herstellung des Leders teilen sich die Arbeiten in der Gerberei in drei Arbeitsvorgänge:

Vorrichtung: Umarbeitung der tierischen Haut zur „Blöße" durch

a) Wässern in wassergefüllten Gruben. Durch öfteres Wechseln des Wassers und Bewegen der Häute werden sie von Schmutz und Konservierungsmitteln gereinigt und gesäubert.

b) Äschern oder Kalken. In Äschergruben wird mittels Kalkmilch die Oberhaut von der Lederhaut getrennt. Dauer 8—10 Tage. Bei einer Mischung mit Schwefelnatrium verkürzt sich die Äscherzeit auf 1—2 Tage.

c) Enthaaren und Entfleischen erfolgt entweder im Handbetrieb oder mit der Enthaarungs- und Entfleischungsmaschine. Haare und das lose Gewebe der Unterhaut werden entfernt, die Ohren-, Maul- und Klauenteile werden abgeschnitten.

d) Narbenreinigen durch Entfernen aller Haar- und Oberhautreste mittels scharfen Streicheisen.

e) Entkalken: Jetzt werden die Häute von der noch in der Haut verbliebenen Kalkmilch befreit, weil sie einer einwandfreien Durchgerbung hinderlich ist.

f) Beizen: Neben dem Kotbeizen und der Kleienbeize sind heute die Kunstbeizen, z. B. Purgatol, Oropon, Esco usw. am gebräuchlichsten.

Eine so hergerichtete Haut nennt man „Blöße".

Sind die Häute für die vorgesehene Lederart zu stark, müssen sie gespalten werden. Der Narbenteil (Haarseite) soll gleichmäßig stark, der übrige Teil kann in seiner Stärke verschieden sein. Man kann noch ein- oder mehrmals spalten. Die Bandmesserspaltmaschine spaltet entweder im „Blößen"- oder angegerbten Zustand, selten aber die fertig gegerbte Haut oder das fertige Leder.

Gerbgang: Umwandlung der Blöße in Leder.

Der Gerber unterscheidet nach der Größe zwischen „Häuten" und „Fellen"; er spricht daher z. B. von Rinds-, Roß-, Schweinshäuten und von Kalb-, Ziegen-, Schaffellen usw. aber auch von Fisch-, Schlangenhäuten usw.

Jeweils für den Verwendungszweck benutzt man Leder von verschiedener Beschaffenheit und Aussehen. Jede Hautart läßt sich durch Gerbmaterialien aus

1. dem Tierreich = Sämischgerberei,
2. dem Pflanzenreich = Lohgerberei,
3. dem Mineralreich = Chromgerberei

in Leder verwandeln.

Unter „Gerben" versteht man die Verwandlung der Rohhaut in einen Zustand, daß sie im nassen Zustand nicht in Fäulnis übergeht bzw. im trockenen Zustand nicht brechen kann. Beim Gerbvorgang treten an Stelle des teilweise entfernten Interzellus (Zwischenzellstoff) die in die Rohhaut eingedrungenen Gerbstoffe und -mittel und umschließen die Fasern. Vor Beginn des Gerbprozesses und, um eine einwandfreie Gerbstoffaufnahme zu erreichen, wird die Blöße „geschwellt", d. h. man lockert die feste Faserung der Blöße durch

a) Quellung der Haut durch kaltes Wasser,
b) Verfallen der Haut durch warmes Wasser

und je nach dem späteren Verwendungszweck durch Säurezusatz oder mit Kochsalzlösung.

Bis hierher ist im allgemeinen die Behandlung aller Gerbarten gleich. Von der gewissenhaften Arbeit in der Wasserwerkstätte hängt viel ab, ob gutes oder minderwertiges Leder hergestellt wird.

1. Sämischgerberei

Durch die völlig weiche Beschaffenheit des Leders unterscheidet es sich von allen übrigen Lederarten. Als Gerbmittel verwendet man Fette, Öle und Tran, die oxydationsfähig sind, d. h. mit dem Sauerstoff in der Luft eine Verbindung eingehen. Das sind z. B. die Trane von Dorsch und Wal.

Zuerst wird vom Material der Narben abgestoßen. Dann werden die Blößen mit Tran bestrichen in der Hammerwalke mechanisch angegerbt. In einer Wärmekammer werden die Blößen dann haufenweise aufgeschichtet und es tritt eine Erwärmung ein, wodurch das Fett zu oxydieren beginnt. Nach der völligen Durchgerbung wird das überschüssige Fett ausgepreßt. Mit Pottasche und Soda werden die noch haftengebliebenen Fettreste, die sich nicht mit der Hautfaser verbunden haben, ausgewachsen. Das soweit fertige Leder wird an der Luft getrocknet und unter starkem Stollen (über eine Kante recken — Stollmaschine) zügig gemacht. Die gelbe Farbe ist natürlich; durch Bleichen kann sie entfernt werden. Das Leder nimmt leicht Wasser an, ohne darunter zu leiden. Im übrigen ist es wollig-weich.

2. Glacé-Gerbung

Vorzugsweise wählt man hierzu die Rohhäute der Kleintierfelle von Ziegen, Schafen, Hunden usw. Zur Gerbung verwendet man Eidotter, das durch den Fettgehalt wirkt und Mehl als Klebemittel. Dieses Gemisch nennt man „Nahrung" der Blöße. In unserem modernen Zeitalter der Chemie wird der Grundstoff „Eidotter" durch Fettemulsion ersetzt.

3. Weißgerbung

Das Gerbmittel für Weißgerbung (Alaungerbung) setzt sich aus ²/₃ Alaun und ¹/₃ Kochsalz zusammen. Alaun allein hat keine Gerbwirkung und erst durch eine Verbindung mit Kochsalz wird die gerbende Wirkung erzielt. Durch diese Mischung spaltet Kochsalz das Alaun in schwefelsaures Kali und schwefelsaure Tonerde. Es können die Blößen mit einer Mischung eingerieben oder in eine flüssige Lösung eingehängt werden.

Weißgare Leder werden heute weniger verwendet und man nützt die Weißgerbung als Vorgerbung bei der Glacégerbung aus.

4. Lohgerbung

Bei diesem Gerbverfahren kommen die Blößen in Gruben (2—3 m Tiefe) in wechselnder Folge von Lohe, Blöße usw. Die Grube wird abgedeckt und mit Steinen beschwert und dann mit Wasser übergossen. Das Wasser entzieht allmählich der Lohe den Gerbstoff und dringt in die Blöße ein. Damit hat der Umwandlungsprozeß zu Leder begonnen. Die Lohe ist nach 6—8 Wochen erschöpft und wird gewechselt, bis die Blößen vollkommen durchgegerbt sind; erkenntlich an der gleichmäßigen Färbung des Schnittes. Dieses Gerbverfahren hat eine Dauer bis zu zwei Jahren und darüber hinaus.

5. Extrakt- oder Schnellgerbung

Diese Gerbart hat ungefähr 10 hintereinanderliegende Gruben nötig, den sogenannten Farbengang.

Die in der Wasserwerkstatt behandelten Blößen kommen erst in eine Grube mit schwacher Gerbbrühe. Bei einer starken Lösung würden sich die äußeren Lederschichten rasch mit Gerbstoff vollsaugen und ein weiteres Eindringen in das Innere der Blöße verhindern (Totgerbung). In den folgenden Gruben nimmt die Stärke der Gerbbrühe zu. Die völlige Durchgerbung erfolgt im rotierenden Gerbfaß.

Dieses Verfahren kürzt die Gerbdauer sehr ab. Nach etwa 8 Wochen bis 6 Monaten ist die vollständige Durchgerbung vollendet; entscheidend dabei ist die Stärke der Blöße. Fertig gegerbtes Leder darf keine hornartigen Streifen im Innern mehr aufweisen.

6. Gemischte Gerbung

Diese Gerbmethode setzt sich aus der Lohgerbung (4) als saure Gerbung und der Extragerbung (5) als süße Gerbung in folgender Weise zusammen:

a) Die Blößen werden mit Extrakten im Farbengang angegerbt;

b) es folgt ein sogenanntes Nachziehen in den Gruben nach der Methode der Grubengerbung;

c) abschließend wird nochmals im rotierenden Gerbfaß der entsprechende Gerbstoff „eingeschlagen", der dann auch für die Farbe des Leders ausschlaggebend ist.

Diese Gerbart kann eine Gerbdauer bis zu 3 Monaten beanspruchen.

Gerbmittel und Gerbstoffe zu 4. bis 6.

Die Gerbbrühen werden aus Eichen- oder Fichtenrinden oder den Früchten ausländischer Baumarten bereitet. In einem besonderen Extraktionsverfahren werden sie durch Wasser ausgelaugt und ergeben eine Brühe verschiedenen Gerbgehaltes. Näheres hierzu ist aus der anschließenden Übersicht (Seite 29/30) über Gerbmittel und Gerbstoffe ersichtlich.

Lohgares Leder ist durch Wasser nicht zu entgerben; es verträgt auch nicht die Behandlung mit heißem Wasser und wird bei 80° C Wassertemperatur brüchig.

Zurichtung: Nachbearbeitung des Leders

Fertig gegerbtes Leder ist noch keine Handelsware; es ist hart und unansehnlich und muß noch „zugerichtet" werden. Folgende Arbeitsgänge sind vorgesehen:

1. Abpressen: Dem garen Leder werden durch hydraulische Druckmaschinen und rotierende Abwalkpressen die Feuchtigkeit, d. h. ungebundener Gerbstoff und Wasser entzogen.

2. Plattieren; Ausstoßen: Das Leder wird mit der Ausstoßmaschine, Stoßeisen oder Stoßstein geebnet.

3. Fetten: Im maschinell betriebenen Schmierfaß und im Handbetrieb auf der Tafel geschieht das Fetten, das dem Leder die natürliche Beschaffenheit wiedergibt. Die kalte Schmierung mit Degras, Moellonfett, Paraffin und Rindertalg ist vorzuziehen. Dem späteren Verwendungszweck entsprechend wird mehr oder weniger gefettet, z. B. werden Ober- und Riemenleder durchgefettet oder gar nicht.

4. Trocknen: Vachetten aller Art werden auf Rahmen gespannt. Schwere Leder werden an Stangen aufgehängt und luftgetrocknet. Der durchschnittliche normale Feuchtigkeitsgehalt lufttrockenen Leders schwankt zwischen 18—20 %.

5. Walzen: Mit der Karrenwalzmaschine wird das Leder gedichtet, d. h. eine Stahlwalze mit einem Druck von etwa 30 000 kg läuft bahnenweise über das Leder, welches dann auf der Aasseite (Fleischseite) mit einer Aasschmiere appretiert.

6. Falzen und Blanchieren: Mit der Falzmaschine erhält das Leder seine gleichmäßige Stärke; auch die Aasseite soll glatt werden. Durch die Blanchiermaschine erreichen wir das verfeinerte Falzen.

7. D o l l i e r e n : Die Dolliermaschine, die mit Schmirgelwalzen versehen ist, entfernt von der Aasseite eventuelle rauhe Stellen der Haut oder Lederknötchen.

8. K r i s p e l n , S t o l l e n , T e l l e r n : Das durch die vorangegangenen Arbeitsgänge wieder mehr oder weniger steif gewordene Leder wird wieder geschmeidig gemacht und über die Kante gereckt (Maschine oder von Hand).

9. N a r b e n s c h l e i f e n : Dem Leder wird mittels Schleiftrommeln der Narben abgebufft. Dadurch wird die Wildlederimitation erreicht.

10. G l a n z s t o ß e n : Die Narbenseite wird mit einer schwachen Wachslösung überzogen und auf der Glanzstoßmaschine auf Hochglanz gebracht.

11. C h a g r i n i e r e n : Mittels Narbenpreßmaschine oder Chagrinierrollen wird auf der Narbenseite ein künstlicher Narben aufgedrückt (Spaltleder, Kofferledervachetten). Satinieren bzw. Bügeln tritt bei anderen Lederarten an Stelle des Chagrinierens. Durch Bügelmaschinen werden eine vollkommene Glättung und Verfeinerung der Narbenseite erreicht.

12. L a c k i e r e n : Alle chromgaren Leder werden auf der vorher abgebufften Narbenseite lackiert. Lohgares Rind- und Kalbleder wird meistens auf der Fleischseite lackiert. Hierzu wird das Leder auf einen Rahmen gespannt und die Grundierfarbe aufgetragen. Nach dem Trocknen wird es geschliffen (abgebimst) und aufgespachtelt, anschließend nochmals geschliffen, und dann erfolgt ein Schwarzstrich. Nach dem Trocknen wird es wieder geschliffen. In einem staubfreien Raume geschieht dann das eigentliche Lackieren mit schnelltrocknenden Zelluloselacken.

Das Trocknen der Lackleder zwischen den Farbanstrichen erfolgt im Trockenofen bei einer Temperatur von 50—60° C.

13. F ä r b e n : Die zu verwendenden Farben müssen mit den Gerbstoffen bzw. Gerbmitteln verwandt sein. Man verwendet:

a) die natürliche Lederfarbe, bedingt durch den jeweils verwendeten Gerbstoff;

b) Farbhölzer in Verbindung mit Mineralien (Blau-, Rot- oder Gerbholz in Verbindung mit Eisen-, Kupfer-, Zinn- und Alaunsalzen);

c) künstliche Farbstoffe (Anilinfarbstoffe aus Steinkohlenteer).

Man unterscheidet: Handfärbung, mit der Hand von oben, und Maschinenfärbung nur, wenn durchgefärbt werden kann. Ein anderes Verfahren ist das Spritzverfahren: das Aufspritzen der Farbe mit Spritzpistole.

Wenn das Leder gefärbt werden soll, muß es eine entsprechende Vorbehandlung erfahren. Da die meisten Leder mehr oder weniger stark gefettet sind, müssen sie entfettet werden. Lösungsmittel hierzu sind: Benzin, Benzol, Tetrachlorkohlenstoff oder Beberitzensaft.

Beim Färben auf der Farbtafel benutzt man Schwämme, mit denen die Farbe rotierend aufgetragen wird. Nach dem Trocknen wird eine schwache Wachslösung aufgetragen und mit einem weichen Lappen bzw. Bürste nachpoliert.

Das Färben mit Deckfarbe geschieht mit dem Pinsel oder der Spritzpistole. Zum Färben mit Pottasche wird diese in heißem Wasser aufgelöst und der

Narben wie gewöhnlich vorbehandelt. Nach dem Erkalten wird der Farbton ausprobiert und entsprechend verdünnt oder verstärkt. Das Leder muß nachher mit klarem Wasser gut abgespült werden. Zum Färben von Chromleder verwendet man Schwefelstoff-Farben. Das Leder wird mit einer verdünnten Milchsäurelösung (1 : 100) abgewaschen. Der Vorstrich erfolgt mit Gerbstoffbeize oder einer Sumachlösung. Türkischrot-Ölfarben (bestehend aus Rizinusöl und konzentrierter Schwefelsäure) können ebenfalls verwendet werden. Hierauf erfolgt der Auftrag der Schwefelstoffarben.

Das Bleichen des Leders erfolgt unter Verwendung von Chlorkalk, auch Ozon oder Wasserstoffsuperoxyd. Man nimmt eines dieser Mittel, dazu ein Teil

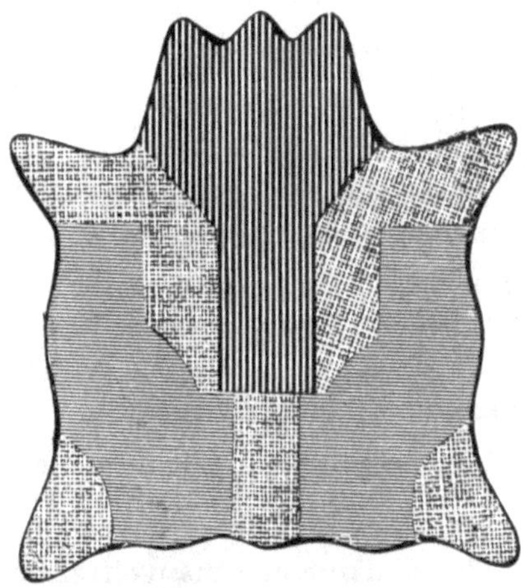

Abb. 3. Schematische Darstellung der Richtung des bevorzugten Faserverlaufs in der Hautfläche.

kaltes Wasser, und gibt soviel Salmiakgeist zu, bis die Lösung stark danach riecht. Mit einem Wattebausch wird die zu bleichende Stelle abgetupft und der Vorgang mehrmals wiederholt.

Lederprüfung

1. Stellung der Haut im allgemeinen ist als gut anzusehen, wenn Stärke und Festigkeit nach den Seiten allmählich abnehmen, d. h. wenn der Kern weit an den Rand reicht. Der Kopf soll nicht dicker sein als der Kern, der Hals nicht schwächer, der Bauch nicht loser und schwammig. Die Haut der männlichen Tiere ist größer, schwerer und gleichmäßiger als die der weiblichen Tiere.

2. Prüfung der Haut auf Stellung:

   Stier (nicht geschlechtsreifes Tier): Haut ist kurz und gedrungen, aber gut gestellt, jedoch fehlt der richtige Kern.

   Bulle: Haut ist schlecht gestellt, dicker Kopf, dünner Rücken, Bauch ist dick und filzig, Fasergewebe ist lose.

Ochse: Kennzeichen sind abgeschnittene Saugwarzen, verheilter Schnitt am Geschlechtsteil. Haut ist gleichmäßig gestellt, Struktur fest, Kopf weniger stark.

Kalbine (Tier, das noch nicht gekalbt hat): Gute Stellung, großer Kern, Kopf und Brust fest. Steht an erster Stelle!

Rind (Tier, das höchstens dreimal gekalbt hat): Stellung und Merkmale wie bei Ochsenhaut.

Kuh (Tier, das oft gekalbt hat): Dünner Kopf und Hals, dünner loser Bauch, wenig Kern, Bauchkante stark nach außen gerundet.

Ziege: Fell ist schlank, dunkler Rückenstreifen, Adern im Leder und Aas (landkartenähnliches Aussehen).

Schaf und Bastard: Felle haben kurzen, plumpen Hals, im Genick dunkler, aber kein Streifen, Adern im Fleisch, Schaf ist im Leder weicher als Ziege.

Wildhäute im Lederzustand zeigen viel Unreinheiten auf der Narbenseite, Brandzeichen des Besitzers, Engerlingslöcher, Horn- und Dornverletzungen u. a. Zahmhäute sind frei von diesen Mängeln.

Narben- und Aasseite sollen reinfarben und fleckenlos sein, außer bei Riemenleder. Leichte Leder sollen einheitlichen Farbton haben. Aasseite darf nicht faserig sein, ebenfalls verlangt man Schnittfreiheit des Leders. Appretur darf nicht zu dick aufgetragen sein.

Biegefestigkeit: Der Narben mittlerer und leichter Leder darf bei mäßiger Biegung nicht platzen, beim Nachlassen des Biegens nicht wellig werden. Bei schwerem Leder wird der Narben in der Regel auch dann platzen, wenn das Leder vollkommen mängelfrei ist. Allerdings dürfen die darunterliegenden Fasern nicht gebrochen sein.

Geschmeidigkeit, Festigkeit und Elastizität stellt man durch den Griff der Hand fest. Bei farbigem Leder verlangt man Gleichmäßigkeit des Farbtones und Lichtbeständigkeit.

Durchgerbung: Der Querschnitt soll an den Kernstellen glänzend und in der Farbe gleichmäßig sein. Helle Streifen (Speckstreifen) zeigen eine ungenügende Durchgerbung an. Zur Prüfung legt man dünne Lederstreifen in 20—30 %ige Essigsäure. Nicht durchgegerbte Stellen quellen dabei auf und sind durchscheinend wie Pergament. Walkleder ist auch ein nicht durchgegerbtes Leder, das eigens für den Verwendungszweck entsprechend gegerbt wird. Siehe Walkleder.

Der durchschnittliche normale Wassergehalt des Leders schwankt zwischen 16 bis 18 %. Im Laufe bestimmter Zeitspannen kann man durch Wiegen den genauen Gewichtsverlust feststellen. 2—3 % gelten als normal.

Eigenschaften der fertigen Ledersorten:

Je nach dem Verwendungszweck des Leders sind auch die Ansprüche, die der lederverarbeitende Handwerker an das Leder stellt. Gewiß sind die allgemeinen Eigenschaften des Leders durch die schon von Natur aus gegebenen Eigenschaften der tierischen Haut bedingt, die durch den Gerbprozeß noch verstärkt werden. Die ideale dreidimensionale Verflechtung der Fasern, die Änderung der Stärke der Einzelfaser in ihrem Verlauf, die Bildung von Faserzwischenräumen, die untereinander in Verbindung stehen, machen das Leder zu einem Werkstoff, der fast unersetzbar ist. Dabei ist verständlich, daß die einzelnen Eigenschaften bei den verschiedenen Ledersorten unterschiedlich sind; sie werden bestimmt durch das Zusammenwirken der einzelnen Eigenschaften, die sich aus

a) der verwendeten tierischen Haut,
b) der Führung des Gerbprozesses und
c) der Führung des Zurichtungsprozeßes

ergeben und werden charakterisiert durch die chemische Zusammensetzung des Leders und durch die Werte, die sich bei der physikalisch-mechanischen Prüfung ergeben. Aus der Fülle der verlangten Ledereigenschaften seien nachstehend einige genannt:

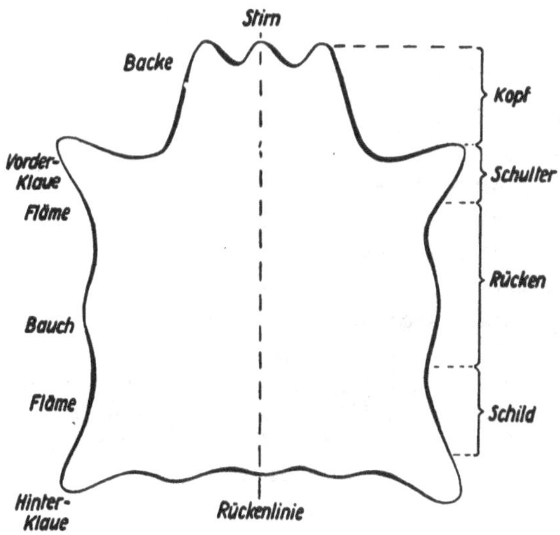

Abb. 4. Einteilung der tierischen Haut.

a) Geschmeidigkeit, ohne daß der Narben brüchig wird, ist eine der Haupteigenschaften solcher Leder, die beim Zurichtungsprozeß entsprechend den gestellten Ansprüchen gefettet oder geschmiert werden.

b) Wasserbeständigkeit gehört zu den Eigenschaften vieler Schuh- und technischen Leder; Fett gilt hierbei als Imprägnierungsmittel beim Zurichtungsprozeß,

c) Reißfestigkeit wird von den meisten Lederarten verlangt, weil sich die zu übertragende Kraft beim Verarbeitungsprozeß oder auch beim Verwendungszweck häufig in einer oft hohen Zugbeanspruchung äußert,

d) Formveränderlichkeit zeigen diejenigen Ledersorten, bei denen Elastizität, Zügigkeit verlangt werden, wie dies z. B. bei Handschuh- und auch bei Bandagenleder gewünscht wird,

e) Formbeständigkeit zeigen z. B. Sohlleder und auch manche Sattler- und technische Leder, wo das Leder für den Verarbeitungszweck einen unveränderlichen und festen Stand haben muß,

f) Verformbarkeit wird trotz aller anderen Eigenschaften von den meisten Lederarten verlangt; eine Eigenschaft, die es möglich macht, das Leder in räumliche Gebilde und in neue beständige Formen zu bringen,

g) Festigkeitswerte, Einstichwiderstand, Stichausreißfestigkeit sind Eigenschaften, die bei der Verarbeitung der verschiedenen Leder unerläßlich sind,

h) Zähigkeit und Dauerbiegefestigkeit sind notwendig, weil jedes Material im verarbeiteten Zustand bei gewissen Beanspruchungen ermüdet. Ein Metalldraht, den man an einer Stelle hin und her biegt, wird nach verhältnismäßig wenigen Biegungen durchbrechen. Beim Leder verlangt man, daß es unzähligen Knickungen und Biegungen standhält. Die durch das Fasergeflecht des Leders vorhandene poröse Struktur gewährleistet weitgehendste Dauerbiegefestigkeit und Zähigkeit.

Als hauptsächlichste lohgare Rindledersorten werden im Orthopädiehandwerk verwendet:

	Gerbdauer:
1. Blankleder, milde Gerbart 1½—4 mm stark, Häute gefettet	etwa 4 Monate
2. Fahlleder, milde Gerbart 1½—2½ mm stark, gefettet	etwa 3 Monate
3. Vachetten, milde Gerbart ¾—2½ mm stark	etwa 2 Monate
4. Walkleder, harte Gerbart, leicht abgeölt 1½—4 mm stark	etwa 2 Monate

Das Walkleder wird nicht ganz durchgegerbt und behält in der Mitte der Hautschicht einen Rohhautstreifen (Spieß), der beim Walken der ausgeschnittenen Lederteile auftrocknet und dem Ausschnitt die Festigkeit der gewalkten Form gibt. Es wird in zwei Typen hergestellt:

a) fast durchgegerbt in milderem Ausfall, das sich besonders für Stützapparate eignet,

b) weniger durchgegerbt in hartem Ausfall, also mit kräftigem Spieß für Prothesen.

Zu beachten ist, daß die harte Ausführung auf dem Gipsmodell langsam lufttrocknen muß. Bei vorzeitig vom Gips gelösten Lederteilen besteht die Gefahr, daß sie sich krümmen und die Form verlieren. Wenn eine fertig gewalkte Hülse aus Walkleder manchmal stellenweise weich geblieben ist, so rührt dies daher, daß beim Ausschnitt aus der Haut die Weichteile (Flämen) an den Vorder- und Hinterklauen nicht beachtet wurden. Diese Stellen, die schwächsten der tierischen Haut, sind meist durchgegerbt und eignen sich nicht für die Walkhülsen und Schäfte.

5. Unterleder, auch Sohlen- oder Vacheleder genannt 1½—6 mm stark, ungefettet, 6—12 Monate Gerbzeit.

6. Transparentleder, verarbeitete Blöße, mit Glyzerin getränkt, wird in Voll- und Spaltleder hergestellt. In kaltem Wasser wird es lose und schwammig, in kochendem Wasser verwandelt es sich in Leim. — Transparentleder finden bei Bein- und Armprothesen aus Holz Verwendung (Pergamentierung).

7. Riemenleder. Als Riemenleder wird Blankleder, Chrom- und Fahlleder verarbeitet. Blankleder ergibt einen harten Riemen, weshalb man es den anderen Ledern gern vorzieht. Für Prothesenriemen sollen möglichst alaun- oder chromgegerbte Leder angewendet werden. Riemen sind aus dem Kern zu schneiden; solche aus dem Halsteil oder den Seitenteilen (Flämen) dehnen sich zu stark. Kleine, schmale Riemchen aus dem Halskernstück müssen wegen der Mastriefen, die in jedem Hals sind, nicht der Hautlänge nach, sondern quer geschnitten werden. Die Seiten vom Hals und das Stück dem Kopfe zu sind auch für kleine Riemchen ungeeignet; sie werden zu Laschen verarbeitet.

8. Einlagenleder. Blanklederseiten, in Stärken von $^3/_4$—$2^1/_2$ mm, werden insbesondere für Einlagen verwendet, wobei die stärkeren Leder für Sohlen und die schwächeren für das Oberteil der Einlagentaschen verarbeitet werden. Für die Taschenuntereile braucht man Chromspaltleder.

9. Fütterungsleder. Zur Fütterung bzw. Garnierung von orthopädischen Hilfsmitteln eignen sich besonders die Sämischleder, Chromleder und Fahlleder, und zwar wird für Beinprothesen und Beinapparate Sämisch-Wildleder (Elch-, Hirsch- oder Rehleder) oder Sämisch-Ziegenbockleder vorgeschrieben, während für Kunstarme und Armapparate sämisch gegerbte Ziegen- und Schafleder verwendet werden. Das kräftigste Sämischleder ist das Elchleder, das sich besonders für starke Fütterungen und Stumpfstrümpfe eignet. Es ist fast engerlingfrei, aber mehr oder weniger schnittig. Hirsch- und Rehleder sind selten engerlingfrei. Verwachsene Engerlinge haben keinen nachteiligen Einfluß auf die Haltbarkeit dieser Leder. Gelbsämische Narbenschafleder und Schlichter werden wegen ihrer großen Zügigkeit gern bevorzugt.

10. Bandagen- und Bezugsleder. Für Bandagenarbeiten wird das lohgare Kalbleder in den Stärken 1—2 mm gebraucht und ergeben u. a. die Knopfriemen für Bruchbänder. Als edelstes Bandagenleder ist das glatte Zylinderkalbleder anzusprechen, das 0,8—1,0 mm stark ist. Die Bezeichnung ist fachfremd und wird damit erklärt, daß dieses Leder für Zylinder der Spinnereimaschinen hergestellt wird. Als Bandagenleder sind auch lohgare und Chromschafleder, Lamm- und Zickelglacéleder anzusehen.

    Als Bezugsleder und für Garnierungszwecke sind auch die zügigen Chrom-Vachetten, -hälse und -seiten in den Stärken 0,8 mm geeignet. Die $1^1/_2$ bis 2 mm starken Chromhälse nimmt man für Gummifußsohlen.

Im Schuhmacherhandwerk werden für die Herstellung des Schuhwerks die verschiedenen Leder verarbeitet. Dabei unterscheidet man Unter- und Oberleder. Die „Schäfte", das sind die Oberteile der Schuhe, werden je nach den Ansprüchen und je nach dem Zweck aus verschiedenartigstem Leder hergestellt. Eingearbeitete Lederkappen am Zehenteil und Fersenteil bilden die Versteifung des Schaftes. Die Schäfte sind gefüttert, entweder mit Textilien, mit Leder oder auch mit Fell. Das Unterteil eines Schuhes — auch der Boden genannt — umfaßt die Brandsohle, die Laufsohle, die Absatzflecken und den Rahmen, der Schaft und Boden — also das Oberteil mit dem Unterteil — verbindet. Das hierzu notwendige Leder wird als Unterleder oder Bodenleder benannt. Das wichtigste und allgemein auch bekannteste Unterleder ist das Sohlleder. Es ist eine Sammelbezeichnung, denn damit ist das Leder gemeint, aus dem die Sohle gearbeitet wird.

S o h l - u n d V a c h e l e d e r. Unter Sohlleder versteht man heute noch das nach altem Verfahren in Gruben (Versenken, Verätzen) ausgegerbte Leder. Hierfür nimmt man vorwiegend schwere Rindshäute und gutgestellte, d. h. in der Stärke über die ganze Fläche gleickmäßige Kuh- und Ochsenhäute; Bullenhäute sind ausgeschlossen. Auch beste Wildhäute eignen sich für dieses Verfahren, das auf äußerste Schonung des Hautgefüges abgestellt ist. Die Gerbung verläuft langsam und in wenig konzentrierten Gerbbrühen, die natürliche Säure enthalten. Die Blößen durchlaufen zunächst einen sechsstufigen Farbengang, erhalten dann zur weiteren Vorgerbung ein bis zwei Versenke. Die Ausgerbung erfolgt dann in mindestens 3 Versenken. Diese Arbeitsweise ergibt eine lange Gerbdauer, die je nach Hautstärke 9—15 Monate währen kann. Die Zurichtung des gegerbten Leders ist einfach; es wird aus der Grube aufgetrocknet, gebürstet und in einem einzigen maschinellen Arbeitsgang gewalzt. Aus wirtschaftlichen Gründen besteht der Wunsch, diese lange Gerbdauer zu verkürzen und so wurde die „gemischte Gerbung" (siehe II. Gerbgang 6. Gemischte Gerbung) eingeführt. Damit konnte die Gerbdauer auf 3 bis 6 Monate herabgesetzt werden.

C h r o m s o h l l e d e r. Hierzu verwendet man schwerere Häute. Es wird in geringerem Maße als die pflanzlich gegerbten Sohlleder hergestellt, denn es hat wohl den Vorteil eines höheren Abnutzungswiderstandes, hat aber den Nachteil, daß es in der Nässe glitschig wird und seine Form verliert. Die Häute werden normal geäschert, entkälkt und nach entsprechendem Pickel in Einbadgerbung im Faß oder auch ruhend in mehreren Gruben mit Brühen von steigender Konzentration und Basizität ausgegerbt. In neuerer Zeit werden auch chromgare Leder durch intensive pflanzliche Nachgerbung gütemäßig verbessert.

O b e r l e d e r. Gegenüber den wenigen Ledersorten für Unterleder ist die Zahl der Oberledersorten viel größer, weil beim Schuhwerk je nach seiner Verwendung eine große Vielfalt besteht. So liegen zwischen dem schweren Arbeits- oder Sportschuh und dem leichtesten Damenschuh unzählige Möglichkeiten. Daher kommt es auch, daß die Zahl der Ledersorten für Oberleder immer größer geworden ist. Die hauptsächlichsten sind:

1. F a h l l e d e r gilt als schweres Leder für Arbeits- und Sportschuhe. Es ist ein stärker gefettetes Leder, das sich durch gute Fülle und Griffigkeit, einen weichen Narben, gute Reißfestigkeit und ziemliche Wasserdichtigkeit auszeichnet.

2. J u c h t e n l e d e r galt bisher als eine sehr berühmte Ledersorte; es war wegen seiner Milde, Weichheit und Wasserdichtigkeit beliebt. Juchten wurde mit Weiden- und Birkenrinde gegerbt und mit Birkenteeröl gefettet. Heute verstehen auch die Russen unter Juchten nur mehr ganz allgemein ein pflanzlich oder kombiniert chrompflanzlich gegerbtes Oberleder (Juchten-Fahlleder).

3. W a t e r p r o o f l e d e r , in seinen Eigenschaften dem Juchtenleder ähnlich, war früher ein reines Chromleder. Heute wird das aus Rinds-, Kuh- oder Ochsenhäuten normal chrom-vorgegerbte Leder mehr oder weniger stark pflanzlich nachgegerbt. Soweit man auch Kalbfelle nach Waterproofart gerbt und dabei ein etwas leichteres Leder gewinnt, nennt man es „Sportbox".

4. B o x k a l f l e d e r ist das bekannteste Oberleder für leichte Straßenschuhe. Es ist ein chromgares, schwarzes oder buntes Kalboberleder, das fast ausschließlich nach dem Einbadverfahren hergestellt wird. Man verlangt von ihm einen zarten, festanliegenden Narben; es muß weich sein, einen vollen, milden Griff haben und dabei noch einen gewissen Stand zeigen.

5. R i n d b o x l e d e r ist mehr für die schweren Straßenschuhe vorgesehen. Es ist ein chromgegerbtes Rindoberleder, das hauptsächlich aus Kuh- und Rinderhäuten leichter Gewichtsklassen hergestellt wird. In seinen Eigenschaften ähnelt es dem Boxcalbleder.

6. N u b u k l e d e r ist ein rein chromgegerbtes oder auch kombiniert gegerbtes Leder. Die Gerbung ist ähnlich wie beim Rindboxleder. Um dem Leder einen samtartigen Griff und Aussehen zu geben, wird vor der Zurichtung der Narben abgeschliffen.

7. C h e v r e a u - L e d e r gilt als das edelste Leder für feines Schuhwerk. Hier handelt es sich um Ziegenleder (franz. chevreau = Zickel), aus Ziegen- oder Zickelfellen hergestellt, die einen entsprechend feinen und zarten Narben aufweisen. Es ist ein weiches, schmiegsames Leder von geringem Gewicht, guter Reißfestigkeit und Zügigkeit bei hoher Formbeständigkeit.

8. R o ß l e d e r. Die eigenartige Gruppierung und Stellung der Haare des Ziegenfelles findet eine, wenn auch etwas vergröberte Parallele in der Haut des Pferdes. Mit einer Zweibadgerbung erhält man ein dem echten Ziegenchevreau ähnliches — aber dickeres Leder, das „Roßchevreau“. Die Eigenart des Aufbaues der Roßhaut verlangt eine besondere Bearbeitung. Der Rückenteil der Roßhaut, der beim Rind zum Kern zählt, ist locker und flach. Im Schild liegt der sogenannte Spiegel mit seiner außerordentlich dichten Faserverflechtung. Dabei ist eine sich auf beide Teile gleichmäßig auswirkende Behandlung und Bearbeitung nicht möglich; die Haut wird deshalb knapp am Spiegel geteilt und beide Teile getrennt bearbeitet. Werden die oberen Teile der Haut — die Hälse — analog dem Boxkalf oder Rindbox gearbeitet, spricht man vom „Roßbox“.

9. V e l o u r l e d e r. Unter dieser Bezeichnung kennt man ein meist kleinflächiges Kalboberleder, dessen Fleischseite mit einem feinem Schliff versehen wird, so daß das Leder ein tuchartiges Aussehen mit weichem und milden Griff bekommt. Starkadrige Felle sind für Velourleder ungeeignet. Für die nötige Weichheit des Leders wird mitunter etwas intensiver geäschert und weitgehend entkälkt. Nach dem Pickeln und der Gerbung wird das Leder gefalzt und neutralisiert; es erhält die sogenannte Vorfettung mit dosierten emulgierbaren Fetten und wird dann getrocknet. Nach einer gewissen Einlagerung wird das Leder eingespänt, gestollt, gespannt, getrocknet und nach dem Abspannen am Aas geschliffen; danach bekommt es die Schwarz- oder Buntfärbung.

10. F e i n l e d e r. Für die Schuhherstellung und auch für Täschnerzwecke kommen weiter eine ganze Reihe sogenannter Feinleder in Betracht. Hier ist es in erster Linie das „Lackleder“, das aus Rindshäuten und Kalbfellen, aus Fohlen- und Roßhäuten und auch Ziegenfellen hergestellt wird. Das

Lackleder ist ein teils pflanzlich, vorwiegend aber chromgegerbtes Oberleder, dessen Narbenfläche mit einer hochglänzenden, spiegelglatten Lackschicht überzogen ist. Die Dehnbarkeit der Lackschicht muß genau mit der Elastizität des Leders übereinstimmen, damit bei der Herstellung des Schuhes (beim Zwicken, Buggen usw.) keine Risse, Sprünge oder Platzer entstehen können.

Zu nennen sind weiter die Reptil- und Fischleder, die wegen ihrer natürlichen Schönheit des Narbenbildes und ihrer technischen Eigenschaften beliebt sind. Krokodilleder werden aus den Häuten von Krokodilen, Alligatoren und Kaimanen hergestellt. Ebenso liefern zahlreiche Eidechsen oft sehr schön gezeichnete Häute, die ebenso wie für das Schlangenleder zur Erhaltung der natürlichen Zeichnung mit Alaun oder mit hell und lichtecht gerbenden synthetischen Gerbstoffen behandelt werden. Aus der Haut des Perlrochen gewinnt man das Fischleder, das mit unregelmäßig aneinander gereihten Perlen überzogen ist.

11. Futterleder werden aus Häuten und Fellen — die für höhere Qualitäten nicht genügen — hergestellt. Die Gerbarten sind verschieden; pflanzliche bzw. pflanzlich-synthetische Gerbung, Chromgerbung und auch chrompflanzlich-kombinierte Gerbung wird angewendet. Neben Volleder werden auch Spalte verarbeitet. Für das Futterleder werden Weichheit und Geschmeidigkeit sowie ein gutes Saugvermögen verlangt, um Ausdünstungen des Fußes aufzunehmen.

Neben den bisher genannten Ledersorten und -arten werden weiter „Bekleidungsleder“, „Sattler- und Täschnerleder“ und „technische Leder“ hergestellt, die nach ihrem Verwendungszweck und den dafür verlangten Eigenschaften besondere Herstellungsverfahren bedingen.

Alle Ledersorten werden als

ganze Häute,
halbe Häute,
Hechte (ganze Haut ohne Bauchseiten),
Croupons (ganze Haut ohne Hals und ohne Bauchseiten),
Hälse,
Bäuche (Bauchseiten)

in den Handel gebracht.

In der Regel wird das Leder nach dem Flächenmaß berechnet.

Dabei unterscheidet man

a) das Maschinenmaß (beim Messen mit der Maschine zeigt der Zeiger des Zifferblattes das effektive Maß an);

b) das Nabelmaß ergibt sich aus der Länge der Haut (Mittellinie) und der Breite in Nabelgegend.

Neben der Berechnung nach Quadratmeter (qm) werden die Leder häufig auch nach Quadratfuß (qfs) berechnet und maßgebend ist dabei das amerikanisch-englische Quadratfußmaß. Die Teilung des qfs-Maßes erfolgt in Vierteln, nicht in Zehnteln.

Maße: 1 Yard = 3 Fuß = 12 Zoll = 91,44 cm
12 Yard entsprechen 11 Meter,
1 englischer Fuß = 0,30479 Meter = 30,5 cm
1 englischer Zoll = 25,4 mm
1 englischer Quadratfuß = 928,969 qcm = 929 qcm
1 Quadratmeter (m^2) = 10,7642 engl. qfs = 10,75 qfs.

Sonstige Maße sind:

1 preußischer Fuß = 0,314 m
1 englischer Quadratfuß = 0,0929 qm-m^2
1 rheinischer Quadratfuß = 0,0985 qm-m^2
1 württembergischer Quadratfuß = 0,0821 qm-m^2
1 österreichischer Quadratfuß = 0,0999 qm-m^2

Abkürzungen: Quadratfuß = F
engl. Quadratfuß = Fe
$3^1 = 3^1/_4$ fs
$3^2 = 3^1/_2$ fs
$3^3 = 3^3/_4$ fs

Gewichte.

Schwere Leder werden nach Gewicht gehandelt. Hierfür ist das spezifische Gewicht maßgebend. Man ermittelt es, indem man das tatsächliche durch den betreffenden Rauminhalt (Leder) teilt. Formel: Länge mal Breite mal Stärke, geteilt durch das entsprechende Gewicht

$$\frac{L \times B \times St}{G}$$

Das spezifische Gewicht von ungefettetem, lohgarem Leder beträgt 0,8 bis 1,0. Bei gefettetem lohgarem Leder soll das spezifische Gewicht nicht mehr über 1,0 betragen. Chromgares Leder ungefettet = 0,7; gefettet nicht über 0,8.

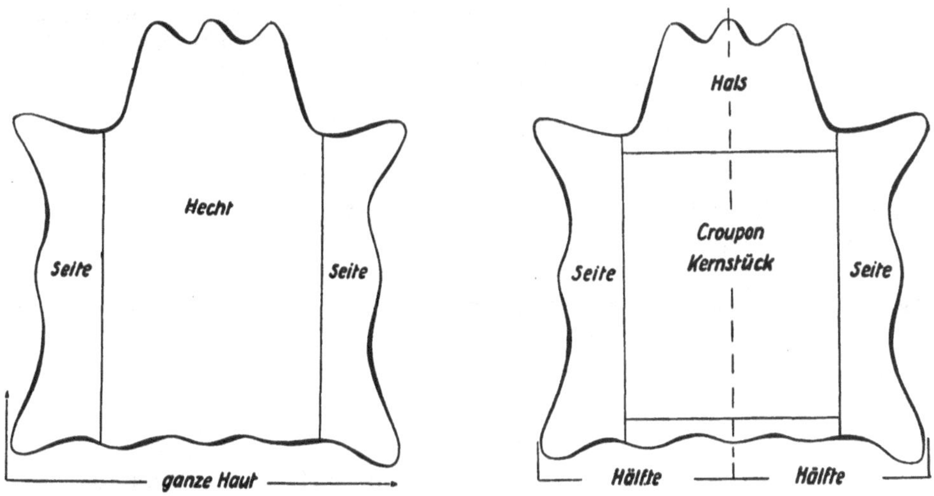

Abb. 5. Handelsübliche Aufteilung der tierischen Haut

Allgemeine Übersicht über Gerbmittel und Gerbstoffe

Name	Gerbstoffgehalt	Herkunft	Aussehen	Verwendungszweck
1. Pflanzliche und vegetabilische Gerbmittel:				
Bambola	25—30%	Ostindien	Schotenfrucht einer Akazie	wird dort selbst zur Gerbung von Kipsen verwendet
Dividi	30—50%	Westindien, Mittelamerika	eine S-förmige Schotenfrucht	gerbt weich und dunkelrot, billiges Gerbmittel
Myrobalane	30—50%	Asien	pflaumenähnliche Frucht	Frucht gerbt weich und gibt dem Leder ein grünliches Aussehen. Ist zur Sohlengerbung geeignet
Algarobilla	30—50%	Chile und Ostindien	Schotenfrucht	geignet für Kombinationsgerbung mit Chrom, ergibt hellrotes Leder
Valonea Trillo Becher Eichel	 45% 25% 15%	Ungarn	eine immergrüne Eichenart	es wird der ganze Fruchtbecher oder Trillo, sowie Becher und Eichel getrennt verwendet. Es ist eines der besten und teuersten Gerbmittel. Er gibt fettes Leder mit weißl. Belag (Blume). Schnitt dunkel
Neb-Neb	20—30%	Afrika	Schotenfrucht, ähnlich Bambola	siehe Bambola
Sumach (echt)	15%	Mittelmeerländer (Sizilien)	Blätter des Essigbaumes. Stammt von den Zweigen des Gerbsumach. Kommt im Handel in Pulverform vor	ergibt das hellste und lichtechteste Ober- und Feinleder
Sumach (unecht)	10—15%	Ungarn Oberitalien	Kommt von dem wildwachsenden Perückenbaum	
Gambyr	30—50%	Hinterindien	Gerbstoff aus Blättern des Gambrystrauches	eignet sich besonders als Zusatz zu anderen Gerbmitteln
Knoppern	24—30%	Ungarn	Eichelbecher, die durch den Stich einer Gallwespe unförmig wuchern	eignet sich zur Beimischung bei d. Grubengerbung. Gibt helles, weiches Leder

Name	Gerbstoffgehalt	Herkunft	Aussehen	Verwendungszweck
Galläpfel	30%	Kleinasien, Ungarn	Erzeugung der Gallen durch den Stich einer Gallwespe auf den Eichelbättern	wie vor, ergibt lichthelles, weiches, hellfarbenes Leder
Aleppogalle	50—70%	China	sind weiche, hökkerige Auswüchse durch eine Blattlaus auf den Sumachsträuchern hervorgerufen	wie vor, ergibt helles, loses Leder
Quebrache	20%	Südamerika (Brasilien, Bolivien, Paraguay)	dieses schwere Holz wird in Extraktform eingeführt	ist ein wichtiges Gerbmittel, das rötlich gerbt
Conaigre	30%	Mexiko	knollige Wurzeln des Gerbampfers	gerbt sehr schnell und färbt orangegelb
Weidenrinde	8—13%	Rußland		gerbt hell und weich (Juchtenleder)
Birkenrinde	8—15%	Rußland		ergibt geschmeidiges Leder
Fichte	8—20%	Deutschland	Rinde von 40—80 jährigen Stämmen	wird häufig mit Eichenrinde gemischt und bei Unterleder verwendet. Gibt dem Leder eine gelblich-braune Farbe
Eiche	12—20%	Deutschland (Taunus, Schwarzwald, Eifel, Odenwald)	Rinde von 10—20jährigen Eichen	Gerbmittel für Unter- und Oberleder
Katechu od. Cochou	35—45%	Ostindien	Einfuhr als eingedickter rotbrauner Baumsaft aus dem Kernholz einer Akazie	geeigneter Zusatz zu anderen Gerbmitteln. Gerbt schnell und färbt dunkel
Kino	30—50%	Vorderindien	Einfuhr als eingedickter Rindensaft	wie vor
Gambyr, auch auch weißer Katechu genannt	30—50%	Hinterindien	Extrakt aus Blättern und jungen Zweigen	geeignet als Zusatz zu anderen Gerbmitteln

2. Mineralische Gerbstoffe

Alaun, natürlich	Wird aus Alaunstein und Alaunschiefern gewonnen.
Alaun, künstlich	Wird aus Tonerde-Sulfat hergestellt (Abfallprodukt bei der Aluminiumgewinnung).
Chrom	Entdeckt durch den französischen Chemiker Vanquelin im Jahre 1887. Chrom ist ein weißes Metall, das aus Chromeisenstein und Roteisenerz gewonnen wird. Durch eine Verbindung zwischen dem Metall und Sauerstoff entsteht das Chromoxyd — ein Salz, das die Gerbsubstanz darstellt.
3. Tierische Gerbstoffe	Der vom Dorsch, Wal, Robbe und Delphin gewonnene Tran hat eine gerbende Wirkung. Er geht mit dem Sauerstoff der Luft eine Verbindung ein. Dadurch entsteht Oxyd-Fettsäure, die gerbend wirkt. Tagl, Butter und Klauenöl gerben nicht und haben nur als Schmiermittel Bedeutung.
4. Synthetische Gerbstoffe	Sie werden meist aus Phenol hergestellt. Die verschiedenen Spezialprodukte für die Herstellung der verschiedenen Lederarten (synthetische Gerbstoffe, Zurichtungsstoffe und Farben) liefert die einschlägige Kunststoff- und Farbenindustrie.

3. Metalle

a) Stahl

Nach den DIN-Normen heißt jede Eisenverbindung „Stahl", die auf flüssigem oder teigigem Wege erzeugt wurde und ohne Nachbehandlung schmiedbar ist. Früher unterschied man den Werkstoff in Eisen und Stahl. Man nannte den nicht härtbaren Werkstoff „Eisen" und den härtbaren „Stahl". Diese alte Unterscheidung wird zuweilen heute noch in der Werkstatt gebraucht, ist aber nach den DIN-Normen unzulässig.

Der Stahl ist immer eine Legierung des Grundstoffes Eisen mit anderen Metallen oder Nichtmetallen, die teils absichtlich bei der Herstellung zugeführt werden, teils unabsichtlich beim Hüttenprozeß hineingelangen.

Der Grundstoff Eisen wird aus Eisenerzen gewonnen. Solche sind:

a) Magneteisenstein: bis 70 % Eisengehalt, Farbe grau bis schwarz; in Schweden, Ural, Nordamerika, Nordafrika
b) Roteisenstein: 40—60 % Eisengehalt, Farbe braunrot bis rot; im Dill- und Lahngebiet, Nordamerika, Nordafrika, Spanien
c) Brauneisenstein: bis 50 % Eisengehalt, Farbe gelb bis braun; Lothringen, Luxemburg, Salzgittergebiet, Spanien, Nordafrika
d) Spateisenstein: bis 50 % Eisengehalt, Farbe gelblich; Siegerland, Westerwald, Steiermark, England

Das Eisen ist im Eisenerz meistens mit Sauerstoff und Schwefel chemisch verbunden.

Zur Verhüttung im Hochofen werden die Erze aufbereitet, d. h. grob sortiert, zerkleinert, gewaschen und geröstet. Die Füllung des Hochofens erfolgt abwechselnd in Schichten von Eisenerz, Koks und Zuschlägen wie Kalk, die

die Schlackebildung fördern. Durch Einblasen von Heißwind (600—900° C) wird die Schmelztemperatur von 1600° erreicht.

Die Erzeugnisse des Hochofens sind: Roheisen, Schlacke und Giftgas. Das Roheisen unterteilen wir in

a) graues Roheisen (siliziumreich), aus dem Gußeisen gewonnen wird;
b) weißes Roheisen (manganreich), das zu Stahl verarbeitet wird.

Die wichtigsten Bestandteile des Roheisens sind

Kohlenstoff (C)
Silizium (Si)
Mangan (Mn)
Phosphor (P)
Schwefel (S)

Es ist spöde, brüchig und nicht schmiedbar. Soweit könnte man den Werkstoff „Eisen" nennen, welches nun zur eigentlichen Stahlerzeugung einer Nachbehandlung unterworfen wird, um die Eigenschaften zu erhalten, die für den Verwendungszweck erforderlich sind. In flüssigem Zustand gewonnener Stahl heißt „Flußstahl", im Gegensatz zu dem im teigigen Zustand gewonnenen „Schweißstahl". Unter den Stahlherstellungsverfahren unterscheiden wir:

1. Bessemer- und Thomas-Verfahren. Bessemer- und Thomas-Birne. In einem 4—5 m hohen, kippbarem Gefäß (Bessemer- oder Thomas-Birne) aus Eisen, mit basischem Futter (Dolomit) wird durch Durchblasen von Luft der Gehalt des flüssigen weißen Roheisens an Schwefel-, Mangan-, Kohlenstoff- und Siliziumbeimengungen herabgesetzt bis zur Entstehung von reinem Stahl.
2. Siemens-Martin-Verfahren. Im Siemens-Martin-Ofen — ein flacher Herdofen mit Gas-Regenerationsfeuerung bis 2000° C Temperatur, werden Roheisen und Schrott eingeschmolzen und durch langsame Verbrennung der Nebenbestandteile (Si, Mn, C, P, S) unter Zuschlag von Kalk und unter Einblasen von Luft umgewandelt.
3. Elektrostahlverfahren. Durch Umschmelzen im Elektro- oder Tiegelofen werden besondere Stähle erzeugt, und zwar werden dabei die im Siemens-Martin-Ofen vorgefrischten Eisen und Schrott verarbeitet (Elektro-Lichtbogenofen nach Herould 1893—1914).
4. Puddelverfahren. In Puddelöfen wird Roheisen von sauerstoffreichen Schlacken bis zur Oxydation der schädlichen Bestandteile von Hand mit langen Stangen verrührt (verpuddelt). Dieses Verfahren ist die am wenigsten angewendete Methode.
5. Tiegelverfahren. Im Tiegel wird Flußstahl mit und ohne Zusatzteile umgeschmolzen. Durch Abgabe von Unreinigkeiten an den Tiegel entstehen Edelstähle von großer Güte. Immerhin ist dieses Verfahren mengenmäßig unbedeutend.

Nach seiner Zusammensetzung unterscheidet man

a) Kohlenstoffstahl (unlegiert)
b) legierter Stahl (Edelstahl)

Der handelsübliche Maschinenstahl hat ungefähr folgende Zusammensetzung

0,25 % C Kohlenstoff	0,02 % P Phosphor
0,20 % Si Silizium	0,02 % S Schwefel
0,50 % Mn Mangan	99,01 % Fe Grundstoff Eisen

Wenn man besonders hervorheben will, daß es sich um einen gewöhnlichen Stahl handelt, der keine anderen als die eben genannten Bestandteile enthält. so bezeichnet man ihn als Kohlenstoffstahl oder unlegierten Stahl.

Durch Zusatz von anderen Stoffen wie Nickel, Chrom, Wolfram, Molybdän, Vanadium werden die Eigenschaften des Stahles verbessert und zum Teil ganz neue Eigenschaften hervorgerufen. Solche Stahlsorten nennt man Edelstähle oder auch legierte Stähle.

Die wichtigsten Eigenschaften des Stahles wie Härte, Festigkeit, Härtbarkeit hängen vom Kohlenstoffgehalt ab. Mit steigendem Gehalt an Kohlenstoff (bis 1 %) nehmen die Dehnung und Zähigkeit ab. Der Zusatz von:

Chrom und Wolfram erhöhen die Festigkeit und Härte;
Vanadium und Molybdän wirken wie Chrom und Wolfram;
Nickel erhöht die Rostbeständigkeit und Härte;
Mangan verbessert die Verschleißfestigkeit.

Die Kohlenstoffstähle unterteilt man nach ihrem Verwendungszweck wie

1. Baustähle:

allgemeine	0,10—0,60 % C
Einsatzstähle	0,10—0,20 % C
Vergütungsstähle	0,30—0,50 % C

2. Werkzeugstähle:

weich etwa	0,65 % C
zäh	0,85—0,90 % C
mittelhart	0,90—1,20 % C
hart	1,40—1,50 % C

Baustähle haben einen Kohlenstoffgehalt unter 0,6 %, Werkzeugstähle über 0,6 %.

Allgemeiner Baustahl wird verwendet für Formstahl, Stabstahl, Bleche, Rohre, Schrauben, Nieten.

Einsatzstähle für Zahnräder, Kolbenbolzen, Stempel, Schnitte.

Vergütungsstähle für Konstruktionsteile, die größte Festigkeit und Zähigkeit erhalten sollen.

Bei den legierten Stählen unterscheiden wir:

a) legierte Baustähle;
b) legierte Werkzeugstähle.

Die meisten legierten Stähle werden als Werkzeugstähle verwendet. Hier sind zu nennen:

1. Manganstähle für Federn, Schnitte, Gewindebohrer usw.;
2. Chromstähle für Kugellager, Schlagwerkzeuge;
3. Chrom-, Manganstähle für Reibahlen, Schnittwerkzeuge;
4. Chrom-Wolfram-Silizium-Stähle für Preßluftmeißel, Nietwerkzeuge;
5. Wolfrahmstähle für Schneidwerkzeuge;
6. Chrom-Molybdänstähle für Zahnräder usw.
7. Chrom-Vanadiumstähle für Schnelldrahtstähle.

Schnellstähle oder Schnellschnittstähle sind hochlegierte Werkzeugstähle, die besonders hohe Schnittgeschwindigkeiten zulassen. Sie enthalten vor allem Chrom, Wolfram und Kobalt (Sonderdrehstahl bis 21 % Kobalt). Da er sehr teuer ist, fertigt man daraus Schneidenplättchen an, welche auf Schäfte aus gutem Baustahl hartgelötet oder geschweißt und danach gehärtet werden.

Hartmetalle waren früher Legierungen von Chrom, Kobalt und Wolfram, die später durch „gesinterte" Hartmetalle (Metallkarbide) abgelöst wurden. Sintern ist das Zusammenbacken durch Teigigwerden dicht unterhalb des Schmelzpunktes. Metallkarbid ist eine chemische Verbindung von Kohlenstoff mit einem Metall, z. B. mit Wolfram = Wolframkarbid. Diese Stoffe werden als Pulver unter hohem Druck in Schneidenform gepreßt und dann im elektrischen Ofen gesintert. Das Kobalt dient dabei als Bindemittel für die Karbidteilchen. Während die Schnellstähle ihre Härte und Schneidfähigkeit bei 600—650° C verlieren, bleibt bei Hartmetall die Härte bis 900° C gleich. Die Schnittgeschwindigkeiten bei Hartmetallen betragen das 8- bis 10fache der Schnittgeschwindigkeiten der Schnellstähle. Hierher gehören:

Widia = wie Diamant, Widia-Werk Essen.
Böhlerit = Gebr. Böhler & Co., A.G., Wien.
Titanit = Deutsche Edelstahlwerke, Krefeld.

Orthopädiestahl

ist kein Sondererzeugnis der Stahlindustrie für das Orthopädiemechanikerhandwerk, sondern eine der verschiedenen und genormten Stahlsorten, welche sich wegen ihrer Eigenschaften in Bezug auf Festigkeit, Dehnung und Zähigam besten für Kunstglieder und orthopädische Hilfsmittel eignen und darum vom Stahlhandel als „Orthopädiestahl" angeboten wird. Die Richtanalyse sieht beim Orthopädiestahl

0,35 % C = Kohlenstoff
0,40 % Si = Silizium
0,55 % Mn = Mangan, Rest ist Grundstoff Fe = Eisen

vor. Dieser Stahl wird besonders für Schienen und Gelenke verwendet. Er entspricht dem Stahl St 50.11 (DIN 1611) und läßt sich schmieden (Schmiedetemperatur 850—1100°, d. h. dunkelrot bis rotgelb); hartlöten (mit Schlaglot 54 = 54 % Kupfer und 46 % Zink); schweißen (Feuerschweißung, Autogen- und elektrische Schweißung); vergüten (Erhitzen auf Hellkirschrotglut — etwa 830° — abschrecken in Wasser oder Öl und Anlassen, zweistündiges Erwärmen auf etwa 600° braunrot).

Als „Atlasstahl" wird ein unlegierter Vergütungsstahl mit Richtanalyse

0,57—0,65 % C = Kohlenstoff
0,3 —0,5 % Si = Silizium
0,5 —0,7 % Mn = Mangan
Rest = Fe = Eisen

verwendet, der aber im Handwerk durch einen „Silberstahl" mit einer Richtanalyse

1,15 % C = Kohlenstoff
0,20 % Si = Silizium
0,25 % Mn = Mangan
0,6 % Cr = Chrom
0,1 % V = Vanadium, Rest Fe = Eisen

verdrängt wird und für hochbeanspruchte Bolzen verwendet wird.

Als Werkstoff für Federn, Korsette und auch Prothesen ist der „Federbandstahl zu nennen mit einer Richtanalyse

0,8—0,9 % C = Kohlenstoff
0,2—0,4 % Si = Silizium
0,4—0,7 % Mn = Mangan
0,05 % Ph u. S = Schwefel und Phosphor

Hinsichtlich der Prüfung des Stahles sind verschiedene Vorschriften ergangen. In den kleinen Handwerksbetrieben ist kaum eine Möglichkeit gegeben, die angelieferten Stähle auf ihre vorgeschriebenen Eigenschaften zu prüfen. Der Handwerker muß sich hier auf die Angaben seines Lieferanten verlassen oder im Zweifelsfalle entsprechende Materialproben in einem staatlichen Materialprüfungsamt prüfen lassen. Immerhin kann man eine einfache Oberflächenprüfung in der Weise durchführen, daß man das zu prüfende Stück Stahl mit Druckerschwärze bestreicht, es erwärmt und dann nach Abreiben der Oberfläche ein Stück Seidenpapier oder Seide dagegen drückt. Sogenannte Haarrisse — soweit solche vorhanden — zeichnen sich deutlich als feine Äderchen auf dem Papier oder Stoff ab. Man kann auch die Beschaffenheit des gleichmäßigen Gefüges des Stahles kontrollieren, indem man das zu prüfende Stück Stahl mit einem Meißelkerb versieht, es in einen Schraubstock spannt und dann mit einem Hammer ein Stück des Stahles an der Kerbstelle abschlägt. Ein sammetartiges, feinkörniges Gefüge (mittels Lupe gut erkennbar) kennzeichnet einen guten Glühzustand, während ein grobes, glänzendes Bruchkorn auf ungenügende Wärmebehandlung und auf geringe Zähigkeit hindeutet. Ebenso läßt sich beim Stahlblech sehr wohl ein gutes und gleichmäßiges Gefüge erkennen, wenn man einen länglichen Streifen Stahlblech in den Schraubstock spannt und das Blech scharf umbiegt. An der Spitze des Winkels zeigt sich nach dem Bruch deutlich, ob der Walzprozeß ein gleichmäßiges Gefüge erzielt hat. Ebenso gibt die Feilprobe einen Anhalt über Härte und Festigkeit. Ein Probestück wird mit einer Vorfeile bearbeitet. Greift die Feile leicht an, so ist die Härte und Festigkeit gering; greift die Feile schwer an, so ist die Härte und Festigkeit groß.

Der Orthopädiestahl und auch andere unlegierte Stähle sind den Angriffen von Feuchtigkeit, Körperschweiß ausgesetzt und würden ohne Oberflächenschutz bald rosten und unbrauchbar werden. Diese Schäden sind unter der Bezeichnung Korrosion bekannt und stellen die selbsttätige Zerstörung eines Werkstoffes durch unbeabsichtigte chemische und elektrochemische Angriffe von der Oberfläche aus dar. Voraussetzung für diese Schäden ist die Einwirkung von Feuchtigkeit (Wasser, Körperschweiß u. dgl.) auf den Werkstoff. Die Oberfläche der für die Kunstglieder und sonstige orthopädische Behelfe verwendeten Stahlteile (Schienen, Achsen, Bolzen, Schrauben usw.) werden deshalb durch das Aufbringen galvanischer Überzüge von Nickel und Chrom geschützt.

Bei einer ausreichenden V e r n i c k l u n g soll ein Nickelüberzug von mindestens 0,025 mm Schichtstärke genügen. Dünnere Nickelauflagen als 0,02 mm haben sich als ungenügend korrosionsbeständig erwiesen, weil die verdichtete Nickelmasse noch keine porenfreie Stärke erreicht. Stärkerer Nickelbelag ist ebenfalls nicht ratsam, da der Belag leicht rissig wird und, insbesondere beim Stahl, abblättert. Nickelauflagen sind — im Gegensatz zu Kupferauflagen — nur beschränkt auftragbar. Der Arbeitsvorgang beim galvanischen Vernickeln ist folgender:

1. Reinigung des zu vernickelnden Teiles von Rost und anderen schädlichen Bestandteilen durch Kratzbürsten, Schleifen usw.
2. Chemische Reinigung mittels Laugen, Benzin, Trichloräthylen.
3. Beizen mit verdünnter Salpetersäure, Schwefelsäure, Salzsäure und Phosphorsäure.
4. Galvanische Vernicklung:
   a) Galvanischer Überzug mit Kupfer und darauffolgender
   b) Galvanischer Überzug mit Nickel.

Eine einwandfreie Nickelauflage wird nur erzielt, wenn die zu vernickelnden Teile

a) glatt und sauber geschliffen und poliert sind,
b) vor der Vernicklung einwandfrei entfettet wurden,
c) genügend lange Zeit, etwa 30—40 Minuten und bei etwa 2,2 Volt Spannung und einer der Oberfläche der Teile entsprechende Ampereleistung von etwa 0,3 Amp. pro qcdm in einem einwandfreien, insbesondere staubfreien Nickelbade vernickelt werden.

Bei einer unter vorstehenden Bedingungen erfolgten Vernicklung wird eine porenfreie und beständige Auflage von 0,02—0,025 mm erzielt.

Ein vorzeitiges Abblättern des Nickelüberzuges an vernickelten Stahlteilen kann unter Umständen auf einen Fehler bei der Vernicklung zurückzuführen sein. Ist die Vernicklung dieser Art beschädigt, so treten die eingangs erwähnten Schädigungen des Werkstoffes ein und beeinträchtigen seine Haltbarkeit.

Die Prüfung der Stahlvernicklung ist deshalb nicht nur empfehlenswert, sondern eine Notwendigkeit, um den Prothesenträger im Gebrauch vor Schaden zu bewahren. Bei der Prüfung der Stahlvernicklung unterscheiden wir:

1. die Prüfung der Härte mittels des Sklerometers durch Ritzen der Oberfläche mit einem Diamanten und Messen der Breite des entstandenen Ritzes;
2. die Prüfung der Sprödigkeit durch einen Biegeversuch, z. B. an einer Schiene;
3. die Prüfung auf Haftfestigkeit durch einen Spiraldrehversuch oder mit Hilfe des elektrischen Stromes. Die Haftfestigkeit soll etwa 27 kg für den qmm betragen.
4. die Prüfung mittels Wasserprobe. Sie geschieht durch Einlegen des vernickelten Gegenstandes in destilliertes Wasser und genaues Beobachten mit Hilfe einer Lupe, nach wieviel Minuten die ersten Rostflecke auftreten. Vor dem Einlegen ist das vernickelte Teil mit Tetrachlorkohlenstoff oder Waschbenzin und mit reiner Kalkbrühe gut zu entfetten. Bei einem derart vorbehandelten Teil liegen die evtl. vorhandenen Poren im Nickelüberzug frei, so daß das destillierte Wasser durch die Poren hindurch auf den Werkstoff einwirken kann, was bei noch fetthaltigen Poren nicht einwandfrei möglich ist. Auf eine absolut einwandfreie Entfettung ist deshalb der größte Wert zu legen. Nach etwa 30 Minuten zeigen sich bei poröser Vernickelung kleine Rostpunkte in den freiliegenden Stellen des Werkstoffes. Bei zu dünner rissiger, poröser und unsauberer Vernickelung treten viele Rostpunkte auf, die sich bei weiterem Verbleiben des Teiles im Wasser schwammartig vergrößern.

Bei dem Verchromungsverfahren wird das metallische Chrom in einer Schichtstärke von 0,1—0,15 mm auf Stahl abgeschieden. Die Eigenart des metallischen Chroms, eine äußerst dünne Oxydschicht auf seiner Oberfläche zu bilden, macht es gegen Angriffe von Luft, Feuchtigkeit u. a. fast unbegrenzt beständig. Der Chromüberzug wird ebenso wie Nickel auf galvanischem Wege erreicht. Frei am Körper liegende Stahlteile (wie Knieschienen, Kanalbügel für Sauerbrucharme, Fußschienenteile u. a.) werden zweckmäßig verchromt und damit äußerst verschleißbeständig gemacht.

Ein weiterer zuverlässiger Schutz gegen Korrosion des Stahles ist aber seine Legierung mit Zusatzmetallen, die mit Eisen Mischkristalle bilden und die Ausbildung festhaftender dichter und gleichmäßiger Schutzflächen an der Oberfläche begünstigen. Solche Legierungszusätze sind:

Chrom erhöht die Festigkeit und Härte und auch die Widerstandsfähigkeit gegen chemische Einflüsse;

Nickel erhöht die Zähigkeit des Werkstoffes erheblich, aber nur wenig die Festigkeit;

Mangan erhöht die Widerstandsfähigkeit gegen die mechanische Abnutzung;

Wolfram-Vanadium-Molybdän erhöhen die Wärmebeständigkeit, wodurch der Stahl erst bei höheren Temperaturen seine Härte verliert. Die beiden letzten Zusätze verbessern außerdem die Schneidhaltigkeit.

Zu den hochlegierten Stählen gehören auch die verschiedenen Kruppstähle (V 2a, V 4a und V 6a) sowie die rostfreien Stähle. Als legierter Präzisionsrundstahl ist der „Silberstahl" anzusprechen. Er ist ein Werkzeugstahl mit mindestens 1,1 % Kohlenstoffgehalt und meistens mit Nickel, Chrom, Wolfram und Molybdän, Vanadium, Mangan oder Silizium legiert.

b) Zink (Zn)

In Deutschland gibt es Zinkerze (Zinkspat oder Galmei, Zinkblende) im Oberharz, Rheinland und Westfalen. Zink gehört zu den Schwermetallen, die eine vielseitige Verwendung finden. Es ist von bläulichweißer Farbe, walz- und witterungsbeständig. Es dient zum Verzinken anderer Metalle, zum Dachdecken, zu Regenrinnen und zur Herstellung von Messing und Rotguß. In der Medizin finden wir es bei Zinkpuder, -salbe, -tropfen und -kautschukpflaster.

Spez. Gewicht 7.2; Schmelztemperatur: 419° C.

c) Blei (Plumbum Pb)

Blei ist ein bläulichgraues Schwermetall, weich und beständig gegen Luft und Säure, aber giftig in chemischen Verbindungen. Es wird im Harz, Aachener Gebiet und in Oberschlesien gewonnen und zu Leitungsröhren, Kabelmänteln, Bleischrot und Artikeln für Röntgenschutz u. a. verarbeitet. Wir benutzen den Bleiklotz als Unterlage beim Treiben von Leichtmetallblechen.

Spez. Gewicht: 11,4; Schmelztemperatur: 335 ° C.

d) Nickel (Ni)

Nickel ist ein silberglänzendes Schwermetall. Es ist dehnbar, walzbar, schweißbar. Nickel kommt nur im Meteoreisen gediegen vor; sonst wird es als Nickelglanz, Nickelkies (messingartiges Mineral), und Nickelblüte (grünliches Mineral) mit Kupfer und Kobalt, aus denen es gewonnen wird, festgestellt. Als Legierungszusatz gibt es z. B. Stahl eine besondere Härte (Nickelstahl). Seine Hauptverwendung findet Nickel beim Vernickeln verschiedener Metalle. Es ist politurfähig und hat einen hellen Hochglanz.

Spez. Gewicht: 8,7; Schmelztemperatur: 1450° C.

e) Kupfer (Cu)

Kupfer ist ein rotes, festes und dehnbares Schwermetall, das aus Kupferkies u. a. Erzen mit Eisen und Schwefel gewonnen wird (Kupferbergbau in Mansfeld, am Rommelberg und am Main, sowie im Ausland). Elektrolytkupfer (reinstes Kupfer) wird durch Elektrolyse gewonnen. In Form von Blechen, Draht, Nieten u. a. findet es vielseitige Verwendung. Wichtig sind seine Legierungen mit Zink, Zinn und Nickel.

Spez. Gewicht: 8,9; Schmelztemperatur: 1800° C.

f) Zinn (Sn)

Zinn ist ein weißes Schwermetall, das als Zinnstein vorkommt. Reines Zinn wurde früher zu Orgelpfeifen und Geschirr verwendet. Es ist weich und leicht schmelzbar. Es wird dünn gewalzt als Staniol abgegeben. Im übrigen eignet es sich vornehmlich zum Verzinnen von Blechen und als Legierungszusatz von Bronze. In Verbindung mit Blei ergibt es das Lötzinn zum Weichlöten.

Spez. Gewicht: 7,3; Schmelztemperatur: 232° C.

g) Silber (Ag)

Silber ist ein Edelmetall und wird in gediegenem Zustand und gebunden an Chlor, Schwefel, meist zusammen mit Arsen, Antimon, Kupfer oder Blei auf nassem oder trockenem Wege gewonnen. Hauptvorkommen: Mexiko, USA, Peru. Es wird für Münzen, Schmuck u. a. verwendet.

Spez. Gewicht: 10,5.

h) Gold (Au)

ist ein weiches, dehnbares, gelbrotes Edelmetall mit einem spezifischen Gewicht von 19,3 und einem Schmelzpunkt 1063° C. Es kommt fast ausschließlich gediegen als Berggold und als Seifen- oder Waschgold vor. Die Gewinnung erfolgt durch Amalgierung, wobei sich das Gold mit Quecksilber legiert und so aus dem zerkleinerten goldhaltigen Gestein herausgelöst wird oder durch Auslaugen mit Zyankalilösung. Wegen seiner Weichheit wird Gold nicht rein, sondern meist in Legierungen mit Silber, Kupfer oder Nickel verwendet. Der Goldgehalt wird dann in Tausendsteln oder in Karat angegeben (1000/1000 gleich 24 Karat).

i) Platin (Pt)

Platin ist ein grauweißes, dehnbares Edelmetall mit einem spezifischem Gewicht von 21,43 und einem Schmelzpunkt von 1774° C. Es kommt gediegen in Rußland (Ural), Kanada und Südafrika vor. Neben seiner Verwendung für Schmuckgegenstände wird es auch für chemische Laborgeräte und Zahnersatz verwendet.

4. Leichtmetall

a) Aluminium

Mit der Herstellung des Aluminiums (Al 99 und 99,5) wurde der Industrie und allen Gewerbezweigen ein Leichtmetall zugeführt, das sich sehr schnell einen ersten Platz in der Technik erobert hat.

Spez. Gewicht: 2,7; Schmelztemperatur: 658° C.

Aluminium wird durch Reduktion der aus Bauxit (Tonerdehydrat) gewonnenen Tonerde hergestellt. Hinsichtlich dieser Ausgangsstoffe für Aluminium bestehen folgende Begriffe:

Bauxit ist das Verwitterungsprodukt von Gesteinen,

Tonerde (Aluminiumoxyd) ist eine Aluminium-Sauerstoff-Verbindung und einer der Bestandteile des Bauxits,

Ton nennt man die Verwitterungsrückstände tonerdehaltiger Silikate. Die Zusammensetzung des Tons ist je nach dem Ort des Entstehens verschieden.

Das wichtigste Gewinnungsverfahren ist das in Deutschland entwickelte Bayer-Verfahren. Dabei wird der grobstückige Bauxit in Brechern zerkleinert und in einem Drehrohrofen zwecks Entwässerung, leichterer Feinzerkleinerung und Zerstörung organsicher Bestandteile erhitzt. In einem dampfbeheizten Mischer wird der Bauxit einer Löselauge zugesetzt. Das Gemisch wird dann in einen Autoklaven (verschlossenes Gefäß, in dem Stoffe Druck und [oder] Hitze ausgesetzt werden) übergeführt. Hier erfolgt bei einer Temperatur von etwa 170° und unter einem Druck von 6—8 atü der Aufschluß des Bauxits. Das Aluminiumoxyd geht als Natriumaluminat in Lösung (Na_2O-Al_2O_3). Nach der Entleerung des Autoklaven wird der feinstverteilte Rotschlamm(die sonstigen Beimengungen des Bauxit) abgeschieden und von der Aluminatlauge getrennt. Letztere gelangt nach völliger Klärung in einer Nachfiltration und Passieren eines Laugenkühlers in die Ausrührer. Nach weiteren Filter- und Trennprozessen wird das ausgewaschene Tonerdehydrat gewonnen. Es ist blendend weiß und enthält nur noch ungefähr 0,01 bis 0,02 % Kieselsäure und ebensoviel Eisenoxyd. Für die Weiterverarbeitung in der Elektrolyse ist die restlose Entfernung des Hydratwassers durch Kalzinierung erforderlich. Diese erfolgt in 50—60 m langen, mit Gas beheizten Drehrohröfen bei einer Temperatur von 1200—1300°. Die bei dieser Kalzinierung „tot gebrannte" Tonerde nimmt auch bei längerer Lagerung keine Feuchtigkeit mehr auf, was für die Durchführung der Elektrolyse wichtig ist. Die fertige Tonerde wird der Aluminiumhütte zugeführt.

Die Reduktion der Tonerde wird heute nur noch auf elektrolytischem Wege durchgeführt. Zu diesem Zwecke wird die Tonerde bei etwa 950° in einer Salzschmelze gelöst, die hauptsächlich aus Kryolith (Natrium-Aluminiumfluorid) besteht. Die Lösung wird in den Elektrolyseöfen — mit Kohle ausgekleideten Wannen — der Elektrolyse unterworfen. Als Anode dienen dabei Elektroden, die aus aschfreiem Koks hergestellt werden. Als Kathode wirkt das auf dem Boden des Elektrolysiergefäßes abgeschiedene flüssige Aluminium. Die Betriebsspannung des dem Bade zugeführten Gleichstroms beträgt 5—6 V. Die Strombelastung eines Ofens liegt heute meistens zwischen 30 000 und 40 000 A. Durch den Stromdurchgang wird gleichzeitig die Schmelze geheizt. Das abgeschiedene Rohaluminium sammelt sich unter der Badschmelze am Boden der Wanne und wird aus dem ununterbrochen arbeitenden Ofen von Zeit zu Zeit durch Absaugen flüssig entnommen, der Gießerei zugeführt und dort zu Barren (Masseln) vergossen.

Das Aluminium hat nicht nur als Legierungsgrundstoff eine weite Verbreitung gefunden, sondern spielt auch im umlegierten Zustand eine bedeutende Rolle. Gegenüber seinen Legierungen besitzt es eine höhere chemische Beständigkeit, weist dagegen nur geringere Festigkeitswerte auf. Vom Ausgangsstoff her enthält das metallische Aluminium noch geringe Prozentsätze von Eisen- und Siliziumverunreinigungen. Der Reinheitsgrad liegt zwischen 98 bis 99,8 %. Mit wachsendem Reinheitsgrad verbessert sich die Korrosionsbeständigkeit, während die Festigkeit jedoch abfällt. Je nach dem Verwendungszweck wird Reinaluminium in verschiedener Lieferform hergestellt (Drähte, Bänder, Bleche, Ronden, Rohre, Voll- und Profilstangen sowie Preßstücke).

Durch einen bestimmten Kaltverformungsgrad beim Walzen und Ziehen kann eine „halbharte" oder „harte" Festigkeit erzielt werden. Mit zunehmender Härte, Streckgrenze und Zugfestigkeit fällt die Dehnung ab. Durch besondere Wärmebehandlung (z. B. Vergütungsglühung und Abschreckung) ist bei

Reinaluminium keine Steigerung der Festigkeitswerte zu erzielen. Kaltverfestigtes Material kann jedoch durch ein Erwärmen auf höhere Temperaturen in den Zustand „weichgeglüht" überführt werden.

Auf Grund seines niedrigen Verformungswiderstandes läßt sich Reinaluminium sehr gut kalt verformen. Sämtliche Formgebungsarbeiten wie Tiefziehen, Streckziehen, Drücken, Falzen, Treiben usw. sind anstandslos durchzuführen.

Infolge seiner guten Witterungsbeständigkeit wird Reinaluminium überall dort eingesetzt, wo hohe Korrosionsbeständigkeit erforderlich ist.

Der Zusammenbau von Reinaluminium mit Fremdmetallen ist möglichst zu vermeiden. Wo er nicht zu umgehen ist, müssen beide Metall an der Verbindungsstelle durch einen Schutzanstrich oder ähnliche Maßnahmen gegeneinander isoliert werden. Ähnliches gilt für den Zusammenbau von Reinaluminium mit Aluminiumlegierungen.

Wie bereits erwähnt, ist das Aluminium als der Legierungsgrundstoff für die verschiedenen Leichtmetall-Legierungen anzusehen, die unter der Bezeichnung

Duraluminium Al-Cu-Mg .... spez. Gew. 2,8
Plastadur
Bondur Al-Cu-Mg
Pantal Al-Mg-Si .... spez. Gew. 2,75
Lantal
Silumin Al-Si .... spez. Gew. 2,7
Mangal
KS- und BS-Seewasser-Hydronalium Al-Mg spez. Gew. 2,6
Aludur Al-Cu-Mg
Korrofestal

von den Herstellungswerken in den Handel gebracht werden. Die bekanntesten davon sind:

Dürener Metallwerke, Berlin-Borsigwalde;
Vereinigte Leichtmetall-Werke G. m. b. H., Bonn;
Aluminium-Walzwerke Singen G. m. b. H.;
Aluminium-Walzwerk Wutöschingen, Baden.

Als Legierungen bezeichnet man die durch das Zusammenschmelzen verschiedener Metalle gebildeten festen Lösungen, welche gegenüber den Ursprungsmetallen neue Eigenschaften aufwerfen. So ist z. B. die Gattung Al-Cu-Mg eine Aluminiumlegierung nach DIN 1725 mit durchschnittlich 92 % Reinaluminium, 2,5—5,0 % Kupfer, 0,2—1,8 % Magnesium, 0,3—1,5 Mangan und bis 2,5 % Beimengungen, die eine hohe Festigkeit bei guter Dehnung aufweist. Sie läßt sich außerdem vergüten durch

a) Lösungsglühen im Salzbad oder Luftumwälzofen;
b) Abschrecken nach dem Glühen;
c) Aushärten nach dem Abschrecken durch Lagern bei Raumtemperatur (Kaltaushärtung). Sofern für bestimmte Zwecke noch höhere Festigkeitswerte gefordert werden, bringt die Wärmeaushärtung nach dem Abschrecken (z. B. zweitägige Warmlagerung bei 150° C) bei geeigneter Legierungszusammensetzung eine weitere Steigerung der Festigkeit, insbesondere der Streckgrenze und Härte, jedoch bei verminderter Dehnung.

Die Vergütung beruht darauf, daß bei der Glühung das Kupfer und Magnesium in den Aluminiumkristallen aufgelöst werden. Bei dem raschen Abschrecken haben die so entstandenen „Mischkristalle" nicht die Zeit, sich wieder zu entmischen und bleiben im übersättigten Zustande. Diese Legierung bietet fast allen Einflüssen der trockenen Atmosphäre genügend Widerstand. Gegenüber Feuchtigkeit (auch Körperschweiß!) und chemischen Einflüssen ist es seines Kupfergehaltes wegen empfindlich und muß durch bewährte Oberflächenschutzmittel geschützt werden, wobei der Plattierung besondere Bedeutung zukommt.

Die Gattung Al-Mg-Si ist eine Aluminiumlegierung, deren Hauptbestandteile sich aus

0,3—1,5 %	Magnesium	— Mg
0,2—1,5 %	Silizium	— Si
1,5 %	Mangan	— Mn
Rest	Aluminium	— Al

zusammensetzen. Ein Kupfergehalt bis 0,1 % wird dabei zugestanden. Diese kupferfreie Aluminiumlegierung weist eine gute Beständigkeit vor allem gegen Witterungseinflüsse und viele chemische Angriffsmittel ähnlich wie Reinaluminium auf. Ebenso ist sie vergütbar durch Lösungsglühen, Abschrecken, Kalt- oder Warmaushärten. Überall dort, wo eine größere Festigkeit erwünscht ist, als durch Reinaluminium ereicht werden kann, wird man diese Al-Legierung anwenden.

In der Orthopädietechnik wird das Leichtmetall hauptsächlich als Blech für Fußeinlagen und für Armprothesen — in geringerem Maße auch für Beinprothesen — verwendet. Bei Beachtung der vorangegangenen Ausführungen wird man für diesen Zweck eine Aluminiumlegierung wählen, welche neben der Korrisionsbeständigkeit (Feuchtigkeit, Körperschweiß) auch die notwendige Festigkeit besitzt und sich gut „treiben" läßt. Die gleichen Eigenschaften werden aber auch von dem Leichtmetall verlangt, daß für die Herstellung der Arm- und Beinprothesen verwendet wird.

In erster Linie finden hier die Legierungen vom Typ Al-Mg und Al-Cu-Mg Verwendung. Empfehlenswerte Verwendungsmöglichkeiten bestehen auch für die Legierung Al-Mg-Si, denn sie weist eine bessere chemische Beständigkeit als Al-Cu-Mg auf und läßt sich gut anodisch oxydieren. Die Legierung Al-Zn-Mg-Cu stellt eine neuere Entwicklung dar. Mit ihr erreicht man Festigkeitswerte bis 60 kg/mm². Daneben wird für Teile, welche keine mechanische Beanspruchung auszuhalten haben, auch Rein- und Reinstahlaluminium verwendet.

Zur Verhütung von Korrosionsschäden und in Sonderfällen, die eine entsprechende Behandlung der Metalloberfläche ratsam erscheinen lassen, wird man zu einer Oberflächenbehandlung schreiten. Hierzu ist es notwendig, den Leichtmetallgegenstand durch Abwaschen mit warmem Wasser (mit Zusatz von Seifenpulver oder Imi) zu reinigen. Anschließend wird mit Wasser nachgespült und trocken gerieben. Verfärbungen kann man durch Kochen oder Waschen mit heißem Sud von Zitronen- oder Obstschalen bzw. heißer Weinsäure oder Alaunlösung entfernen. Durch Auskochen mit Essig läßt sich Kesselstein in leichten Fällen entfernen, in schweren Fällen benutzt man hierzu Salpetersäure (10—20 %). Es muß jedesmal gut mit Wasser nachgespült werden. Der Witterung oder Feuchtigkeit ausgesetzte blanke Teile, sofern sie nicht mit Nahrungsmitteln in Berührung kommen, ölt man am besten leicht ein. Niemals verwende man Salzsäure, freie Alkalien oder Soda und ähnlich stark angreifende Chemikalien. Polierte Werkstücke werden mit einem benzingetränkten Lappen gereinigt und mit einem weichen Wollappen unter Zusatz von Wiener Kalk nachpoliert. Mattgeschliffene oder gebürstete Teile werden wie polierte gereinigt.

Alsdann erfolgt entweder die mechanische oder chemische Oberflächenbehandlung. Bei der mechanischen Oberflächenbehandlung unterscheiden wir:

a) Sandstrahlen, bei welchen feinkörniger Sand oder gepulvertes Silizium mittels Druckluft auf die Behandlungsfläche geschleudert wird, wobei Verunreinigungen von der Oberfläche entfernt werden. Dabei wird die Oberfläche aufgerauht und gibt damit eine gute Grundlage für Farbanstriche.
b) Bürsten ist eine Verschönerungsbehandlung und erfolgt unter Verwendungrotierender Drahtbürsten mit Drähten (0,05—0,3 mm).
c) Schleifen und Polieren durch handelsübliche Schleifscheiben bei hohen Arbeitsgeschwindigkeiten. Je höher die Umlaufgeschwindigkeiten sind, desto sauberer werden die Oberflächen. Das Mattpolieren (Mattschleifen) geschieht mit Fiberbürsten, wobei als Paste z. B. eine solche aus 40 % Unschlitt und 60 % Tonerde benutzt wird. Zum Vorpolieren werden gesteppte Schwabbelscheiben (Flanelle, Zeltstoffe, Kunstleder, Filz) genommen. Zur Fertigstellung werden Schwabbelscheiben aus weichem Leder oder nicht gesteppte Scheiben aus Nessel oder Barchent benutzt. Für die Endwirkung ist die Wahl geeigneter Pasten wichtig. Ein bewährtes Poliermittel für Aluminium ist:

   200 g feinstgepulverte Tonerde
   39 g Stearin
   10 g Bienenwachs
   10 g Paraffin

Kleine Massenartikel werden „getrommelt“. Dies geschieht im sogenannten „Trommelfaß“ mit gehärteten und hochglanzpolierten Stahlkugeln unter Zusatz von Seifenlösung oder anderen schaumbildenden, oxydlösenden Stoffen.

Bei der chemischen Oberflächenbehandlung unterscheiden wir:

a) Beizen in 10—20 %iger Natronlauge oder Sodalösung von 50—80° C. Beizdauer maximal 2 Minuten. Nach dem Beizen gründliche Spülung in fließendem Wasser. Die letzten Laugenreste werden durch Tauchen in 10 bis 20 %ige Salpetersäure entfernt. Gründliches Nachspülen und schnelles Trocknen ist empfehlenswert.
b) Ätzen und Tiefätzen erfolgt mit gewissen Säuren oder deren Gemisch, wodurch das Kristallgefüge der angeätzten Oberfläche sichtbar wird. Wegen der Empfindlichkeit solcher Oberfläche ist ein Überzug mit Klarlack zu empfehlen. Das Tiefätzen dient zum Beschriften und Aufbringen von Zeichnungen. U. a. wird folgende Lösung empfohlen:

   100 g Eisenchlorid in 100 g Wasser
   40—70 g Salzsäure
   10 g Kaliumchlorat

   Ein nachhaltiges Auftragen von farbigen oder schwarzem Zaponlack hebt die Tiefätzung vom Untergrund gut ab.

d) Oxydische Überzüge können eine Verbesserung der chemischen und mechanischen Eigenschaften ermöglichen. Hierzu bedient man sich
   1. des rein chemischen Verfahrens,
   2. des Verfahrens auf elektronischem Wege.

Zu 1. sind das MBV (Modifiziertes Bauer-Vogel)-Verfahren und das EW-Verfahren zu erwähnen. Zu 2. ist besonders das Eloxalverfahren (Elektrisch-oxydiertes-Aluminium) zu nennen. In den letzten Jahrzehnten erlangte dieser Verfahren zum Zwecke des Korrosionsschutzes und der Oberflächenveredelung immer größere Bedeutung.

b) Magnesium (Mg)

Magnesium ist ein silberweißes Leichtmetall, dessen Rohstoffe Karnalit, Magnesit und Dolomit, auch Talk und Meerschaum sind. Es wird in Mitteldeutschland (Staßfurt), im Zillertal und in den Dolomiten gewonnen. Es verbrennt mit hellem Licht (Blitzlicht) und ist ein wertvoller Zusatz bei leichten Legierungen wie Elektron, Duralumin, Magnalium u. a. In Span- und in Pulverform ist es leicht entzündlich, und es hat auch nur geringe Korrosionsbeständigkeit. In der Orthopädietechnik wurde es bisher wegen seines geringen Gewichtes für Handdrehgelenke und auch für Kunsthände verwendet.

Spez. Gewicht: 1,7; Schmelztemperatur: 650° C.

c) Elektron

Elektron ist eine sehr leichte Metall-Legierung von etwa 90 % Magnesium und dem Rest aus Aluminium mit Spuren von Mangan, Kupfer und Zink. Diese Legierung findet meist im Flugzeugbau und im Motorenbau Anwendung.

Spez. Gewicht: 1,8.

	Leistungswerte als Knetlegierung	Leistungswerte als Gußlegierung	
Zugfestigkeit	19—32	16—27	kg/mm²
Bruchdehnung	5—14	3—12	%
Brinellhärte	39—63	50—65	kg/mm²

Leitungszahlen für Leichtmetalle

Werkstoff	nach DIN 1712/13 1745/49	Spez. Gew.	Zustand	Zugfestigkeit kg/mm²	Bruchdehnung	Brinellhärte kg/mm²
Reinstaluminium Raffinal	Al 99,99 R		weich	4—6	60—40	13—18
			halbhart	7—9	15—18	18—25
			hart	11—14	8—4	26—35
Reinstaluminium	AlRMg 0,5 (0,4—0,6% Mg)		weich	7—10	40—20	22—28
			halbhart	11—15	15—6	35—45
			hart	16—19	6—2	40—50
Reflectal	AlRMg 1 (0,8—1,2% Mg)		weich	10—13	35—20	30—35
			halbhart	14—17	15—8	40—50
			hart	18—25	6—2	50—60
Reflectal	AlRMg 2 (1,5-2,5% Mg)		weich	15—20	35—20	40—50
			halbhart	21—25	15—6	55—75
			hart	25—35	5—2	70—85
Reinaluminium	Al 99,5	2,7	weich	7—9	22—20	18—19
			halbhart	9—11	7—5	26
			hart	11—13	5—2,5	30—35
Reinaluminium	Al 99	2,7	weich	8—10	20—18	30
			halbhart	10—12	5—3,5	30
			hart	12—14	3—2	38

Werkstoff	nach DIN 1712/13 1745/49	Spez. Gew.	Zustand	Zug-festigkeit kg/mm²	Bruch-dehnung	Brinell härte kg/mm²
Legierungen:						
Duralumin	AlCuMg	2,8	weich	25—28	12—2	60
			hart	28	2	75—100
			hochfest	44—42	10—9	110—100
Bondur	AlCuMg	2,8	weich	18—24	8—12	50—60
			vergütet F 38/34	34—38	12—15	90—100
			vergütet F 44/39	39—44	8—10	100—110
Aludur 630	AlCuMg	2,8	weich geglüht	15—20	15—25	40—50
			ausgehärtet	37—40	15—22	100—110
			und kalt verfestigt	45—50	3—5	120—130
Aludur 533 (Korrofestal)	AlMgSi	2,7	weich geglüht	11—15	20—30	30—40
			ausgehärtet	28—35	10—20	80—100
			und kalt verfestigt	35—45	2—10	100—120
Pantal	AlMgSi	2,7	weich	11	13—15	30
			halbhart	13—18	5—10	40—50
			walzhart	17	4	50
			abgeschreckt und kalt ausgehärtet	20	10—12	50
			vergütet	26—28	8—10	70
Hydronalium	AlMg	2,6	weich	20—45	25—15	45—90
			halbhart	25—48	15—10	60—100

5. Legierungen

a) Bronze ist eine Kupfer-Zinn-Legierung von rotgelbem Aussehen, die im Altertum zu Waffen und Gerät verarbeitet wurde. Sie hat eine gute Festigkeit und ist leicht gieß- und bearbeitbar.

b) Neusilber (Argentan) ist eine Kupfer-Nickel-Legierung mit Zinn oder Zink und als solche ein zäher, politurfähiger Silberersatz.

c) Messing ist eine Kupfer-Zink-Legierung von gelber Farbe, die sich sehr gut bearbeiten läßt. Gegenüber Kupfer ist sie billiger, dauerhafter, und wird darum sehr viel begehrt.

d) Tombak ist eine Kupfer-Zink-Legierung (70—90 %).

e) Rotguß ist eine Legierung aus 85 % Kupfer, Rest aus Zink und Zinn. Sie hat wörtliches Aussehen, ist zäh und je nach ihrer Zusammenstellung hart; sie ergibt ein wertvolles Material für Maschinenteile und Achslager.

f) Weißmetall ist eine Legierung von Zinn, Antimon, Kupfer und Blei.

g) Lote sind Metall-Legierungen und dienen zum Verbinden von Metallen (Löten). Allgemein werden angewendet:

Lötzinn 40 (SnL 40 DIN 1707)
40 % Zinn
60 % Blei

Schlaglot 42 (MsL 42 DIN 1711)
42 % Kupfer
58 % Zink

Silberlot 12 (AgL 12 DIN 1710)
36 % Kupfer
52 % Zink
12 % Silber

h) Durana. Grundsätzlich ist zu sagen, daß es sich bei Durana-Metallen um Kupfer- und Zink-Legierungen mit veredelnden Zusätzen von Eisen, Mangan, Nickel, Aluminium und anderen Elementen handelt. Die Zusammensetzung ist bei den Durana-Metallen verschieden und beträgt in der Regel:

58,5 % Kupfer
39,5 % Zink
1,0 % Zinn
0,5 % Blei
0,5 % Eisen

Die in der Orthopädie verarbeiteten Durana-Metalle haben folgende Werte:

Zugfestigkeit	51—63 kg/qmm
Streckgrenze	45—55 kg/qmm
Dehnung	7 %
Brinellhärte	125—145 kg/qmm

Für die Bearbeitung des Durana-Metalls ergeben sich folgende Methoden:

A. Das Schmieden

Die Warmbearbeitung aller schmiedbaren Bronzen erfordert eine gewisse Übung und im Vergleich zur Warmbearbeitung von Eisen erhöhte Aufmerksamkeit des Arbeiters.

Beim Bearbeiten von Durana-Metall ist hauptsächlich auf das richtige Anwärmen der Arbeitsstücke zu achten. Die nach oben zulässige Temperatur darf nicht überschritten werden, um ein Abschmelzen zu vermeiden. Man wähle daher, besonders zum Schmieden, einen möglichst dunklen Arbeitsplatz, weil so die Farbe des Metalles leichter beobachtet werden kann. Grelles Licht wie Sonnenlicht oder elektrisches Bogenlicht ist in jedem Falle abzublenden.

Anwärmen. Das Anwärmen des Durana-Metalles bedarf keiner besonderen Vorsichtsmaßregeln. Es kann in offenem Feuer, am besten in Holzkohle oder Koks erfolgen. Das Durana-Metall soll nicht über dunkel- bis kirschrot erwärmt werden, wobei unter kirschrot die obere zulässige Grenze für die Erhitzung von Gußstahl zu verstehen ist.

Schmieden. Durana-Metall zeigt beim Schmieden das Verhalten eines sehr weichen und dehnbaren Schweißeisens. Man kann es genau wie solches warm bearbeiten, und zwar von kirschrot bis zum Verschwinden der Farbe. Anfänger sollten es beim Verschwinden der Farbe wieder warm machen; der geübte Arbeiter, der Durana-Metall genau kennt, wird es dagegen noch nach dem Verschwinden der Farbe ohne Bedenken weiter bearbeiten. Es gibt eine untere Temperaturgrenze, bei welcher Durana-Metall gegen Hammerschläge empfindlich und spröde wird, aber sie liegt verhältnismäßig niedrig, so daß man vom Durana-Metall behaupten kann, daß es innerhalb weiter Temperaturgrenzen vorzüglich warm schmiedbar ist. Man kann das Material innerhalb dieser Temperaturgrenzen schmieden, stauchen, lochen, ins Gesenk schlagen, zu den feinsten Zweigen ausstrecken und zu Blättern ausbreiten, ohne daß Kantenrisse oder Brüche auftreten.

Abkühlen. Das Abkühlen der geschmiedeten Gegenstände soll an der Luft geschehen. Abschrecken im Wasser schadet dem Durana-Metall.

Kaltbearbeiten. Nach völligem Erkalten läßt sich Durana-Metall infolge seiner hervorragenden Zähigkeit und Dehnbarkeit zu den feinsten Blättern treiben.

B. Das Schweißen

Durana-Metall kann autogen geschweißt werden. Bei richtiger Behandlung weisen die Schweißstellen fast dieselbe Festigkeit auf wie das Metall selbst. Je dünner die zu verbindenden Teile sind, desto vorsichtiger muß beim Schweißen verfahren werden. Handelt es sich hierbei um Blech, so wird die Schweißnaht mit dem Schweißbrenner zunächst an verschiedenen Stellen geheftet und danach erst vollkommen durchgeschweißt. Sollte sich das Blech hierbei etwas verziehen, so muß es vor dem Durchschweißen mit dem Holzhammer gerichtet werden, damit eine gute und saubere Schweißnaht erzielt werden kann. Die Verbindungsstellen werden mit Borax und gleichem Material geschweißt. Als Tropfmittel werden am besten Draht von 3—4 mm Dicke oder Blechstreifen von 5 × 0,5 mm Querschnitt verwendet.

C. Das Hartlöten

Durana-Lot. Zum Hartlöten des Durana-Metalles ist jedes leichtflüssige Hartlot, mit welchem sich Messing löten läßt, geeignet. Auf Anregung einer größeren Abnehmerzahl wurden von den Dürener Metallwerken zwei Hartlote für Durana-Metall hergestellt, von denen das eine leichtflüssig, das andere etwas schwerflüssiger ist. Diese Lote können von den Dürener Metallwerken bezogen werden und haben gegen gewöhnliches Schlaglot den Vorzug, daß die Lötstellen bei richtiger Ausführung der Lötung die Farbe des Durana-Metalls besitzen.

Lötgeräte. Fein ausgearbeitete Gegenstände wie Blätter, Ranken usw. werden am besten mit Hilfe von Gaslötrohren oder Lötlampen gelötet. Beim Löten im offenen Feuer läßt sich kaum vermeiden, daß schwache Teile neben der Lötstelle unnötig stark erhitzt werden und dadurch oft leiden. Dieser Übelstand tritt bei geschickter Anwendung von Gaslötrohren und Benzin-Lötlampen nicht auf. Zweckmäßig arbeitet man mit zwei Lötrohren oder Benzin-Lampen, um den zu lötenden Teil von allen Seiten der Wirkung der Lötflammen auszusetzen. Man ereicht zum Teil dasselbe, wenn man unter die zu lötende Stelle Holzkohlen legt, die durch die Stichflamme in Glut geraten und so die kalte Luft von der Lötstelle abhalten.

Lötmittel. Als Lötmittel verwendet man Borax oder entsprechend andere, im Handel befindliche Lötmittel.

D. Das Beizen oder Abbrennen

Das Beizen soll in einem Raum geschehen, in dem kein Luftzug herrscht, also nicht im Freien. Sollten die fertig geschmiedeten oder getriebenen Gegenstände fettig sein, so haftet die Säure schlecht. Man beseitigt das Fett, indem man die Gegenstände in eine scharfe Sodalauge bringt und vor dem Beizen gut in heißem Wasser abspült.

Naturfarbe. Die Naturfarbe des Durana-Metalles ist ein schönes Rötlichgelb. Um diesen Ton an der im Feuer oxydierten, fertigen Arbeit hervorzubringen, zieht man den Gegenstand durch eine Beize aus einem Teil konzentierter Salpetersäure und einem Teil Wasser (möglichst Regenwasser). Man spült schnell in heißem Wasser nach und bringt den Gegenstand in trockene Sägespäne, die nach dem Trocknen durch Ausbürsten entfernt werden. Von dieser Naturfarbe bis zum schwarzen Ton lassen sich alle Farbtöne durch geeignetes Beizen oder Abbrennen erzeugen.

Schwarz. Einen schwarzen Ton erhält man, wenn man in der konzentrierten Salpetersäure etwas Silber auflöst (etwa 1 Gramm auf 1 Liter Säure) und diese Lösung mit der gleichen bis doppelten Menge Regenwasser verdünnt. Der zu beizende Gegenstand wird mit der Säure gleichmäßig bestrichen und über gelindem Feuer oder mit der Lötlampe getrocknet; dies wird so oft wiederholt, bis der gewünschte Farbton erreicht ist. Die Säure darf nicht in Tropfen an dem Gegenstand haften, weil er hierdurch fleckig werden würde.

Dunkelbraun. Zur Erzielung eines dunkelbraunen Tones löst man außer Silber die gleiche Menge Kupfer in der Säure auf und verfährt im übrigen in der oben erläuterten Weise.

Hellbraun. Um einen hellbraunen Ton zu erzielen, wird nur Kupfer in der Säure aufgelöst und alsdann wie vorher verfahren.

Patina. Einen eigentümlich grünen, patinaähnlichen Ton erhält man, wenn man den zu beizenden Gegenstand über schwach erhitztes Ammoniak hält und ihn von den Dämpfen gleichmäßig bestreichen läßt. Die Ammoniakdämpfe geben dem Metall bald einen grünlichen Ton. Nachdem der gewünschte Ton erreicht ist, wird der Gegenstand ebenfalls in Wasser gut abgespült und getrocknet.

6. Textilien

a) Garne

Sämtliche Textilwaren bestehen aus natürlichen oder künstlichen Fasern, die entweder durch Walken oder durch Spinnen zu Garnen verbunden sind. In ihrer Isolierung würden die einzelnen Fasern keinen Halt haben. Das Spinnen verbindet sie zu einem Faden, der die für die Weiterverarbeitung nötige Festigkeit aufweist. Das Spinnen besteht im Ordnen der Fasern und im Zusammendrehen unter Zug. Durch Drehung um eine Achse werden kurze Fasern zu einem zusammenhängenden Fasergebilde geformt, wodurch ein endloser Faden entsteht. Einfache Garne sind meistens rechts gedreht (Z-Drehung). Bei der Auswahl der Spinnverfahren kommt es in erster Linie darauf an, welchen Zweck man mit der Garnbildung verfolgt.

Die Ausdrücke Garn und Faden werden häufig ausgetauscht. Im eigentlichen Sinne bedeutet der Ausdruck „Faden“ den Einfachfaden, der aus Fasern gesponnen ist, während Garn soviel bedeutet wie mehrere Fäden, die zu einem einheitlichen Gebilde zusammengehalten sind, jedoch ohne starke Zwirnung,

z. B. Strickgarn, aber nicht Strickfaden. „Nähgarn“ bedeutet also einen mehrfachen Nähfaden, der zu einer Einheit vereinigt ist, z. B. durch Drehung und Appretur. Werden mehrere Fäden zusammengedreht, so sprechen wir von „Zwirnen“.

Die Stärke der Garne wird durch die Garnnummer bezeichnet. Die metrische Garnnummer gibt an, wieviel Meter des Garnes auf ein Gramm gehen. Die metrische Nummer „20“ bedeutet demnach, 20 m des betreffenden Garnes wiegen 1 g. Daneben wird teilweise auch die englische Baumwollnummer angewendet, die besagt, wieviel Meter Garn 0,6 g wiegen. Englische Nummer „30“ besagt demnach, 30 m von dem Baumwollgarn wiegen 0,6 g oder 50 m wiegen 1 g. Auch Zwirne werden nach der metrischen Nummer bestimmt. Zwirnnummer 30/3 bedeutet, von dem Zwirn wiegen 30 m = 1 g. 30 × 3 dagegen besagt, der Zwirn hat 3 Fäden der Nr. 30 zusammen = Nr. 10. Nähgarne werden ebenso bezeichnet, doch ist hierbei zu beachten, daß beim Nähgarn die Nummer dem Gewinn des Rohfadens entspricht. Dazu kommt das Gewicht der Appretur.

Bei den Baumwollgarnen wird gewöhnlich unterschieden zwischen

Water = ein stark gedrehtes Fettgarn
Mule = ein lose gedrehtes Schußgarn
Mediv Garn mittlerer Drehung

Der Kettenfaden ist der Längsfaden des Gewebes, während der „Schlußfaden“ den einmaligen Weg des Schiffchens mit dem S-Faden bezeichnet.

Amerika-Garn = Baumwollgarn aus mittlerer amerikanischer Baumwolle
Lousiana-Garn = dasselbe aus guter amerikanischer Baumwolle aus Louisian
Makogarn = Garn aus ägyptischer Baumwolle
Sakelgarn = Garn aus feinster ägyptischer Sakellaridis-Baumwolle
Nähgarn = ein festgedrehtes ägyptisches Baumwollgarn
Nähzwirn = festgedrehter und geglätteter Zwirn
Häkelgarn = festgesponnenes Watergarn, 4—6fach festgezwirnt

Stockgarn oder Stopftwist — zeigt eine größere Zahl von Baumwollfäden, meist merzerisiert (straff und seidig machen), wenig oder gar nicht verzwirnt

Glanzgarn = merzerisiertes Garn oder Zwirn aus Baumwolle, das mit Natronlauge unter Streckung behandelt wurde und einen seidenartigen Glanz sowie knirschenden Griff (Seidengriff) besitzt.

Die Maschinennähgarne zerfallen in Ober- und Untergarne aus guter Baumwolle. Die üblichsten Sorten sind vierfach aufgemacht auf Rollen zu 200 oder 1000 m. Die gangbarsten Nummern sind 36, 40, 50 und 60 in englischer Baumwollnummer (z. B. Nr. 36 = 36 m sind 0,6 g ohne Appretur).

Untergarn wird oftmals stärker genommen, wenn das Obergarn sich um das Untergarn herumzulegen hat. Wenn Ober- und Unterseite der Naht im Gebrauch zu sehen sind, wird für das Schiffchen ebenfalls das teure Obergarn verwendet.

Maschinengarne werden in weiß, roh, schwarz und farbig gebracht. Bei weißen Garnen ist darauf zu achten, ob die Festigkeit durch das Bleichverfahren nicht gelitten hat. Bei Rohfarbe liegt diese Gefahr nicht vor. Die Farbe soll reib-, licht- und waschecht sein. Es ist aber auch wichtig, daß Nähgarne beim Naßwerden nicht einlaufen. Das ergibt die unschönen welligen Nähte und kann auch zum Verziehen ganzer Stoffteile führen. Die Fabrikmarke der Nähmaschinengarne ist ebenfalls wichtig, denn auf jedem Etikett einer Fabrikmarke auf der Garnrolle soll auch das Material angegeben sein, z. B. Baumwolle oder Leinen, die Garnnummer und Inhalt der Rolle, z. B. 200 oder 1000 m.

Obergarne sind fast ausnahmslos appretiert, sie erhalten ein Füllmittel, das Unregelmäßigkeiten in der Garndicke ausgleicht, ein Klebemittel zum Festkleben der Faser, und ein glättendes Mittel, das gleichzeitig geschmeidig macht, wie z. B. Wachs oder Paraffin. Da das Obergarn fast stets ein Zwirn ist, d. h. es sind mehrere Einfachgarne zu einem Garn zusammengedreht, soll die Appretur verhindern, daß diese Drehungen während des Nähens, insbesondere beim Umschlingen des Greifers, sich aufdrehen. Ein garniges Aufdrehen kann bewirken, daß die Greiferspitze zwischen die Garne eingreift und damit zum Bruch führt.

Die meisten Maschinennähgarne sind aus Baumwolle. Abfallbaumwolle ergibt schwache und wenig glatte Garne, bei denen durch die Beimischung von Zellwolle die Glätte und Festigkeit gesteigert werden soll. Ebenso lassen sich aus Zellwolle seidenähnliche Nähgarne herstellen.

Leinengarne und Leinenzwirne werden hauptsächlich für die Handnäherei gebraucht, sowohl in weiß, schwarz und in einigen Farben. Auch sie sind meistens geglättet, besonders um Unregelmäßigkeiten auszugleichen, die bei Leinen sonst die Regel sind. Zur Herstellung von Leinennähzwirn werden Leinenfeingarn zwei- oder mehrfach gezwirnt, gefärbt oder gebleicht.

Hanfgarn

Aus deutschem oder italienischem bzw. ausländischem Hanf gesponnenes Langfasergarn.

Bindfäden

Grobes, appretiertes Garn aus Flachs, Hanf od. dgl., meistens in Knäuelform.

Leinenzwirn

Aus zwei oder mehr Leinenfäden gezwirnt, meist appretiert, schwarz oder weiß, auch braun, feldgrau usw. zum Nähen mit Hand oder Maschine.

Seidengarne

Der Werdegang der Seidengarne beginnt beim Seidenspinner (Bombyx mori). Dieser Schmetterling legt im Frühsommer nach dem Ausschlüpfen aus dem Kokon, zum Teil auf diesen selbst, bis zu 400 stecknadelkopfgroße Eier, aus denen im darauffolgenden Frühjahr die Seidenraupen schlüpfen. Diese werden mit Maulbeerblättern gefüttert und erreichen nach viermaliger Häutung in 30 bis 35 Tagen eine Länge bis zu 8 cm. Hierauf spinnt sich die Raupe durch Ausscheiden eines dünnen Seidenfädchens aus der Spinndrüse ein, indem sie sich mit einem festgefügten Seidengehäuse, dem Kokon, umgibt. In dem Kokon findet sie Schutz und Ruhe und verwandelt sich während 2—3 Wochen zur Puppe und dann zum Schmetterling. Ist die Verwandlung vollzogen, so weicht der Schmetterling durch eine flüssige Ausscheidung das eine Ende des Kokons auf, um herauszuschlüpfen. Einige Tage später legt das Schmetterlingsweibchen die Eier und stirbt kurz darauf. Die Kokons, welche hauptsächlich in China, Japan, Indien, Kleinasien, Italien, Frankreich und Spanien gezüchtet werden, haben eine gelbliche, weiße oder grüne Färbung. Es gibt zwei Verfahren, die Seidenfäden des Kokons zu gewinnen:

a) die Puppe oder Schmetterling werden vor dem Ausschlüpfen durch heiße Luft getötet, bevor letzterer den Kokon durchbrochen hat oder
b) man verwendet die durchbrochenen Kokons.

Im ersteren Fall können 300—500 m des aus einem bis zu 3000 m langen, ganz dünnen Seidenfaden bestehenden Kokon nach entsprechender Behandlung im Wasser abgewickelt werden. Von diesen fortlaufenden Fäden werden mehrere vereinigt, auf eine Haspel aufgewickelt, wodurch man — je nach der Kokonfarbe — die weiße oder gelbe Grege erhält. Durch Zusammenzwirnen mehrerer solcher Gregefäden entsteht der einfache Faden, der dann wieder, je nach dem Verwendungszweck, zwei-, drei- oder auch mehrfach zusammengezwirnt den gezwirnten Faden ergibt. Der auf diese Weise gewonnene Seidenfaden führt die Bezeichnung Haspelseide (Realseide), die in rohem oder gefärbtem Zustande, in Stangen oder aufgewickelt auf Holzrollen oder Kreuzwickeln als Nähseide zum Verkauf kommt.

Bei dem zweiten Verfahren werden die durchbrochenen Kokons sowie die für die Gewinnung der Haspelseide nicht verwertbaren Anfangsfäden — Strusen — und die Endfäden, ferner die doppelten oder von der Raupe nicht ganz fertiggesponnenen Kokons verwandt. Sie bilden das Rohmaterial für die Herstellung der Schappeseide. Das Rohmaterial für Schappeseide ist daher das gleiche wie für die Haspelseide. Der Unterschied besteht nur in der verschiedenartigen Verarbeitung der Kokonfasern. Das für die Herstellung der Schappeseide bestimmte Rohmaterial wird in heißem Wasser aufgeweicht, von anhaftendem Bast befreit, gewaschen, maschinell gelöst und alsdann gekämmt. Durch die mit kräftigen Stahlnadeln eng besetzten Kämme wird das Material von Fremdkörpern und Knötchen befreit, und das ergibt das sogenannte „Peigné“, ein weiches seidenglänzendes Büschel parallelgelegter Seidenfasern von gleichmäßiger Länge. Bei der Qualität der Schappeseide spielt die Länge und Gleichmäßigkeit dieser Peigné-Faser eine wesentliche Rolle. Die ausgekämmten ersten, also längsten Fasern bilden die erste Qualität der Schappeseide und ergeben einen späteren Nähseidenfaden von großer Elastizität, Stärke und hervorragenden Glanzeigenschaften, welche die aus den kürzeren Fasern hergestellte Seide bei weitem nicht erreicht. Diese kürzeren Fasern sind deshalb auch viel billiger als die längeren.

Eine Anzahl Peigné-Büschel werden zu einer Nappe von mehreren Metern Länge aneinandergereiht. Aus der Nappe entsteht durch Verringern der Breite ein fortlaufendes Band von etwa Fingerdicke. Es folgt nun, um genau gleiche Bandstärke zu erreichen, ein wiederholtes Ausziehen mehrerer zusammengefügter Bänder zu einem einzigen dünnen Bändchen, aus dem endlich durch einen ähnlichen Vorgang unter gleichzeitiger starker Drehung der einfache feine Seidenfaden gesponnen wird. Bei diesem Vorgang wird die Nummer oder Stärke des Fadens bestimmt, und zwar in der Weise, daß die Nummer angibt, wieviel Meter des einfachen Fadens ein Gramm wiegen;

z. B. Nr. 10/1-fach = 10 Meter wiegen 1 Gramm
Nr. 60/1-fach = 60 Meter wiegen 1 Gramm oder bei mehrfach gezwirntem Faden das entsprechend Mehrfache, also
Nr. 10/3-fach = 10 Meter wiegen 3 Gramm,
Nr. 100/3-fach = 100 Meter wiegen 3 Gramm,
Nr. 60/2-fach = 60 Meter wiegen 2 Gramm.

Je höher also die Zahl vor dem Strich, desto feiner ist der einfache Faden; die Zahl hinter dem Strich gibt an, wieviel solcher einfacher Fäden zusammengezwirnt sind.

Das Zusammenzwirnen der einfachen Seidenfäden geschieht je nach ihrem Bestimmungszweck zwei-, drei- oder mehrfach, loser oder fester, und ergibt so den fertigen Rohseidenzwirn, der noch gründlich geputzt und auf Garngleichheit geprüft wird. Dann erst ist die Rohseide zum Gebrauch fertig, um der Färberei übergeben zu werden, wo die Seide in etwa 1000 verschiedenen Farbtönen gefärbt wird. Hierauf wird die Seide zum Verkauf ausgerüstet, und zwar entweder in Stangen, auf Holzrollen oder in gemusterter Kreuzwicklung auf Papphülsen oder Papierkärtchen auf Sternkärtchen aufgewickelt oder in mehrfarbige Seidenzöpfe geflochten.

Handnähseide ist zwei- und dreifach gezwirnt und zeichnet sich durch große Festigkeit und Dehnbarkeit aus. Zum Nähen orthopädischer Artikel werden sowohl Haspelseiden (Realseide) als auch Schappeseide verwendet, je nach der Belastung, welche die Naht auszuschalten hat. Für Prothesen aus Leder, Bruchbänder usw. werden meistens Haspelseiden in den Fadenstärken 30/3 bis einschließlich 80/3, je nach Stärke des zu vernähenden Materials, verwendet. Für Gegenstände aus leichterem Material kann auch Schappeseide in den Stärken 30/3 bis 100/3 verarbeitet werden.

Kunstseide/Reyon

Mit der Einführung der Kunstseide — jetzt Reyon benannt — wurde der Naturseide ein starker Abbruch getan. Es sind zu unterscheiden:

a) Viskose-Kunstseide: Rund 90 % der bisherigen Kunstseideproduktion werden nach dem Viskoseverfahren hergestellt. Rohstoff ist in der Regel die aus Rottannenholz (Fichtenholz gewonnene Sulfitzellulose. Die Zelluloseblätter werden zunächst mit Natronlauge getränkt und dadurch in Alkalizellulose umgewandelt. Die überschüssige Lauge wird hernach ausgepreßt. Dann werden die Blätter zerfasert, und anschließend macht die Fasermasse bei einer Temperatur von rund 20° C eine unter Umständen einige Tage dauernde Vorreife durch. Damit läßt sich die nachträgliche Gleichmäßigkeit und Viskosität der Spinnmasse bestimmen. Auf die Vorreife folgt in rotierenden Trommeln die Behandlung der Masse mit Schwefelkohlenstoff. Dadurch wird die Alkalizellulose in krümeliges, orangefarbiges Xanthogenat übergeführt. Durch Vermengung dieser Substanz mit Natronlauge entsteht Viskose, die zähflüssige Masse, die diesem Reyon-Spinnverfahren den Namen gegeben hat. Bevor dann die Viskose den Spinnpumpen zugeführt werden kann, wird sie sorgfältig filtriert, außerdem zwecks Entfernung störender Luftbläschen entlüftet und dann einer längeren Nachreife überlassen.

Die voll ausgereifte Viskose gelangt in die Spinnmaschine. Diese besteht aus zahlreichen gleichen Aggregaten, von denen jedes eine Spinnpumpe, einen Filter, eine Spinndüse, ein Fällbad und eine Aufwickelvorrichtung umfaßt. Die Viskosemasse wird zunächst den Spinnpumpen zugeführt. Diese pressen die Viskose in den Filter, und aus diesen gelangt der zähflüssige Stoff in die Spinndüsen (mit zahlreichen feinen Öffnungen versehene Endstücke), um sodann das Fällbad zu passieren. Das aus den Spinndüsen kommende Bündel zähflüssiger Fäden wird durch die im Bad befindlichen Chemikalien (Schwefelsäure und verdünnte Zusätze, die die Stoffe „fällen", welche die Zellmasse flüssig machen) in feste Form übergeführt. Über eine Rolle und eine Vorrichrichtung, welche die einzelnen feinen Fäden vereinigt und zusammendreht, wird das Kunstseidengarn in eine rasch drehende Trommel (Zentrifuge) geleitet und dort von noch anhaftender Spinnbadflüssigkeit (durch die rasche

Drehung) befreit und zugleich zu einem Seidenkuchen aufgewickelt. Ein solcher Seidenkuchen enthält 9000 m Kunstseidefaden.

Zur endgültigen Reinigung passiert die Kunstseide weitere Bäder und wird schließlich gebleicht und gefärbt.

b) Kupfer-Kunstseide: Sie ist auch unter dem Namen des Hauptherstellers — der Bemberg A.G., Wuppertal — als Bembergseide bekannt. Man verwendet für ihre Herstellung Linters (die nicht spinnbaren Baumwollfasern), neuerdings damit zusammen auch Zellulose. Die Linters werden nach vorausgegangener Reinigung von Staub, Kapselresten u. dgl. einer besonderen Vorbereitung unterzogen, die im Kochen in Natronlauge und nachherigem Bleichen besteht. Dann werden sie fein zermahlen und darauf mit Kupferhydroxid vermischt. Die Masse wird dann fest gepreßt und von neuem zerfasert, um schließlich in eine Ammoniaklösung eingerührt zu werden. Dabei entsteht die sehr zähflüssige Spinmasse. Sie wird durch Beifügung verschiedener Ingredienzien auf den gewünschten niedrigen Viskositätsgrad gebracht und dann filtriert, entlüftet und einer Reifung ausgesetzt.

In die Spinnmaschine ist bei diesem Verfahren im Anschluß an die Spinndüse ein „Fälltrichter" eingebaut, den zugleich mit den gesponnenen Fäden mäßig warmes Wasser durchströmt. Dabei werden die Fäden, je nach der Geschwindigkeit des Wassers, mehr oder weniger stark ausgezogen und verfeinert. Zugleich werden sie fest, denn das Wasser entzieht ihnen das Ammoniak und Teile des Kupfers. Infolgedessen kann die Zellulose nicht mehr in Lösung bleiben und erstarrt. Der Rest des Kupfers wird einem Schwefelsäurebad entfernt. Der weitere Fertigungsprozeß ist der der Viskose-Kunstseide.

c) Azetat-Kunstseide: Man erzeugt sie mitunter aus Zellulose, hauptsächlich aber aus Linters, deren Vorbehandlung bis zur Bleiche dieselbe ist wie beim Kupferseideverfahren. Die solcherweise vorbereitete Baumwollmasse wird mit Eisessig und Essigsäureanhydrid durchtränkt. Dadurch verwandelt sie sich in Azetylzellulose. Da diese aber wenig beständig ist und nicht die erforderlichen mechanischen Eigenschaften besitzt, wird sie weiterhin in die weißflockige sekundäre Azetylzellulose übergeführt, die dann für den Spinnprozeß in der Regel in einer Azeton-Alkohol-Mischung aufgelöst wird. Die Spinnlösung wird filtriert und entlüftet und gewöhnlich nach dem Trockenspinnverfahren verarbeitet. Sie wird bei diesem Verfahren durch Düsen in einen Spinnschacht gespritzt, in dem heiße Luft zirkuliert. In diesem Luftstrom verdunstet das Lösungsmittel der Spinnmasse, so daß auf dem Weg durch den Schacht der Azetylzellulosefaden aus dem flüssigen in den festen Zustand übergeht.

d) Nitrat-Kunstseide: Sie ist (als der früheste, vom Kunstseide-Erfinder Hilaire de Chardonner fabrizierte Kunstseidetyp) von historischem Interesse und hat in der Praxis ihre Bedeutung verloren.

Der Titer der Kunstseide ist die Anzahl Deniers, die 9000 Meter Faden wiegen. Zum Unterschied von der Naturseide ist hier 1 Denier = 1 Gramm. Es ist üblich, mit der Titerzahl der Kunstseidengarne zusammen die Anzahl der Einzelfäden anzugeben. So hat z. B. Kunstseide der Bezeichnung 100/40 einen Titer von 100 Deniers und besteht aus 40 Kapillarfäden, die den Einzeltiter von 2,5 Deniers haben. Bei Kunstseide 150/30 ist der Titer des Gesamtfadens 150, der der Einzelfäden 5 Deniers. Der Einzeltiter der Viskoseseide bewegt sich im allgemeinen zwischen 1 und 6 Deniers.

Eigenschaften der Kunstseide. Der harte, glasige Glanz der Kunstseide wird in sogenannten Mattierungsverfahren beeinträchtigt.

Ebenso war das Knittern der Kunstseide ein Nachteil gegenüber der Naturseide. Durch Imprägnieren der Kunstseide mit Kautschuk, Kunstharz oder ähnlichen plastischen Stoffen gibt man der Kunstseide die nötige Biege-Elastizität.

Durch Tränkung der Kunstseidefaser mit wasserabstoßenden, fettähnlichen Substanzen wird eine größere Naßfestigkeit der Kunstseide erreicht.

Die Reißfestigkeit der Kunstseide ist stark umstritten. Die Azetatkunstseide hat die geringste und die Viskose-Kunstseide hat die größte Reißfestigkeit. Auch die Viskosefaser bleibt aber noch mindestens um ein Drittel hinter der Reißfestigkeit bester Baumwolle und um noch beträchtlich vielmehr hinter derjenigen der Naturseide zurück. Mit einem Einzelfadenquerschnitt von rund 20—30 Tausendstelmillimeter erreicht die Kunstseide in ihren feinsten Typen annähernd die Werte der Seide, der Baumwolle und der besten Wollqualitäten.

Bei der Verarbeitung von Garnen sind folgende Eigenschaften zu beachten:

Der Seidenfaden z. B. muß weich und geschmeidig sein. Gutgezwirnte Seide darf beim Nähen nicht ringeln und bei stärkerem Ziehen nicht kurz reißen. Die Echtheit prüft man durch die Verbrennungsprobe. Echte Seide sowie Wolle riechen beim Verbrennen stark nach Horn und verkohlen. Nur Kunstseide und Pflanzenfasern verbrennen bei heller Flamme und hinterlassen nahezu keine Asche.

Hanfgarn muß für die Nähzwecke des Bandagisten frisch und lang sein. Alte Hanffasern sind mürbe und reißen leicht. Zu streng gebleichtes Hanfgarn besitzt nicht genügend Festigkeit. Man prüft die Güte des Hanffadens durch Reißproben. Gutes Hanfgarn muß hörbar reißen.

b) Stoffe

Das Verarbeiten von Garnen zu Geweben nennt man „Weben". Es erfolgt auf von Hand, von Fuß oder maschinell betriebenen Webstühlen. Dabei werden die Längsfaden (Kette, Aufzug) je nach dem zu erzielenden Muster gehoben und gesenkt und durch den entstehenden Zwischenraum (Fach) die Webespule mit Querfäden (Schuß) hindurchgeschleudert, woraus die kreuzweise Verschlingung (Bindung) entsteht. Bei Dreher- oder Gazegeweben findet außerdem eine Verschlingung oder Verdrehung von Kettenfäden statt.

Rohgewebe sind aber noch nicht verkaufsfähig und noch keine Kleiderstoffe. Erst durch eine mehr oder weniger langwierige Nachbehandlung wird aus dem Gewebe ein tragbarer, gebrauchsfähiger Stoff, wie er vom Verbraucher genannt wird. Hinsichtlich der Stoffart unterscheiden sich die Gewebe

1. nach dem Zweck: Wäschestoff, Hemdstoff, Kleiderstoff
2. nach dem Faserstoff, aus dem die Garne bestehen: Baumwolle, Leinen, Kunstseide, Zellwolle
3. nach der Garnart: Zwirnstoff, Handgespinst, Kammgarnstoff usw.
4. nach dem Fertigungszustand: Rohgewebe, Druckstoff usw.
5. nach der Oberfläche: Glattgewebe, Reliefgewebe, Rippenstoff usw.
6. nach der Bindung: Musselin, Leinwand, Köper, Satin usw.
7. nach der Dichte: Dichtnessel, Schleierstoff, Spitzenstoff usw.
8. nach dem Gewicht: Leichtgewebe, Schwergewebe.

Die fertigen Gewebe werden in flachen oder runden Wickeln oder Rollen, auch in Ballen in voller Breite oder einmal gefaltet, geliefert. Die Oberseite ist in der Regel nach innen gelegt. Die Breite der Gewebe ist aus technischen Gründen sehr verschieden. Es gibt Webstühle mit 70 cm und solche mit 3 m oder mehr Arbeitsbreite. Wäschestoffe werden allgemein 78—82 cm breit gebracht, schwere Ware 120—130 cm breit.

Durch fachmännische Ausrüstung und Appretur können Stoffe aus geringerem Material hochwertige Eigenschaften erhalten, ohne daß eine Täuschung beabsichtigt wäre. Jedenfalls wird der endgültige Stoffcharakter erst durch das Ausrüsten und Appretieren bestimmt. Ausrüsten bedeutet: Nachbehandeln der Stoffe mit mechanischen oder chemischen Mitteln, die nicht im Stoff verbleiben, wie z. B. Waschen, Bleichen, Färben, Pressen, Dämpfen, Rauhen. Appretieren bedeutet: ein Nachbehandeln der Stoffe mit Mitteln, die im oder am Stoff verbleiben wie Stärke, Leim, Gummi, Fett und dgl. Imprägnieren ist eine Form der Appretur und zwar Tränken mit chemischen Mitteln, um den Widerstand der Stoffe gegen Wasser, Feuer u. dgl. zu erhöhen. Alle Arten von Nachbehandlung, die zur Hebung der Stoffqualitäten dienen, werden auch als „Veredelung" bezeichnet.

Die für Bandagenzwecke vorgesehenen Garne und Stoffe müssen neben einer guten Festigkeit auch farbecht sein und das heißt, sie müssen

luftecht (die Farbe darf sich durch Einwirkung von Sonnenlicht nicht verändern),
wasserecht (die Farbe darf sich durch Einwirkung von Wasser, Feuchtigkeit, Schweiß nicht verändern),

waschecht (die Farbe darf sich beim Waschen einschl. Kochen nicht verändern),
bügelecht(eine Färbung, die sich unter dem Einfluß des heißen Bügeleisens nicht verändert)
sein.

Ihrer Bestimmung gemäß werden an die Bandagenstoffe noch folgende Forderungen gestellt:

Leichtigkeit, gute Reißfestigkeit trocken und naß, Waschbarkeit auch mit höherer Beanspruchung, helle und reine Farben, möglichst weiß, hellbeige oder hellrosa, Schmiegsamkeit, schweißecht.

Als Faserstoffe kommen in Betracht: Baumwolle, Leinen, Zellwolle, Kunstseide und Naturseide. Um die gewünschte Leichtigkeit und Schmiegsamkeit zu erreichen, müssen möglichst feine Garne verwendet werden.

Wir unterscheiden:

Mittelnessel, mit 24 Katt- und 24 Schußfäden je cm aus Nm 32 (früher Kretonne genannt);

Dichtnessel, mit 27 Katt- und Schußfäden je cm aus Nm 50 (früher Ranforcé genannt);

Leichtnessel, mit 28 Katt- und 27 Schußfäden je cm aus NM 60 bzw. 70 (früher Kattun genannt);

Batist, Leichtnessel gebleicht, größere Feinheit und Dichte;
Makobatist, dieselbe aus ägyptischer Baumwolle;
Seidenbatist, aus feinem, glänzendem, merzerisierten Baumwollgarnen;
Hemdentuch, Mittelnessel gebleicht;
Mull, leichtes, dünn eingestelltes Baumwollgewebe;

Kieler Drell, dichter, haltbarer Baumwolldrell in 5 bindigem Kattatlas;

Flanelle, gerauht, in groben und feinen Sorten, teils in Köperbindung (schräg laufende Streifen);

Kalmuk, dicker Flanell mit Doppelschuß, doppelseitig gerauht;

Finette oder Rauhköper sind Hemdenstoffe in Köperbindung;

Feinleinen, Leinenbatist, Linon, empfehlen sich infolge großer Reißfestigkeit, Naßfestigkeit und Glätte, die das Reinigen und Säubern erleichtern und die Aufnahme von Schmutz erschweren; sehr gute Saugkraft für Schweiß usw.;

Halbleinen, bestehen in der Regel in der Kette aus Baumwolle und im Schuß aus Leinengarn;

Köperstoffe, aus starkem Baumwollgarn, appretiert und kalandiert, auch aus Leinengarn mit Köperbindung;

Drelle, leicht, mittel oder schwer aus Leinengarn gut waschbar, widerstandsfähig für Leibbinden und Korsette;

Molton, aus Wolle, weiches, wolliges Futter, friesartig in Leinwand- oder Köperbindung, mit Tuchausrüstung, schwach gewalkt, leicht appretiert;

Barchent, aus Baumwolle, ein- oder doppelseitig gerauhter Baumwollstoff, früher aus Wolle oder Ziegenhaar, jetzt aus Baumwolle, Köperbindung, ein- oder beiderseitig gerauht;

Moleskin oder Englischleder, besteht aus fünfbindigem Atlas, weiche Satinbindung, teilweise mit Unterschuß verstärkt, auf der linken Seite gerauht, wildlederähnliches Aussehen, echte Färbung;

Satin, atlasbindiger Stoff, glatt und glänzend aus Baumwolle, Seide oder Wolle, auch als Mischgewebe;

Wollfries ist ein starkes, kräftig gewalktes und beiderseits aufgerauhtes Wollgewebe aus dicken Kett- und Schußfäden bei einer filzähnlichen Decke mit 4—5 mm Stärke. Es findet zum Auspolstern von Lederschäften für Beine vielfache Verwendung.

c) Gewebe und Gewirke

Schmale Gewebe stellen die Bänder und Gurte dar, die für die Erzeugnisse verarbeitet werden. Auch sie werden aus den Kett- und Schußfäden gebildet und sie unterscheiden sich von anderen Geweben dadurch, daß sie schmale Streifen darstellen, deren Bindung, Webart und Zusammensetzung verschieden ist. Die Gurte, bei denen es auf eine große Festigkeit ankommt, bestehen meist aus Doppel- oder Hohlgeweben, in denen zur Erhöhung der Reißfestigkeit Stengel- oder Einlegefäden zwischen Ober- und Untergewebe eingearbeitet werden. Bei den Traggurten wird die Schmiegsamkeit bei großer Stärke besonders durch diese Füllkette erreicht. Bei den Gummigurten wird das Doppel- oder Hohlgewebe meist durch die Bindungsfäden in eine Anzahl feiner nebeneinander verlaufender Schläuche zerlegt, in denen dann die Gummifäden neben den Füllfäden liegen. Als Werkstoffe für die Bänder dienen je nach dem Verwendungszweck Baumwolle, Leinen, selten Wolle, während zu Gurten auch Hanf verarbeitet wird. Neuerdings werden Beimischungen von Perlonfaser angewendet. Bei der Herstellung von Gummigurten werden die Gummifäden blank und auch umsponnen verarbeitet. Es handelt sich dabei meist um Gummifäden in den Stärken 26—48. Der stärkere Faden gewährleistet eine längere Lebensdauer und hat eine größere Dehnung. Der Gummifaden wird wie der Einlagefaden verwebt und verläuft somit in der Kettrichtung. Beim Weben ist er gespannt, weil er ja im Fertigprodukt eine Zugkraft auszuüben hat. In der Regel wird der Gummifaden beim Weben auf die dreifache Länge ausgedehnt.

Der Unterschied zwischen einem Gewebe und einem G e w i r k e besteht darin, daß das Gewebe — wie beschrieben — aus Kett- und Schußfäden besteht, während das Gewirke aus Maschen, d. h. aus Fadenverschlingungen, die in ihrer Form einem symmetrischen Doppel-S (Ω) ähnlich sind. Diese Fadenverschlingung ermöglicht ein Verziehen der Gewirke nach allen Richtungen hin und ist die Ursache ihrer hohen Dehnbarkeit. Man unterscheidet bei den Gewirken drei Hauptarten:

1. bei einem Gewirke wird ein einziger Faden benutzt, der sich immer wieder mit sich selbst verschlingt,
2. bei einer anderen Art ist wie beim Weben eine Kette vorhanden, deren einzelne Fäden miteinander verschlungen sind (Ketten- und Kulierwaren),
3. die Strickwaren, bei denen der Strickfaden einzeln durch jede Masche der letzten Reihe der fertigen Waren durchgezogen und zur neuen Masche verarbeitet wird.

Zu der letzten Gruppe gehören die Stumpfstrümpfe, die Trikotschlauchbinden und auch die Gummistrümpfe.

G u m m i s t r ü m p f e haben nach Dr. P r i e ß folgende Zweckbestimmung:

> „Sie werden verwendet zur Behandlung krankhaft erweiterter Blutgefäße, der Krampfadern. Mit Hilfe der Gummistrümpfe soll eine dehnungsfähige Umschnürung des erkrankten Körperteils erzielt, und die an der Oberfläche liegenden erweiterten Venen sollen zusammengepreßt und blutleer gemacht werden. Hierdurch wird erreicht, daß der venöse Blutstrom in die tiefen Venen gelangt, wo er durch das Muskelspiel und die intakten Venenklappen wesentlich bessere Rückstrombedingungen vorfindet als an der Oberfläche."

Es ergibt sich daraus, daß der Gummistrumpf aus einem schmiegsamen, dehnbaren Gewirk bestehen muß, daß sich der Körperform genau anpaßt. Die verarbeiteten Gummifäden müssen die Gewähr dafür bieten, daß der Zug, der für das Zusammenpressen der Venen erforderlich ist, möglichst lange erhalten bleibt. Die Technik hat auch in der Herstellung der Gummistrümpfe verschiedene Neuerungen erreicht und neben den früheren Qualitäten „Zwirn" und „Viktoria" sehen wir Strümpfe mit und ohne Naht in Ein- und Doppelzugqualität aus den verschiedenen Garnen auf dem Markt. Man verarbeitet Baumwoll-, Seiden-, Kunstseiden-Perlon- und Mischgarne je nach dem Grade der Feinheit des Gewirkes. Besonders wichtig ist dabei natürlich der zu verarbeitende Gummifaden, der hauptsächlich ein Rundfaden ist und durch Düsenpressung gewonnen wird. Als Rohstoff kommen Para- und Plantagengummi in Betracht, die nach gründlichem Waschprozeß in Benzin aufgelöst, mit Schwefel vermischt und zu einem Brei verrührt werden. Das Auspressen geschieht aus feinen Düsen. Der dann vulkanisierte Faden (Rundfaden) wird doppelt umsponnen, zuerst einmal linksherum mit einem einfachen schwächeren Garn, dem sogenannten Unterfaden und dann nochmals rechtsherum mit einem stärkeren gezwirnten Faden (Oberfaden). Während des Umspinnens wird der Gummifaden stark ausgedehnt, um den anzustrebenden Zug zu erreichen. In der Regel rechnet man auch hier mit einer dreifachen Länge seiner Ausdehnung. Die Umspinnung des Gummifadens muß so dicht sein, daß beim Ausdehnen des fertigen Strumpfes der Gummi nicht sichtbar wird, denn sie hat den Zweck, daß der Gummi nicht unmittelbar mit der Körperhaut in Berührung gelangt. Ferner soll sie verhindern, daß der Gummi durch Reibung oder Druck oder auch durch Körperschweiß leidet. Die Form des Strumpfes wird während des Strickens durch besondere Arbeitsvorgänge, wie Abnehmen, Mindern, Zunehmen, Abwerfen von Maschen und Wiederaufstoßen von solchen usw. erreicht. Die Gummistrümpfe werden in gebräuchlichen Größen nach einem besonderen Maßschema in den Handel gebracht. Soweit diese Größen nicht ausreichen, wird Anfertigung nach Maß vorgenommen. Es ist zweckmäßig, die Maßnahme frühmorgens zu nehmen, da nach der Nachtruhe das Bein am wenigsten geschwollen ist. Nach den genommenen Maßen werden die Gummistrümpfe angefertigt, wobei mit einem Zug von 10—15 % gerechnet wird, den der fertige Strumpf ausüben soll. Diese Zugmaße werden vom Fabrikanten berücksichtigt.

d) Filze

Dieser Werkstoff wird in den verschiedensten Ausführungsformen verarbeitet; so werden im Orthopädiemechaniker- und Schuhmacher-Handwerk insbesondere:

Polsterfilze — Sattelfilze — Garnierfilze — Blockfilze

gebraucht. Hinsichtlich des Materials unterscheidet man:

Wollfilze — Wollhaarfilze — und Haarfilze.

Der hauptsächlichste und maßgeblichste Vorgang in der Herstellung des Filzes ist das Verfilzen der Wolle bzw. der Haare, was ein geeignetes Rohmaterial, das man als „verfilzungs- oder walkfähig" bezeichnet, voraussetzt. Einer sorgfältigen Auswahl der Rohstoffe entspricht auch die sorgfältige Vorbereitung der Filzfabrikation.

Für einen homogenen und gleichmäßigen Filz ist zunächst die Ausmerzung aller Fremdkörper und eine gleichmäßige Anordnung und Verteilung aller Faserstoffe erforderlich. Alle nach dem Waschen noch vorhandenen Fremdkörper, wie Kletten, Holzstückchen, erdige Bestandteile und Pech (vom Zeichnen der Schafe) müssen mechanisch — teils in Handarbeit — entfernt werden. Durch Mischen und Wolfen geschieht die Vergleichmäßigung, wobei für die Auswahl der zu mischenden Wollsorten der Endzweck des herzustellenden Filzes bestimmend ist. Nach diesen Arbeitsgängen sind die Fasern noch in Klümpchen zusammengeballt, aus denen sie gelöst werden müssen. Eine wirre Lage der Fasern erleichtert die nachträgliche innige Verbindung beim Filzen und Walken. Es folgt das Krempeln und Legen oder Rupfen der Rohware, dem sich dann die Hauptarbeit, d. i. die Erzielung des innigen Faserverbandes, das Filzen und das Walken (in zwei Arbeitsgängen) anschließt.

Das Filzen geschieht im warmen und feuchten Zustande, zu welchem Zwecke die rohen Filzscheiben und Platten (Vliese) in Leinenstoff eingeschlagen und auf gelochte Tische aufgelegt werden, in die von unten Dampf einströmt. Das Werkstück kommt dann in die Filzmaschine, in der es zwischen zwei Eisenplatten, die in gegenläufige rüttelnde Bewegung versetzt werden, unter Belastung bearbeitet wird. Der Druck und die Dauer dieser Bearbeitung werden für den jeweiligen Zweck erfahrungsgemäß festgesetzt. Bei dieser Arbeit krampfen die Fasern ineinander, nähern und verschlingern sich so fest, daß die Dicke der Platten oder Scheiben sich nach kurzer Zeit verringert, die Größe und Form derselben aber erhalten bleiben.

Die endgültige Festigkeit erhält der Filz dann durch das Walken, wozu der einfache Druck nicht mehr ausreicht, sondern eine allseitige drückende oder stauchende Bewegung unter hoher Kraftanwendung und mit stoßartig wirkenden Maschinen erforderlich ist. Hierzu dient die Hammer-, Kurbel- oder Lochwalke, in der mittels Kurbeln bewegte Hämmer die eingelegten Werkstücke gegen die Wand des Troges pressen und zufolge der eigentümlichen Formen derselben umwälzen. Die allseitige Bearbeitung des Filzes beim Walken bewirkt ein Eingehen, das sich hauptsächlich auf die Länge und Breite erstreckt. Ist der Filz fertiggestellt, d. h. hat er den gewünschten Festigkeitsgrad erreicht, wird er „ausgeschleudert“ und in Trockenkammern getrocknet. Die Nacharbeiten bestehen in der Fertigbearbeitung, die den Filzen ein schönes Aussehen und eine noch größere Festigkeit verleihen soll, als es durch das Walken zu erreichen ist. Die Gebrauchssform erhält der Filz durch Abdrehen, Beschneiden, Schleifen oder Egalisieren, je nachdem, ob er in Platten oder Scheibenform vorliegt. Um die Dichte oder Festigkeit zu erhöhen, wird er in einer Plattenpresse oder in einem Walkkalander verdichtet.

Die Eigenschaften des Filzes werden durch seine Rohstoffe bestimmt. Aus der Darstellung des Fertigganges ergibt sich, daß die natürlichen Eigenschaften des Rohstoffes bis zum Fertigfabrikat erhalten bleiben müssen und eine äußerst genaue Gleichmäßigkeit des Filzes erzielt werden muß. Ebenso wichtig ist dabei die Festigkeit des Filzes. Eine weitere Eigenschaft ist die Farbe des Filzes. Eine reinweiße Wolle bzw. Haare von Natur aus gibt es nicht. Auch die „rohweiße“ Wolle hat immer einen Schein ins Gelbliche, der auch durch das Waschen nicht vollständig beseitigt werden kann. Dieser Gelbton ist kein Nachteil, sondern ein Kennzeichen der Güte, da eine reinweiße (also nicht gelblichweiße) Farbe nur naturkranken Fasern bzw. Wollen und Haaren von kranken Tieren zukommt. Dem Wunsche des Verbrauchers nachkommend, bleicht man die Wolle bzw. den Filz, was aber immer auf Kosten der Elastizität, Weichheit und Geschmeidigkeit geht, denn die Wolle kann nur mit kräftig wirkenden Bleichmitteln, wie Wasserstoffsuperoxyd, Natriumsuperoxyd, Natriumsuperborat u. dgl. bis zu einem hohen Weißgrad gebleicht werden. Es empfiehlt sich deshalb, die Filze möglichst in der Naturfarbe zu verwenden, in der sie auch ihre unverminderte Gebrauchsfähigkeit besitzen. Die Naturfarbe ist eine Mischfarbe, denn die Haare der Tiere haben ebenfalls verschiedene Farbtöne (gelb, rötlich, braun, grau und schwarz), die zur Erzielung einer gleichmäßigen Qualität miteinander gemischt werden. Hierzu sei noch erwähnt, daß nur Wolle und Haare von gesunden Tieren zu verwenden sind. Gerberwolle und Hautwolle sind nur in beschränktem Maße zugelassen. Die Festigkeit ist nur durch die beschriebene Verfilzung unter Anwendung von Dampf oder heißem Wasser zu erhalten, Leim und andere Bindemittel bzw. Appreturmittel dürfen nicht enthalten sein, weil sie den Filz hart und spröde machen, also die wertvollen, natürlichen Eigenschaften des Rohstoffes verdecken bzw. unwirksam machen. Die wertvollste Eigenschaft ist die Elastizität, die unbedingt erhalten bleiben muß.

Wie aus der Darstellung der Fertigung des Filzes hervorgeht, bewirkt man den Faserverband allmählich und hauptsächlich in drei Arbeitsstufen: das Filzen, das Walken und — wenn erforderlich — das Pressen. Nach der allgemein gültigen Erklärung, daß durch das Verfilzen die Fasern sich so fest miteinander verschlingen, daß sie sich eher zerreißen, als voneinander abziehen lassen, ist die Festigkeit eine Funktion des Verfilzungsgrades. Je nach dem Härtegrad (Festigkeit) ergibt sich das spezifische Gewicht. Die handelsübliche Qualität A hat die geringste Festigkeit mit einem spezifischen Gewicht von 0,08 aufzuweisen, während die Qualität K 0,64—0,68 zu verzeichnen hat.

7. Kunststoffe

a) Allgemeines

Wenn von Kunststoffen gesprochen wird, meinen manche Menschen, es handele sich dabei um Ersatzstoffe, wie wir sie während der Notzeit des letzten Krieges kennengelernt haben. Diese Auffassung ist vollkommen irrig; in immer größerem Umfang sind an Stelle der natürlichen Werkstoffe Stein, Holz, Kork, Gummi, Harz, Knochen, Leder, Wolle, Naturseide, Baumwolle und der künstlichen anorganischen Werkstoffe Metall, Glas, Porzellan künstliche organische Werkstoffe — auch Kunstharze genannt — getreten. Man spricht geradezu vom Zeitalter der Kunststoffe — die neuen Werkstoffe — die unser Wirtschaftsleben stark befruchten.

Was sind Kunststoffe? Kunststoffe (Kunstharze, plastische Massen) sind die durch chemische Veränderung von hochmolekularen Naturprodukten (z. B. Zellulose, Kautschuk) oder synthetisch (d. h. chemisch künstlich) aus niedermolekularen Ausgangsstoffen (z. B. Phenolen, Azetylen) durch Kondensation oder Polymerisation hergestellte Werkstoffe, die innerhalb eines bestimmten Temperaturgebietes plastisch verformbar sind oder durch Pressen, Gießen usw. bearbeitet werden können. Kurz gesagt, die Kunststoffe sind die Ergebnisse einer chemischen Umwandlung von Ursprungsstoffen, die uns die Natur zur Verfügung stellt. In der Umformung solcher Stoffe haben England und Amerika die Führung; ihren Ländern standen und stehen diese Rohstoffe in jeder Menge frei zur Verfügung. In Deutschland sind es hauptsächlich Kohle, Kalk und Holz, die als Ausgangsstoffe in der Kunststofftechnik verwendet werden.

Die Zeit gebietet heute auch im Handwerk die Verwendung und Verwertung von Kunststoffen; es ist daher für den Handwerker nötig, daß er sich mit ihren Eigenschaften vertraut macht. Dabei kann nicht erwartet werden, daß nun der Handwerker auch ein Chemiker wird, um diese neuen Werkstoffe hinsichtlich ihrer Be- und Verarbeitung genauestens zu kennen. Er wird sich vielmehr ganz und gar auf den Chemiker verlassen, der ihm den Kunststoff liefert, denn dieses Gebiet ist groß und vielseitig; es ist so unerschöpflich in seinen Möglichkeiten, daß sich selbst der wissenschaftliche Chemiker auf ein bestimmtes Aufgabengebiet konzentrieren muß.

Immerhin unterscheiden wir für die Einteilung der Kunststoffe:

1. die anorganischen, niedermolekularen Kunststoffe, zu denen wir die unedlen Metalle, die Gläser, die Tonwaren, (Porzellan, Steinzeug, Töpferwaren, Ziegeleierzeugnisse) Eternit, Elektrokorund, Carborundum (Siliziumcarbid) und künstliche Rubine zählen,

2. die organischen Kunststoffe aus makromolekularen pflanzlichen und tierischen Rohstoffen,

   zu denen wir rechnen: Holzschliff, Holzzellulose, Baumwollinters, Rohkautschuk, Kasein, Gelatine und andere Eiweißstoffe, aus denen durch chemische Umwandlung die Kunststoffe: Pappe, Papier, Vulkanfiber, Zellulose-Kunstfasern (Kunstseide-Rayon), Zellwolle, Kunstborsten, Folien (Zellglas, Cellophan), aus Zellulosenitrat und Zelluloseacetat Spritz-, Gieß- und Preßmassen (Zellhorn-Celluloid, Foto- und Kinofilme, Cellon), Hartgummi, Linoleum, Kunsthorn (Galalith) hergestellt werden,

3. die organischen, makromolekularen synthetischen Kunststoffe,

   deren Herstellungsprinzip folgendes ist:

   Die eigentlichen Rohstoffe sind Luft, Wasser, fossile Rohstoffe (Steinkohle, Erdölprodukte, Erdgas), Kochsalz und Kalkstein. Daraus werden die Elemente Wasserstoff, Sauerstoff, Stickstoff und Chlor sowie die einfachen Verbindungen Ammoniak-, Chlorwasserstoff-, Aethylen-, Acetylengas und Benzol gewonnen. Durch Synthesen werden diese Zwischenprodukte in komplizierte, niedermolekulare organische Verbindungen überführt. Aus diesen werden schließlich durch Polymerisation[1]) und Polykondensation[2]) makromolekulare organische Kunststoffe aufgebaut. Einige von ihnen haben harzartige Beschaffenheit und werden daher auch als Kunstharze bezeichnet.

---

[1]) Die Polymerisation ist ein chemischer Vorgang, der sich innerhalb des Stoffes abspielt, ohne daß andere Stoffe hinzutreten. Dabei werden gasförmige Stoffe flüssig und flüssige fest. Dieser Vorgang der Erhärtung ist einmalig. Er kann nicht mehr rückgängig gemacht werden; denn er ist bedingt durch einen nicht umkehrbaren chemischen Vorgang — der Polymerisation —, unter welcher die Aneinanderlagerung gleicher Grundmoleküle zu einem kettenförmigen Makromolekül verstanden wird. In diesem sind die Grundmoleküle durch Hauptvalenzen miteinander verbunden. Das Polymerisationsprodukt nennt man auch Polymerisat. Durch Polymerisation entsteht die Mehrzahl der synthetischen Thermoplaste und Kunstfasern. Der makromolekulare Aufbau dieser Kunststoffe ist erst mit dem sich bei der Verformung abspielenden Härteprozeß abgeschlossen. Die Polymerisation erfolgt entweder durch Aufnahme von freier Energie (Wärme, Licht) oder durch geeignete Katalysatoren, — auch Härter — genannt.

[2]) Polykondensation. Unter Polykondensation verstehen wir die Aneinanderlagerung gleicher oder verschiedener Grundmoleküle zu Makromolekülen unter Abspaltung eines niedermolekularen, flüchtigen Nebenproduktes — meistens Wasserdampf —, der nach der Abkühlung zu Wasser kondensiert. Bei der Polykondensation können Kettenmoleküle und dreidimensionale Makromoleküle entstehen. Erstere haben einen mittleren Polykondensationsgrad. Die Kunststoffe, die sie aufbauen, sind schmelzbar oder sogar löslich. Ein solches lineares Polykonsat ist das Polyamid Nylon, das zu thermoplastischen Kunststoffen und Kunstfasern verarbeitet wird.

Hinsichtlich des Verhaltens in der Wärme und der Verarbeitungstechnik werden die synthetischen Kunststoffe weiter in thermoplastische und härtbare unterteilt.

Die thermoplastischen Kunststoffe — auch Thermoplaste genannt — haben ihren makromolekularen Aufbau schon vor der Verformung beendet. Durch Wärme und Druckeinwirkung erweichen sie, werden plastisch und lassen sich in diesem Zustand verformen. Nach der Abkühlung erstarren die verformten Thermoplaste wieder. Der Vorgang der Erweichung und Erstarrung ist rein physikalischer Natur und daher umkehrbar. Bekannte synthetische Thermoplaste sind PVC, Trolitul, Polyäthylen, Plexiglas und die Polyamidplastic Nylon, Perlon und Grilon.

Die härtbaren (härtenden) synthetischen Kunststoffe — meist Kunstharze genannt — werden beim Erwärmen auf 140° bis 180° C unter gleichzeitiger Anwendung von Druck vorerst weich und formbar und dann hart. Der Vorgang der Härtung ist einmalig (siehe Polymerisation).

Die im Orthopädie-Handwerk zur Verformung gelangenden Gießharze sind Polymerisationsharze. Ihre Grundstoffe sind die verschiedenen — aus Kohle und Kalk (über Azetylen) gewonnenen Kunststoffe wie Styrol[1]), Vinylchlorid[2]), Butadien[3]) (Ausgangsstoff für Buna) u. a. Im allgemeinen sind es Gießharze auf der Basis ungesättigter Polyester[4]) (Polyesterharze) in Verbindung mit polymerisationsfähigen Monomeren[5]) oder Kombinationen von ungesättigten Polyesterharzen mit Monostyrol[6]); ferner auch Gießharze auf der Basis Phenol-Formaldehyd[7]) bzw. Aethoxylinharze (Epoxyharze), Kondensationsprodukte aus Epichlorhydrin und Bisphenolen, die nach Beimischung vorgesehener Härtetypen in den Polymerisationsvorgang eintreten.

Neben den bereits erwähnten Gießharzen werden heute im Handwerk zahlreiche Kunstharze und sonstige synthetisch hergestellte Stoffe verarbeitet, die als Halbfabrikate (Stangen, Rohre, Profile, Platten) angeliefert werden.

---

1) Styrol, siehe schematische Darstellung der Kautschukgewinnung Seite 88. Polystyrol ist ein glasklares, hartes Harz mit wertvollen Eigenschaften.

2) Vinylchlorid wird in Deutschland z. Z. ausschließlich durch Anlagerung von Salzsäure an Acetylen hergestellt. Es ist der Ausgangsstoff für Polyvinylchlorid und zahlreiche Mischpolymerisate.

3) Butadien, siehe schematische Darstellung der Kautschukgewinnung Seite 88. Es ist ein Kohlenwasserstoff mit zwei Doppelbindungen C_4H_6; wichtigstes Ausgangsprodukt für die Erzeugung der verschiedenen Typen des synthetischen Kautschuks.

4) Polyester (Poly = Viel, Ester = chemische Verbindung) ist die Sammelbezeichnung für alle aus mehrbasischen Säuren und polyvalenten Alkoholen erhaltenen höher- und hochmolekularen Ester.

5) Monomere = Ausgangstoffe für die Polymerisation

6) Monostyrol, siehe unter 1) Produkt aus Benzol und Äthylen über Äthylenbenzol und anschließende Dehydrierung.

7) Phenol-Formaldehyd-Harze sind durch Kondensation von Phenol, Polyphenolen und substituierten Phenolen mit Formaldehyd erhaltene nichthärtbare, härtbare oder gehärtete Harze.

Thermoplastische synthetische Kunststoffe

Ausgangsstoffe	Monomere		Polymere	
	chemische Bezeichn.	Formel	chemische Bezeichnung	Handelsnamen
		I. Polymerisate		
Aethylen	Aethylen	$H_2C = CH_2$	Polyäthylen	Polythene Lupolen Alkathene
Aethylen + Benzol C_6H_6	Vinylbenzol	$H_2C = CH \cdot C_6H_5$	Polyvinyl-benzol	Styron Vestyron Lustron Trolitul
Acetylen C_2H_2 + Salzsäure HCl	Vinyl-chlorid	$H_2C{=}C{<}^{H}_{Cl}$	Polyvinyl-chlorid	PVC Vinidur Vinylit Plastosyn Soflex Plastoflex Sucoflor Gurit
Acetylen + Essigsäure + CH_3COOH	Vinylacetat	$H_2C{=}C{<}^{H}_{OOCCH_3}$	Polyvinyl-acetat	Vinnapas Mowilith
Chloroform $CHCl_3$ + Flußsäure H_2F_2	Tetrafluor-äthylen	${}^{F}_{F}{>}C{=}C{<}^{F}_{F}$	Polytetra-fluoräthylen	Fluon Teflon F-Kunststoff
Aceton $H_3C \cdot CO \cdot CH_3$ + Blausäure HCN + Methylalkohol CH_3OH	Methacryl-säure-methylester	$H_2C{=}C{<}^{CH_3}_{COOCH_3}$	Poly-metharcryl-säure-methylester	Plexiglas Perspex Lucite Plexigum
Phenol C_6H_5OH + Wasserstoff + Sauerstoff + Hydroxylamin	Capro-lactam	$H_2C{<}^{CH_2-CH_2-NH}_{CH_2-CH_2-CO}$ (NH–CO verbunden)	Polymerisat v. Caprolactam (Polyamid)	Perlon L Grilon Ultramid B Supronyl
		II. Nichthärtende Polykondensate		
Phenol + Wasserstoff + Sauerstoff + Ammoniak NH_3	Adipinsäure und Hexa-methylen-diamin	$HOOC(CH_2)_4COOH$ $H_2N(CH_2)_6NH_2$	Polykondensat v. Hexame-thylendiamin u. Adipinsäure (Polyamid)	Nylon Perlon T Ultramid A
Benzol + Salpetersäure HNO_3 + Wasserstoff	Anilin	$C_6H_5NH_2$	Anilin-Formaldehyd-Kunstharz (Aminoplast)	Cibanit Iganil
Wassergas $CO + 2H_2$ Methylalkohol CH_3OH + Sauerstoff	Form-aldehyd	$HC{<}^{O}_{H}$		

Härtbare synthetische Kunststoffe

1. Polykondensate

1. Komponente	2. Komponente	Polymere	
		chemische Bezeichn.	Handelsnamen
1. PHENOPLASTE			
Phenol C_6H_5OH	Formaldehyd $HC\genfrac{}{}{0pt}{}{O}{H}$	Phenol-Formaldehyd-Kunstharz	Bakelit Dekorit Suconit Trolon Trolitan Resoform
m-Kresol $C_6H_4CH_3OH$	Formaldehyd	Kresol-Formaldehyd Kunstharz	
2. AMINOPLASTE			
a) Harnstoff- = Carbamid-Kunstharze			
Harnstoff = Carbamid $H_2N{-}\overset{\overset{O}{\|}}{C}{-}NH_2$	Formaldehyd	Harnstoff-Formaldehyd Kunstharz	Cibanoid Pollopas Resipas Kaurit Melocol H
Thioharnstoff $H_2N{-}\overset{\overset{S}{\|}}{C}{-}NH_2$	Formaldehyd	Thioharnstoff-Formaldehyd-Kunstharz	
b) Melamin-Kunstharze			
Melamin = (Tricyanamid $HN = C = NH)_3$	Formaldehyd	Melamin-Formaldehyd-Kunstharz	Melopas Ultrapas Madurit Nyhamin Melocol M

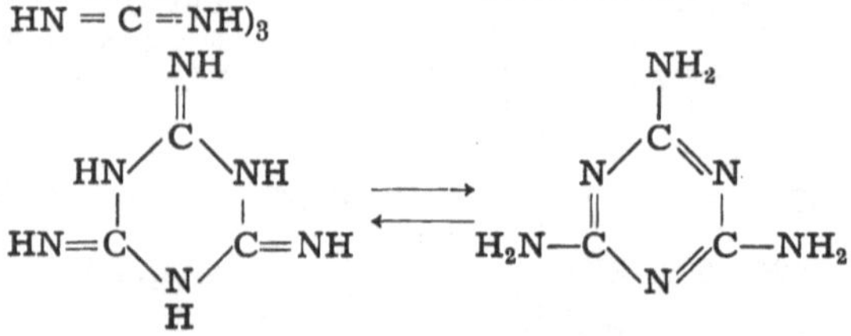

2. Polyester-Kunststoffe

1. Komponente	2. Komponente	3. Komponente	Handelsnamen
einwertiger ungesättigter oder mehrwertiger gesättigter Alkohol (Allylalkohol, Glykole)	mehrbasische ungesättigte Carbonsäure oder ihr Anhydrid (Malein-, Fumar-, Itakonsäure)	ungesättigte polymerisierbare Verbindung (Styrol, Cyclohexen, Cyclopentadien)	Resin-forceds Plastics Laminac Thalid Paraplex Marco Resin Scobalit

1. + 2. Komponente: durch Veresterung Bildung ungesättigter Polyester

+ 3. Komponente: durch Polymerisation Bildung ausgehärteter Polyester-Kunststoffe

Ihre Hauptbestandteile sind ein auf künstlichem Wege gewonnenes Harz und ein Füllstoff oder Harzträger.

Als Harze kommen besonders zur Verwendung:

a) Phenolharz (Phenole, auch Karbolsäure genannt), wird aus Steinkohlen-, Braunkohlen- und Holzteer gewonnen und wird neben anderer Verwertung auch für Kunstharze verwendet.

b) Harnstoff-Karbamid sind farblose Kristalle, im Harn von Mensch und Säugetier als Endprodukt der Eiweißspaltung, wird als erstes künstliches Produkt eines Lebensvorganges technisch aus Kohlensäure und Ammoniak nach Bosch-Meißer (1916) hergestellt.

Als Harzträger werden körnige, faserige oder gewebeartige Stoffe verwendet. Nebenbestandteile können Metalloxyde, Stearinsäure und Farbe sein. Alle Einzelstoffe werden innig vermischt und durch Pressung festverbunden. Deshalb nennt man die neu entstandenen Stoffe auch Preßstoffe. Andere Kunststoffe lassen sich auß gießen, ziehen oder spritzen. Man unterscheidet:

1. härtbare Erzeugnisse = sogenannte chemoplastische Kunstharze (Bakelite, Pollopas);
2. nicht härtbare Erzeugnisse = sogenannte thermoplastische Kunstharze (Vulkanfiber, Zelluloid, Trolit-Zelluloseerzeugnis, Plexiglas, Styroflex).

Bei den härtbaren Preßstoffen ist es wichtig, zu wissen, ob der Werkstoff nicht geschichtet oder geschichtet ist, weil hiervon die Festigkeit abhängig ist. Die nichtgeschichteten Preßstoffe enthalten Füllstoff in Korn-, Faser-, oder Schnitzelform. Die geschichteten Preßstoffe haben Füllstoffe in Form von übereinandergeschichteten Gewebe- oder Papierlagen.

Harz	Füllstoff	Type	Festigkeit	Anwendung
	A. Nicht geschichtete Kunstharzpresse			
Phenolharz	Gesteinsmehl	1_1	gering	nur Isolierstoff
	Asbestfaser	1_2	höher als 1_1	
	Asbestschnur	1_3		
	Holzmehl	S	höchste Druckfestigkeit von allen Preßstoffen	Isolier- u. Baustoff
	Papierflocken, Papiergarn	Z 1_1	höhere Kerbzähigkeit als S und K	
	Papierschnitzel	Z 2		
Harnstoffharze	Holzmehl Strohmehl Papierfasern	K K K	etwas höher als 1_1 und 1_2, aber geringer als die sonstigen Phenolharze	Haushaltgegenstände, Fernsprechgeräte
	B. Geschichtete Kunstharzstoffe			
Phenolharz	Baumwollgewebe	T_3	höchste Festigkeit	Baustoffe
	Papierbahnen	Z_3		
	Zellstoffpappe	Z_3		

Danach ist ersichtlich, daß die Festigkeit zum Teil von der Art und Form des Füllstoffes (Korn, Faser, Schnur, Gewebe) und auch von der Menge des Füllstoffes abhängig ist.

b) Kunstleder

Kunstleder sind:

1. Gewebe oder filzartige Stoffe aus pflanzlicher, tierischer oder sonstiger Faser, die lederähnliche Eigenschaften haben oder nachahmen und einen wasserbeständigen Überzug auf der Grundlage von Zellulosederivaten, z. B. Nitrozellulose, tragen. Die Lederähnlichkeit wird meist durch Prägung von Narbenmustern bewirkt.
2. Pappen mit lederähnlichen Eigenschaften, die mindestens 40 Gewichtsprozent Ledersubstanz enthalten. Schuh-Absatzpappen, wenn sie mindestens 65 % Ledersubstanz enthalten.

In früheren Jahren wurde das Kunstleder auf Emulsions- oder Nitrobasis hergestellt. Seit mehreren Jahren hat sich das PVC-Kunstleder wegen seiner Vorzüge gut eingeführt.

Der Rohstoff PVC = Polyvinchlorid wird aus einer Verbindung von Azetylen und Salzsäure gewonnen und fällt als weißes Pulver ab. Dieses Pulver wird durch Zusätze von öligen Weichmachern und Farbstoffen zu Pasten gemischt und auf das Gewebe solange aufgetragen — und zwar durch sogenannte Streichmaschinen — bis die vorgesehene Beschichtungsstärke erreicht ist. Ein anschließender Gelationsprozeß bei einer Temperatur von zirka 160/170° C läßt den Film gelatieren. In diesen weichen Film drückt die Prägewalze die jeweils gewünschten Narben. Kaltwalzen lassen daraufhin den Film erstarren. Das Kunstleder ist fertig und kann zu Polsterungen von Verkehrsfahrzeugen, Sitzmöbeln, Türen und Wänden, für Raumgestaltung, für Wetter- und Schutzbekleidung verwendet werden. PVC-Kunstleder ist kälte- und wärmebeständig, fast unbeschränkt knickfest, säure- und fettbeständig, sowie farbecht und wetterfest und in vielen Fällen des täglichen Gebrauches strapazierfähiger und geeigneter als Naturleder. Bei Verschmutzung kann es ohne weiteres mit klarem Wasser oder einer Seifenlauge abgewaschen werden und wirkt alsdann wieder wie neu.

Für orthopädische Zwecke kann es nur da verwendet werden, wo es nicht in ständige direkte Berührung mit der menschlichen Haut kommt. Durch diese direkte Verbindung wird das Kunstleder durch einen chemischen Vorgang ausgelaugt und brüchig. Irgendwelche Hautreizungen treten dabei nicht auf. Als Bezugsleder für Sitz- und Rückenrahmen sowie für Untersuchungscouch, Fahrstühle, Krankenwagen, Operationstische u. a. dürfte es gegenüber Naturleder wesentlich geeigneter sein, da es sich fett- und blutabweisend verhält und — ohne daß der Film leidet — mit Wasser unter Verwendung der üblichen Feinwaschmittel abgewaschen werden kann, so daß es stets hygienisch einwandfrei ist.

Die Prüfung von Kunstleder erstreckt sich:

a) auf Feststellung des Quadratmetergewichtes (DIN 53 352).

   Das Quadratmetergewicht ist der Quotient aus Gewicht und Fläche einer Probe und wird in g/m² angegeben.

b) Auf Bestimmung der Dicke (DIN 53 353).

   Unter der Dicke des Kunstleders versteht man die Gebrauchsdicke, d. h. der nach dieser Norm ermittelte Abstand zwischen den begrenzten Oberflächen einer Probe. Die Dicke wird in mm angegeben.

c) Auf Zugfestigkeit und Bruchdehnung (DIN 53 354).

Die Zugfestigkeit ist die bis zum Bruch der auf Zug beanspruchten Probe auftretende höchste Belastung, bezogen auf die ursprüngliche Breite der Probe und wird in kg je cm Breite angegeben.
Bruchdehnung ist die bis zum Bruch der Probe eintretende Längenzunahme im Verhältnis zur Meßlänge. Als Meßlänge gilt die freie Einspannlänge zwischen den Einspannbacken der Zugprüfmaschine.
Die Bruchdehnung wird angegeben in % der Meßlänge.

d) Auf Stichausreißwiderstand (DIN 53 355).

Der Stichausreißwiderstand ist die bis zum Ausreißen auftretende höchste Belastung, wenn unter bestimmten Bedingungen ein nahe dem Proberand angebrachtes Loch mittels eines durchgesteckten Dornes ausgerissen wird.

Der Stichausreißwiderstand wird in kg angegeben.

e) Auf Feststellung des Weiterreißwiderstandes (DIN 53 356).

Der Weiterreißwiderstand ist die Kraft, die erforderlich ist, um eine an einer Kante eingeschnittene Probe weiterzureißen.
Der Weiterreißwiderstand wird in kg angegeben.

f) Auf Haftfestigkeit der Schichten (DIN 53 357).

Die Haftfestigkeit ist die Kraft, die erforderlich ist, um die Schichten eines geschichteten Gewebekunstleders oder bei einschichtigem Kunstleder Deckschicht und Gewebe unter bestimmten Bedingungen voneinander zu trennen, bezogen auf die Probenbreite.
Die Haftfestigkeit der Schichten wird in kg/cm angegeben.

c) Vulkanfiber

Vulkanfiber wird aus Papier (reine Baumwoll-Lumpen, hochwertiger Zellstoff oder Gemisch aus beiden) hergestellt, das durch Behandlung mit Chlorzinklauge oder auch Schwefelsäure bestimmter Konzentration chemisch angequollen wird.

Zur Plattenherstellung werden die gequollenen Papierbahnen auf einer großen Eisenwalze aufeinandergewickelt und dabei durch eine zweite Walze stark aufeinandergedrückt, so daß sie zu einer einheitlichen Masse verschweißen. Wenn die Auflage die gewünschte Plattendicke hat, wird sie von der Eisenwalze gelöst, als Platte ausgebreitet und auf Handelsgröße zugeschnitten. Anschließend werden die Platten so lange gewässert, bis die Quellflüssigkeit vollständig entfernt ist. Die Wässerung erfordert z. B. bei 2 mm starken Platten 2—3 Wochen, bei 20 mm Plattenstärke 10 Monate. Die getrockneten Platten werden in Heißprozessen gerichtet und zwischen Walzen geglättet (kalandiert).

Rohre bis 40 mm Stärke werden entsprechend durch Wickeln hergestellt. Dünnes Vulkanfiber (vegetabilisches Pergament) bis 0,6 mm Stärke wird aus einer Papierschicht kontinuierlich erzeugt.

Vulkanfiber kann in dünnen Stärken ohne Vorbehandlung, falls erforderlich nach Anfeuchten, von Hand auf Blechbiegemaschine, aber auch auf Heißbiegemaschinen, gebogen werden, gegebenenfalls nach Erweichung in kaltem oder heißem Wasser. Gedämpftes Material kann gedrückt und gezogen werden (Prägungen, Narben, Rändeln, Vertiefungen).

Lackieren von Vulkanfiber mit Nitrolacken oder Azetatlacken ist möglich.

Vulkanfiber ist lieferbar in grau, rot, weiß und schwarz. Spezifisches Gewicht: 1,20—1,45. Gegen Benzin, Benzol, Alkohol, Ester beständig, ebenso gegen schwache Säuren und Laugen. Vulkanfiber ist der mechanisch festeste Kunststoff. Verarbeitung auch spanabhebend, fräsen, sägen, also wie bei Holz. Dabei ist die Schichtung des Vulkanfibers zu beachten, denn Stäbe dürfen niemals zu Ringen, Scheiben oder dünnen Buchsen verwendet werden. Solche müssen immer aus Platten gefertigt werden, so daß die Schichtung des Werkstoffes senkrecht zur Mittelachste verläuft.

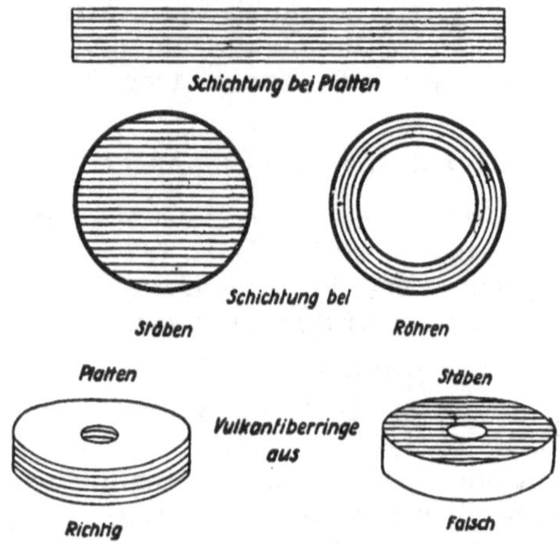

Abb. 6. Vulkanfiber-Schichtung

Die physikalischen Werte für Vulkanfiber sind:

spezifisches Gewicht	1,1 — 1,4
Zugfestigkeit in Längsrichtung	800 — 1200 kg/qcm
Zugfestigkeit in Querrichtung	500 — 800 kg/qcm
Druckfestigkeit senkrecht zur Oberfläche etwa	3000 kg/qcm
Biegefestigkeit	800 — 1300 kg/qcm
Schlagbiegefestigkeit	120 — 190 cmkg/qcm
Brinellhärte	800 — 1400 kg/qcm
Durchschlagsfestigkeit pro mm Stärke	
Platten bis 5 mm stark	3000 Volt pro mm
Platten von 5 — 10 mm Stärke	2000 Volt pro mm
Platten über 10 mm stark	1000 Volt pro mm
Isolationswiderstand im Innern	
Platten bis 4 mm Stärke	1000 Megohm
Platten über 4 mm Stärke	500 Megohm
Rohre	500 Megohm
Verhalten gegenüber Gasen	undurchlässig
Verhalten gegenüber Öl, Benzin, Benzol, Alkohole, Äther und allen anderen organischen Lösungsmitteln	beständig
Brennbarkeit	gering
Wärmebeständigkeit in Martinsgraden	70 — 90

d) Arcophor und Arcoplastic

1. Unter dem Namen Arcophor hat sich seit langer Zeit ein Werkstoff für orthopädische Zwecke bewährt, der unter Verwendung von 40—50 Zellulose- und Gewebeschichten (je nach Stärke des Materials) unter Einwirkung großer Hitze und sehr hohen Drucks und bei ausschließlicher Verarbeitung härtbarer Phenolharze zu einem Material verpreßt wird, daß den höchsten Anforderungen gerecht wird, bruchsicher und vor allem formbeständig ist. Dieser Werkstoff ist leicht und enorm haltbar, leicht federnd und unempfindlich gegenüber Fußschweiß und Feuchtigkeit. Für die Herstellung von Schuheinlagen (Fußstützen) wird er in Form von Rohlingen angeliefert. Die Formgebung geschieht mittels einer kleinen Spindelpresse und den dazugehörigen Formenbolzen.

2. Unter dem Namen Arcoplastic wird im Spritzgußverfahren ein Werkstoff aus der Klasse der Polyamide hergestellt, der aus ähnlichen Rohstoffen wie für Perlon oder Nylon besteht. Er hat eine gelblich-weiße Eigenfärbung und zeigt folgende Eigenschaften:

   spezifisches Gewicht 1,13
   große Festigkeit,
   formbeständig,
   beständig gegenüber Fußschweiß und anderen chemischen Stoffen.

   In Form von Rohlingen wird er dem Handwerk angeliefert, das daraus Schuheinlagen (Fußstützen) herstellt.

   — Hersteller ist Arcophor K. G. Herbert Zscherp, Eppstein. —

e) Plexidur*)

Plexidur, ein Mischpolymerisat auf Acrylbasis, ist ein klarsichtiger Werkstoff mit einer leicht gelblich-bräunlichen Eigenfarbe; die Farbintensivität nimmt mit der Dicke des Materials zu. Das spezifische Gewicht ist 1,17.

Die mechanischen Eigenschaften sind:

Wichte	g/cm³	1,17
Zugfestigkeit	kg/cm²	1000
Bruchdehnung	%	20—30
Dehnung nach dem Bruch	%	etwa 7
Dauerfestigkeit (5000—8000 Std.)		
glatter Stab	kg/cm²	400
gekerbter Stab	kg/cm²	400
Biegefestigkeit	kg/cm²	1600
Elastizitätsmodul (durch Biegung)	kg/cm²	45000
Schlagzähigkeit	cmkg/cm²	55
Formbeständigkeit nach Vicat	°C	95
Kugeldruckhärte VDE		
5/50/10	kg/cm²	1950
5/50/60	kg/cm²	1800
Vickershärte (150 g 15")	kg/cm²	2150

bei einer Prüftemperatur von + 20 C.

Für die Verwendung dieses Kunststoffes in der Orthopädie sind die guten Festigkeitswerte besonders wichtig. Sie ermöglichen eine hohe Belastung ohne wesentliche Deformation. Hinzu kommt, daß Plexidur selbst nach langdauernden, stärkeren Formänderungen in seine Ausgangslage zurückfedert, was für die orthopädischen Zwecke von großem Interesse ist.

Von großer Bedeutung ist die ausgezeichnete Korrosionsbeständigkeit; Plexidur-Fußstützen oder auch andere Körperapparaturen aus Plexidur werden vom Fuß- bzw. Körperschweiß nicht angegriffen.

Weitere Vorteile sind der einfachen mechanischen Bearbeitung zu sehen — vor allem in der spanlosen Formbarkeit — und zum anderen auch in der Sauberkeit und Hygiene.

Das Plexidurmaterial wird entweder in Tafeln oder in Form von Rohlingen (für Fußstützen) angeliefert.

Plexidur — anfangs für die Herstellung von Schuheinlagen (Fußeinlagen) vorgesehen — wird heute auch für die verschiedenen Schienen, Stützen und Apparaturen für Körperversehrte verwendet. So hat die Firma Helmut Röck, Kirchheim-Teck eine niet- und nahtlose Verarbeitungstechnik entwickelt, die die bisherigen Bruch- und Geräuschgefahren bei den verschiedenen Stützapparaturen ausschaltet. Danach wird bei der Verformung in der Weise verfahren, daß Rohre und Platten auf 140—180° C erhitzt werden; bei einer solchen Erhitzung läßt sich Plexidur auf jede gewünschte Form bringen und kann so dem Körpermodell angepaßt werden. Die Verformung selbst ist nicht spanabhebend, sondern erfolgt durch Zug, Druck oder Vakuum mit Hilfe von Preßluft. Je nach seiner Stärke erkaltet das Material in 3—4 Minuten und behält dabei seine Form.

Hinsichtlich der Verarbeitungstechnik für die Verformung von Plexidur wird auf Seite 158 verwiesen.

— Hersteller: Röhm & Haas G.m.b.H. Darmstadt. —

f) Gießharze

Bei der Vielzahl der heute handelsüblichen Gießharzarten und -typen der zahlreichen Kunststoffhersteller dürfte es zweckvoll sein, lediglich solche Gießharze zu beschreiben, welche durch ihre chemischen und technischen Eigenschaften derart gehalten sind, daß sie für eine handwerkliche Verformung genutzt werden können.

Wir unterscheiden hierbei:

a) warmhärtende Gießharze, die entweder in Form von gelbbraunen-schmelzbaren Harzbrocken oder auch als gelbbraune Flüssigkeit in den Handel kommen. Die Harzbrocken sind bei normaler Raumtemperatur fest, während sie bei 50—60° C erweichen und bei 125—130° C flüssig werden. Setzt man dem flüssigen Harz die Härterflüssigkeit zu, so wird die Harzschmelze dünnflüssig. Wird das Harz-Härtergemisch jedoch länger als die dafür vorgesehene Zeit (bei Araldit B = 1 Stunde) abgestellt, beginnt es zu härten. Durch den Härtungsvorgang wird das ursprünglich flüssige Harz in ein hartes, nicht mehr schmelzbares Formstück überführt. Die Aushärtung erfolgt ohne Abgabe flüchtiger Bestandteile und äußerlich erkennbare Reaktionserscheinungen; die Volumenkontraktion (Schrumpfung) ist gering. Die Formstücke sind praktisch frei von Spannungen.

Das Mischverhältnis Gießharz und Härter wird vom Gießharzhersteller für jede Gießharztype besonders vorgeschrieben. Es gibt Gießharzarten, bei denen dem Gießharzhärtergemisch noch eine Beschleunigerlösung beigemischt wird.

Das Gießharz Araldit B* bedingt beispielsweise

10 Gewichtsteile Harz und
3 Gewichtsteile Härter 901

bei einer Toleranz von ± 10 %.

Die Aushärtung erfolgt im Temperaturbereich von 100—200° C. Die Härtungszeit ist von der Temperatur abhängig, was aus der nachstehenden Tabelle hervorgeht.

Härtungszeit	Härtungstemperatur	Volumenkontraktion
14—20 Std.	100° C	0,5—0,8 %
14 Std.	120° C	1,0—1,2 %
7—10 Std.	140° C	1,3—1,5 %
7 Std.	160° C	1,9—2,2 %
2— 3 Std.	180° C	2,0—2,2 %
1— 2 Std.	200° C	2,2—2,3 %

Das Abkühlen der Gießlinge soll, besonders bei größeren oder komplizierten Stücken, mit Sorgfalt und wenn möglich im Aushärtungsofen selbst durchgeführt werden. Art und Dauer dieses Vorganges werden am besten von Fall zu Fall festgelegt. Die beim Abkühlen auftretende Volumenkontraktion (0,5—2,3 %) ist im Vergleich zu andern Gießharzen sehr gering; sie ist, wie die Tabelle zeigt, von der Höhe der Aushärtungstemperatur abhängig.

Araldit-Gießharz B kann je nach Korngröße und spezifischem Gewicht bis zu 250 % mit getrocknetem Schiefermehl, Talkum, Quarz- und Porzellanmehl, Quarzsand, Graphit oder ähnlichen Produkten gestreckt werden. Die Streckmittel werden am besten von Anfang an dem Harz zugesetzt, so daß sich schon im Verlaufe des Schmelzprozesses eine homogene Mischung bilden kann. Die mechanischen und dielektrischen Eigenschaften der Gießlinge werden durch solche Zusätze sehr wenig beeinflußt.

Im ausgehärteten Zustand zeigt dieses Gießharz folgende Eigenschaften:

1. Allgemeine Eigenschaften

Araldit-Gießlinge sind: Geruchlos und geschmackfrei, ungiftig, lichtbeständig, geruchlos spanabhebend bearbeitbar, widerstandsfähig gegen atmosphärische und chemische Einflüsse (konz. Salzsäure, organische und anorganische Basen und Säuren, Salzlösungen, organische Lösungsmittel, Öle usw.).

*) Araldit-Gießharze-Hersteller: Ciba A.-G., Wehr-Baden.

2. Mechanische Eigenschaften

Die Gießlinge besitzen: Hohe Dimensionsstabilität, weitgehende Spannungsfreiheit, gute Festigkeit bei statischer und dynamischer Beanspruchung.

Prüfwerte der mechanischen Eigenschaften
(gültig für den Aushärtungsbereich von 100—200° C)

Prüftest			Reinharz	gestreckt [1])
Spez. Gewicht	VSM 77109	g/cm³	1,11—1,22	1,25—1,3
Zugfestigkeit	VSM 77101	kg/cm²	650—800	350—450
Schlagbiege-festigkeit	Schopper	cmkg/cm²	10—20	4—5
Biegefestigkeit	Schopper	kg/cm²	900—1200	500—600
Elastizitätsmodul	Zugstab	kg/cm²	30 000—35 000	45 000—55 000
Härte	Vickers	kg/cm²	20—24	24—25
Linearer Wärmeausdehnungskoeffizient		mm/° C	$60-10^{-6}$	$60-10^{-6}$
Wärme-beständigkeit	Martens	° C	110—120	110—120
Zersetzungs-temperatur[2])		° C	340—350	330—335
Aschengehalt[3])		%	0,02	15—16
Wasseraufnahme[4])		%	0,10—0,14	0,10—0,15

[1]) = Gestreckt mit 25 Gew. % Schiefermehl
[2]) = Nach SEV-Publikation Nr. 177, Seite 4, 1. Auflage
[3]) = Nach SEV-Publikation Nr. 177, Seite 7, 1. Auflage
[4]) = 7 Tage 20° C, Probekörper: 60×10×15 mm

3. Dielektrische Eigenschaften:

Durchschlagfestigkeit / 0,5 mm [1])	35 kV
Kriechwegfestigkeit [2])	gut
Spezifischer Widerstand	10^{16} — 10^{17} Ohm. cm

Die Verformung warmhärtender Gießharze verlangt einen entsprechenden Aushärtungs- bzw. Wärmeofen mit Temperaturregler. Diese Voraussetzung ist in manchen Handwerkswerkstätten nicht gegeben und man wird sich deshalb für ein kalthärtendes Gießharz entscheiden müssen.

b) kalthärtende Gießharze, werden im Handwerk vorzugsweise angewendet. Sie haben den Vorzug, daß sie sowohl bei Raumtemperatur (20° C) als auch bei höheren Wärmetemperaturen aushärten. In der Regel werden diese kalthärtenden Gießharze als klarsichtige, hellgelbe bzw. gelbbraune Flüssigkeit in den Handel gebracht, wobei der Gießharzhersteller gleichzeitig den für die gelieferte Gießharztype vorgesehenen Härter mitliefert und entsprechende Verarbeitungsvorschriften gibt.

Gießharz und Härter sind möglichst kühl und trocken zu lagern und haben dann meistens eine Lagerbeständigkeit von mindestens einem Jahr. Trübgewordenes Harz, das durch lange dauernde Einwirkung von Feuchtigkeit Ausflockungen aufweist, darf nicht mehr verwendet werden.

Bei der Verarbeitung kalthärtender Gießharze ist stets zu beachten, daß die Umwandlungs-Härtezeit von der Größe des Härteranteils und der Lufttemperatur abhängig ist. Die Umwandlung selbst beginnt mit dem

Zeitpunkt des Beimischens des Härters. Die Zeit zwischen der Beimischung des Härters und dem Beginn der Aushärtung nennt man die G e b r a u c h s z e i t. Da die Gebrauchszeit begrenzt ist, ist es zweckvoll, nur solche Mengen Gießharzgemisch anzurichten, wie sie während der zur Verfügung stehenden Gebrauchszeit verformt werden können.

Es gibt kalthärtende Gießharzarten, bei denen die Aushärtung mit ververschiedenen Härterzusätzen bewirkt werden kann. Es sei hier beispielsweise das kalthärtende Gießharz Araldit D beschrieben:

Hier beträgt das Mischungsverhältnis:

100 Gewichtsteile Harz und 9—10 Gewichtsteile Härter 951

o d e r

100 Gewichtsteile Harz und 20 Gewichtsteile Härter HY 956.

Bei der Anwendung des Härters 951 sind geringere Gewichtsteile Härter anzuwenden, wenn größere Mengen des Harzes vergossen werden sollen. Der kleinstmögliche Zusatz an Härter beträgt 6 Gewichtsteile. Größere Gewichtsteile als 10 Gewichtsteile sollen nicht angewendet werden, da der überschüssige Härter 951 nicht in die Härtungsreaktion einbezogen wird und deshalb zu Korrosionen Anlaß geben kann. Die Gebrauchsdauer der Mischungen mit 9—10 Gewichtsteilen Härter bei 20° C Raumtemperatur beträgt 1—1½ Stunden,

mit 6 Gewichtsteilen Härter 951 bei der gleichen Temperatur beträgt sie 2—2½ Stunden.

Außerdem wird die Gebrauchsdauer durch Erniedrigung der Temperatur (z. B. im Winter) ebenfalls verlängert; sie beträgt z. B. bei 0° C etwa 14 Stunden. Demzufolge wird die Gebrauchszeit wesentlich verkürzt, wenn die Verarbeitung bei höherer Raumtemperatur als 20° C (im Sommer!) durchgeführt wird.

Das Abwiegen kleinerer Mengen Araldit-Gießharz D und Härter 951 ist oft umständlich. Da die beiden Komponenten sehr dünnflüssig sind, können sie auch volumetrisch abgemessen werden. Hierbei ist zu berücksichtigen, daß Araldit-Gießharz D bei 20° C ein spezifisches Gewicht von 1,15 und Härter 951 ein solches von 1 aufweist. Harz und Härter müssen sorgfältig und so lange gemischt werden, bis der Härter gleichmäßig im Harz verteilt ist. Um die Vermischung zuverlässig kontrollieren zu können, ist es oftmals zweckmäßig, Härter 951 z. B. mit einer Spur eines neutralen organischen Farbstoffes anzufärben.

Kleinere Mengen werden am besten von Hand angerührt, größere Mengen dagegen sollen mit Hilfe von mechanisch angetriebenen Rühraggregaten, Vibrationsmischern und dgl. vermischt werden. Hierbei ist zu beachten, daß der Härter, der infolge seines kleineren spezifischen Gewichtes an der Oberfläche schwimmt, von oben nach unten gezogen werden muß. Die Rührwerke sollen also nicht nur die Wand des Mischkessels erreichen, sondern außerdem nach oben und unten beweglich sein. Um möglichst blasenfreie Mischungen zu erhalten, ist es zweckmäßig, das Harz allein oder mit den gewünschten Streckmitteln versetzt, auf 80—100° C zu erwärmen, zu evakuieren, bis keine Luft- und Feuchtigkeitsblasen mehr aufsteigen, und dann abzukühlen. Darauf wird das Harz langsam der Wand entlang in das Gefäß, in dem sich bereits das Mischaggregat befindet, eingegossen. Jetzt erst wird der Härter zugegeben. Der Rührer darf bis zum Ende des Mischprozesses nicht mehr mit der Luft in Berührung kommen. Für diese Methode des Mischens haben sich Vibrationsrührer sehr gut bewährt. Es ist zweckmäßig, das Mischgefäß auf 15 bis 20° C zu kühlen, weil das Harz/Härter-Gemisch in größeren Mengen unter Wärmeentwicklung reagiert, jedoch nur bei einer Temperatur von 20° C eine Gebrauchsdauer von 1—1½ Stunden besitzt. Eine gute Kühlung wird erreicht, wenn Kühlschlangen eingebaut werden oder das Gefäß von einem Kühlmantel umgeben ist.

Araldit-Gießharz D kann mit getrocknetem Quarzmehl, Quarzsand, Porzellanmehl, Schiefermehl, Talkum, Kreidemehl, Kaolin, Graphit oder ähnlichen Produkten gestreckt werden, und zwar je nach Korngröße und spezifischem Gewicht der Streckmittel, mit bis zu 150 Gewichtsteilen. Die Streckmittel werden, bevor der Härter zugesetzt ist, am besten bei Temperaturen von 80—100° C dem Harz zugegeben und allfällige Feuchtigkeit und Lufteinschlüsse unter Vakuum entzogen.

Durch den Zusatz von Streckmitteln kann die Wärmeleitfähigkeit leicht verbessert, der lineare Wärmeausdehnungskoeffizient dagegen nicht verkleinert werden. Der Härtungsschwund wird etwas verringert. Der Schwund hängt von der Härtungstemperatur und wegen der auftretenden Wärme-Reaktion von der verarbeiteten Harzmenge ab. Wenn die Härtung bei Raumtemperatur durchgeführt wird, ist der Schwund nicht meßbar, bei einer Härtungstemperatur von 100° C beträgt er maximal 1,3 %.

Das Vergießen der fertigen Gießharz-Härtermischung soll stets baldmöglichst vorgenommen werden. (Siehe Verarbeitungsmethode für Gießharz Seite 140.)

Wegen der außerordentlichen Haftfestigkeit des Gießharzes ist es unerläßlich, die Gießform — welche auch ein Holz- oder Gipsmodell sein kann — mit einem Trennmittel (siehe Trennmittel Seite 82) zu überziehen.

Um Kerbwirkungen zu vermeiden, soll die Gießform möglichst gerundete Übergänge und glatte Flächen aufweisen.

Nicht zuletzt wird darauf hingewiesen, daß bei warmen oder angewärmten Gießformen oder Modellen die Gebrauchsdauer beeinflußt werden kann — mit einem Trennmittel (siehe Trennmittel Seite 82) zu über-Gießharz-Härtergemisches sehr stark verringert. Bei Anwendung des Härters 951 ergeben sich folgende Härtezeiten:

Härtungstemperatur	Minimale Härtungszeit
20° C	14—24 Std.
40° C	5— 7 Std.
70° C	1— 3 Std.
100° C	10—30 Min.
130° C	5—10 Min.

Mit verlängerter Härtungszeit und steigender Härtungstemperatur werden leicht erhöhte Temperaturbeständigkeiten und damit konstante mechanische und elektrische Festigkeiten über einen größeren Temperaturbereich erzielt.

Araldit-Gießharz D, in dünner Schicht aufgetragen, vermag unter dem Einfluß der Luftfeuchtigkeit bei Raumtemperatur nicht auszuhärten. Auch dicke Schichten behalten eine klebrige, fleckige Oberfläche, wenn bei relativ großer Luftfeuchtigkeit gehärtet wird und wenn die bei der Härtungs-Reaktion entwickelte Wärmemenge für eine durchgehende Erwärmung der vergossenen Harzmenge auf 50—60° C nicht genügt. Wird das richtige Mischungsverhältnis eingehalten und die Vermischung von Harz und Härter vollständig und gleichmäßig vorgenommen, so empfiehlt es sich in solchen Fällen, entweder bei Raumtemperatur unter Feuchtigkeitsabschluß (Glasglocken, Polyaethylen-Umhüllungen usw.) oder durch äußere Wärmezufuhr (50—60° C) zu härten, sei es, daß die ganze Gießharzmenge erwärmt wird, oder durch Bestrahlung mit Infrarotlampen, deren Oberfläche auf diese Temperatur gebracht wird. Sobald die Oberfläche des Harzes angehärtet ist, erübrigt sich eine weitere Wärmeeinwirkung.

Müssen größere Mengen Harz vergossen werden, so ist es mit Rücksicht auf die Gebrauchsdauer der Harz/Härter-Mischung notwendig, mit einem Mischungsverhältnis von 6,5—7,5 Gewichtsteilen Härter 951 auf 100 Gewichtsteile Araldit-Gießharz D zu arbeiten. Dadurch werden die Härtungszeiten etwa folgendermaßen verlängert:

Härtungstemperatur	Minimale Härtungszeit
20° C	ca. 48 Std.
40° C	24—36 Std.
70° C	7—14 Std.
100° C	5— 7 Std.
130° C	3— 5 Std.

c) Wärmeentwicklung während des Härtens (Exotherme Reaktion).

Bei der Härtungs-Reaktion von Araldit-Gießharz D mit dem Härter 951 tritt eine starke Wärmeentwicklung ein, wenn größere Mengen (bis zu 1 kg) bei Raumtemperatur vergossen, oder auch wenn kleinere Mengen (bis zu etwa 100 g) bei Temperaturen von 80—100° C gehärtet werden. Beim Vergießen von Mengen über 1 kg können, falls nicht geeignete Vorkehrungen getroffen werden, im Gießling Blasen und Risse entstehen. Wenn es nicht möglich ist, diese Wärme durch den Zusatz von Streckmitteln, durch Verwendung dickwandiger Metall-Formen und Metall-Kerne oder durch die eingegossenen Körper, wie z. B. Kupferspulen, abzuführen, dann soll der Gehalt an Härter reduziert werden.

Als Anhaltspunkte für die Temperaturhöhe in Blöcken aus ungestrecktem Araldit-Gießharz D in Abhängigkeit von der vergossenen Harz/Härter-Menge, sowie vom prozentualen Härterzusatz, werden nachstehend einige Messergebnisse wiedergegeben:

Härtermenge	Gemessene Höchsttemperatur für eine Gießharzmenge von:	
	100 g	1000 g
10 Gewichtsteile	180° C	180° C
9 „	140° C	175° C
8 „	125° C	160° C
7 „	100° C	150° C
6 „	70° C	140° C

Ein Zusatz von 6—8 Gewichtsteilen Härter 951 verlangt jedoch, wie dies vorstehend dargestellt wird, längere Härtungszeiten. Ob nach dem Eintreten der exothermen Reaktion eine Nachhärtung notwendig ist, hängt von der vergossenen Harzmenge, der erreichten maximalen Temperatur und der Zeit, während welcher der Gießling auf dieser Temperatur verweilt, ab.

Weniger als 6 Gewichtsteile Härter dürfen nicht zugemischt werden, da sonst innerhalb tragbarer Zeiten keine richtige Härtung des Materials erzielt wird bzw. zu hohe Härtungstemperaturen angewendet werden müssen.

Die Eigenschaften des gehärteten Harzes sind:

1. Mechanische Eigenschaften

a) Richtwerte allgemeiner Art,

			Gießharz D ungestreckt	Gießharz D gestreckt
Mischungsverhältnisse:	Gewichtsteile Harz		100	100
	„ Quarzmehl		—	120—150
	„ Härter 951		10	10
Prüftest	nach	Maßeinheit		
Spezifisches Gewicht	VSM 77109	g/cm^3	1,15—1,2	1,6—1,7
Schlagbiegefestigkeit	VSM 77105	$cmkg/cm^2$	15—22	2,5—4
Biegefestigkeit	VSM 77103	kg/mm^2	9—11	5—6
Zugfestigkeit	VSM 77101	kg/mm^2	5,5—8	3,5—5
Elastizitätsmodul	VSM 77111	kg/mm^2	300—350	750—780
Druckfestigkeit	VSM 77102	kg/mm^2	9—10	10—11
Wärmebeständigkeit	MARTENS	° C	50—60	55—60
Zersetzungstemperatur	SEV-Publ. 177	° C	270—280	290—295
Brennbarkeit	VDE	nach Sek.	5—10	5—10
Aschengelt	SEV-Publ. 177	%	0,4—0,5	50
Linearer Wärmeausdehnungskoeffizient	Spezialprüfung	mm/mm ° C	$90—95 \times 10^{-6}$	$60—65 \times 10^{-6}$
Wasseraufnahme	Prüfstab:			
10 Tage 20° C	60×10×4	Gew. %	0,3—0,5	0,3—0,5
1 Std. 100° C	mm		0,7—1	0,6—0,7
Haftfestigkeit an Leichtmetall Av.M.	Spezialprüfung	kg/mm^2	1—1,5	1,2—1,4

b) Mechanische Festigkeit bei verschiedenen Temperaturen
Harz: Araldit-Gießharz D — 10 % Härter 951
Härtung: 24 Std. 40° C.

Prüfungstemperatur ° C	Schlagbiegefestigkeit* $cmkg/cm^2$	Biegefestigkeit* kg/mm^2	Druckfestigkeit** kg/mm^2
— 60	13—17	9—11	20—21
+ 20	20—24	10—11	9—10
+ 60	25	4—5	0,5— 1
+ 100	Keine Messung möglich, da Proben zu weich.		

* nach Schopper, Prüfstäbe 120×15×10 mm
** nach VSM 77 102, Würfel 10×10×10 mm

2. Elektrische Eigenschaften

Durchschlagsspannung bei Platten von 2,1 mm Dicke: 40—43 kV. (Bestimmung zwischen Elektroden von 40 mm Durchmesser mit Wechselspannung von 50 Hz und einer Spannungssteigerung von 800 V/s).

Kriechstromfestigkeit: gut (nach SEV-Publ. 177, S. 6, 1. Auflage).
Spezifischer Widerstand: 10^{12} Ohm. cm (Durchgangswiderstand bei 100 V Gleichspannung zwischen den Stanniolbelägen).

Dielektrizitätskonstante ε und Verlustwinkel tg δ von Araldit-Gießharz D bei verschiedenen Temperaturen und verschiedenen Meßfrequenzen.

Temperatur °C	Frequenz Hertz	ε	tg δ
20	50	4.0	0.016
	250	3.9	0.018
	1000	3.9	0.018
	5000	3.8	0.020
40	50	4.5	0.023
	250	4.4	0.022
	1000	4.3	0,022
	5000	4.2	0.020
60	50	5.4	0.074
	250	5.1	0.047
	1000	4.9	0.036
	5000	4.8	0.040
80	50	8.5	0.509
	250	6.9	0.21
	1000	6.2	0.108
	5000	5.6	0.07
95	50	23.8	2.27
	250	10.5	0.92
	1000	8.0	0.366
	5000	6,7	0.16

Wie schon erwähnt, kann für das Araldit-Gießharz D wahlweise der Härter 951 oder der Härter HY 956 angewendet werden. Das Mischungsverhältnis ist dann — wie gesagt — unterschiedlich. Bei Anwendung des Härters HY 956 ergeben sich folgende Härtungszeiten:

Härtungstemperatur	Maximale Härtungszeiten
20° C	24 — 36 Stunden
40° C	10 — 12 Stunden
60° C	2 — 3 Stunden
80° C	1 — 1½ Stunden
100° C	20 — 30 Minuten.

Es ergeben sich dann folgende Eigenschaften des gehärteten Gießharzes:

1. Mechanische Eigenschaften

Spez. Gewicht VSM 77 109	1,17	Schlagbiegefestigkeit VSM 77 105 cmkg/cm²	20 — 25
Zugfestigkeit VSM 77 101 kg/mm²	6 — 7	E-Modul VSM 77 111 kg/mm²	350 — 400
Druckfestigkeit VSM 77 102 kg/mm²	8 — 9	Brinell-Härte kg/mm²	13,5
Biegefestigkeit VSM 77 103 kg/²	9 — 10		

2. Elektrische Eigenschaften

Spez. Widerstand		Verlustfaktor tg δ	
VDE 0303 10^{15} Ohm. cm	5,0	VDE 0303 50 Hz	0,014
Dielektrizitätskonstante ε		ASTM D 150—54 T 10^6 Hz	0,019
VDE 0303 50 Hz	4,07	VSM 77 103 kg/mm^2	
ASTM D 150—54 T 10^6 Hz	3,77	Kriechformfestigkeit	
		VDE 0303 Stufe	5 (gut)

Die hier beschriebenen Gießharze Araldit B und D zeigen nach ihrer Aushärtung recht gute Eigenschaften. Sie sind unempfindlich gegen atmosphärische und chemische Einflüsse; sie sind hautverträglich am Körper. Die Altersbeständigkeit ist gut. Die Formstücke lassen sich mechanisch gut bearbeiten, sie besitzen hohe Dimensionsstabilität und sind praktisch frei von inneren Spannungen. Sie sind geruchlos, geschmackfrei und absolut ungiftig.

Im Handwerk werden außer den verschiedenen Araldit-Gießharzen auch Erzeugnisse anderer Hersteller*) verarbeitet. Für den Handwerker gilt es in jedem Falle bei der Verarbeitung die vom Hersteller und Lieferer des Erzeugnisses für das gelieferte Gießharz aufgestellte Verarbeitungsvorschrift genauestens zu beachten, weil er sonst Gefahr läuft, daß seine Arbeit nicht den erhofften Erfolg haben wird.

Im Orthopädie-Handwerk werden die Gießharze für folgende Erzeugnisse und Zweckvorgänge angewendet:

a) für Greifarme — Unterarmteile,
b) für Schmuckarme — Oberarmteile, Schulterkappen,
c) für Kunstbeine — Badeprothesen, Stumpftrichter, Hülsen,
d) für Kunstbein-Ummantelung anstelle der Pergamentierung.

Diese Aufzählung ist nicht vollständig, denn inzwischen haben manche Orthopädiemechaniker noch weitere Anwendungsmöglichkeiten erschlossen.

g) Misch-Gießmassen

Normalerweise erhalten die ausgehärteten Gießharzprodukte Festigkeitswerte, die im Prothesenbau nicht immer erwünscht sind. So können sich z. B. bei Prothesenschäften an empfindlichen Stellen Druckstellen bemerkbar machen, die bei dem Prothesenträger körperliche Beschwerden hervorbringen. Die Beseitigung solcher Stellen ist meistens beim fertigen Erzeugnis nicht mehr oder nur mangelhaft möglich. Außerdem gibt es im Prothesenbau oftmals Fälle, wo anstelle des festen und harten Schaftes ein elastischer Schaft zweckvoller ist.

Die Kunststoffindustrie hat hier verschiedene Möglichkeiten entwickelt, die über den Weg entsprechender Mischungen mit Spezialgießmassen die gewünschten Eigenschaften erreichen lassen. Als Thiokol-Araldit-

*) Gießharz-Hersteller: Badische Anilin- u. Soda-Fabrik AG, Ludwigshafen/Rhein; Ciba AG, Wehr/Baden; Dynamit AG, Troisdorf; Farbenfabriken Bayer AG, Leverkusen; Dr. Kurt Herbert & Co, Wuppertal; Reichhold Chemie AG, Hamburg; Ruhrchemie AG, Oberhausen-Holten, Schering AG, Berlin N 65, und andere.

Mischungen gelten folgende Empfehlungen:

Araldit-D-Gießharz	mit Härter HY 956	Thiokolzusatz
100 Gewichtsteile	20 Gewichtsteile	25 g = geringe Elastizität (wie Walkleder)
100 Gewichtsteile	20 Gewichtsteile	50 g = elastisch wie Fahlleder
100 Gewichtsteile	20 Gewichtsteile	100 g = elastisch wie Gummi.

Für solche nur stellenweise weich gehaltenen Formstücke ist folgender Arbeitsablauf für die Verformung vorgesehen:

a) das Modell wird für die Fertigung zugerichtet und die Isolation für die Innenwandung (Innenfolie) angebracht,

b) danach werden die Schichtstofflagen und etwaige Füllstoffe (Glaswatte) aufgebracht,

c) die weich zu haltenden Stellen werden nun mehr sichtbar gekennzeichnet,

d) das Gemisch (in diesem Falle 100 Gewichtsteile Harz D + 20 Gewichtsteile Härter HY 956 + 50 g Thiokol) werden mittels Pinselauftrag in die gekennzeichneten Stellen, die weich bleiben sollen, einmassiert,

e) nach 2—3 Stunden Wartezeit wird das einmassierte Gemisch pastenartig und zähklebrig fest,

f) nun erst wird die Außenfolie über das Modell gebracht und das an sich für das gesamte Formstück vorgesehene Gießharz-Härtergemisch in der üblichen Weise vergossen (siehe Verarbeitungstechnik für Gießharze),

g) die Endbearbeitung ist die gleiche wie bei anderen Formstücken.

Thiokol Liquid Polymere sind im allgemeinen langkettige aliphatische Polymere mit Disulfid-Bindung und reaktionsfähigen endständigen Gruppen. Diese flüssigen Polymere härten in Gegenwart eines Oxydationskatalysators zu einem elastischen Kautschuk.

Eine andere Mischart ist die Versamid-Araldit-Mischung. Hier rechnet man je nach dem Grad der anzustrebenden Elastizität bei 100 Gewichtsteilen insgesamt

60 Gewichtsteile Harz Araldit D + 40 Gewichtsteile Versamid 125
oder 68 Gewichtsteile Harz Araldit D + 32 Gewichtsteile Versamid 125.

Für ganz besonders weich-elastische Stumpfhülsen hat sich die nachstehende Versamid-Araldit-Mischung bewährt:

45 Gewichtsteile Araldit-Harz D
55 Gewichtsteile Versamid 125
10 Gewichtsteile Härter HY 956.

Auch für die Verarbeitung der Misch-Gießmassen ist die Gebrauchszeit zu beachten. Das gilt ganz besonders bei den Versamid-Araldit-Mischungen, denn Versamid 125 bedingt eine begrenzte Gebrauchszeit und es ist deshalb zu empfehlen, die angesetzten Misch-Gießmassen ohne Zeitverzögerung zu vergießen.

Hinsichtlich der Härtungszeiten für Misch-Gießmassen (mit Versamid 125 gelten folgende Richtlinien:

Härtungstemperatur	Härtungszeit
Raumtemperatur 20° C	
22° C	48 Stunden
65° C	2 Stunden
95° C	40 Minuten
120° C	20 Minuten
150° C	10 Minuten

Diese Daten beziehen sich auf unmodifizierte Harze. Die modifizierten Epoxyharze benötigten etwa ein Drittel der Zeit länger zum Aushärten.

Die Wahl der Härtungstemperatur hängt von betrieblichen Gegebenheiten und dem speziellen Einsatzzweck ab. Die absolut besten Festigkeitswerte werden durch Härtung bei höherer Temperatur erreicht, während die Raumtemperaturhärtung überall dort vorzuziehen ist, wo minimalste Schwindungen (Schrumpfung) gefordert werden.

h) Isolations- und Trennmittel

Die verschiedenen Gießharze besitzen eine mehr oder weniger große Haftfestigkeit, die es notwendig macht, durch eine entsprechende Zurichtung der Gießform — die auch aus Gips bestehen kann — eine Isolation herzustellen, die sich gegenüber dem Gießharz abweisend verhält.

Schon bei der Beschreibung des Gießharzes wurde gesagt, daß Gips- oder Holzformen mit einer Isolation versehen sein müssen, denn einmal sind beide Werkstoffe porös und rauh, so daß wie keine glatte Oberfläche abgeben und andererseits muß die Modelloberfläche so beschaffen sein, daß das Gießharz nicht haften bleibt. Soweit nicht bei den einzelnen Gießharzen ein besonderes Isoliermaterial als Trennmittel benannt worden ist, haben die verschiedenen chemischen Fabriken die unter „Trennmittel“ beschriebenen Fabrikate entwickelt. Immerhin ist es auch hier empfehlenswert, wenn vor der Verarbeitung des Gießharzes genaue Informationen seitens des Gießharzherstellers gegeben werden. Durch Aufstreichen oder Aufsprühen des Trennmittels auf das betreffende Gips- oder Holzmodell wird die gewünschte Isolierung erreicht. Nach Trocknung der Isolierung wird das Modell mit dem Schichtstoff versehen.

Neben den nachstehend beschriebenen Isolations- und Trennmitteln haben sich im Handwerk auch die Polyvinylchlorid- und Polyäthylen-Folien und Schläuche bewährt.

Als Isolations- und Trennmittel sind bekannt:

1. Mowiol (Polyvinylalkohol).

Mowiol ist Polyvinylalkohol, ein Kunststoff, der sich hinsichtlich seiner allgemeinen Eigenschaften von den in so großer Mannigfaltigkeit und Anzahl erschienenen Produkten wesentlich unterscheidet. Seine hervorragende Wasserlöslichkeit und praktisch absolute Unlöslichkeit in organischen Lösungsmitteln bilden das Charakteristikum dieses Kunststoffes und waren auch schon seit langer Zeit Veranlassung und Anreiz für die Fachwelt, sich mit diesem Produkt zu befassen.

Mowiol wird durch Verseifung von Polyvinylazetat in Form eines Pulvers gewonnen. Je nach dem Polymerisations- und Verseifungsgrad, der durch entsprechende — der Produktionsbezeichnung angefügte Zahlen ausgedrückt wird, lassen sich die verschiedenartigsten Typen einstellen, von denen gegenwärtig folgende in den Handel gebracht werden:

Type	
Mowiol N 30—98	praktisch azetylgruppenfrei
Mowiol N 50—98	
Mowiol N 70—98	
Mowiol N 30—88	azetylgruppenhaltig
Mowiol N 50—88	
Mowiol N 70—88	

Die an erster Stelle genannte Zahl ist ein Maß für die Größe des Polyvinylalkoholmoleküls, während die Zahlen 98 bzw. 88 den Verseifungsgrad des Polyvinylazetats kennzeichnen.

Für eine aufgegossene oder aufgestrichene Trennfolie aus wässeriger Mowiollösung eignet sich besser die niedrig molekulare Type N 30—88 oder 30—98, weil mehr Substanz aufgebracht werden kann. Für weniger dicke, aber elastischere und reißfestere Überzugsfolien sind die Marken N 70—88 oder 70—98 besser geeignet. Die 88er Typen zeigen eine bessere Haftfestigkeit auf dem Untergrund, aber auch unter Umständen keine so gute Abweisung gegen Gießharze wie die 98er Typen, die dafür weniger gut an glatten Unterflächen haften. Je nach der Art der Form und des Gießharzes muß man zuerst einen gut haftenden 88er Film auftragen bnd darauf eine 98er Type zur besseren Abweisung aufbringen.

Die verschiedenen Mowiol-Marken kommen als praktisch weiße bis schwach gelblich gefärbte Pulver mit einer maximalen Korngröße von etwa 2,50 mm in den Handel; sie sind physiologisch einwandfrei und fast geruchlos.

Das spezifische Gewicht schwankt je nach dem Wassergehalt zwischen 1,25 bis 1,32.

Mowiol ist wie alle organischen Substandzen brennbar. Die Brennbarkeit und vor allem die Entflammbarkeit wird aber schon durch einen Feuchtigkeitsgehalt, wie er sich beim Stehen an der Luft mit normaler relativer Luftfeuchtigkeit einstellt, wesentlich herabgesetzt, Lösungen aus verschiedenen Mowiol-Marken werden wie folgt hergestellt:

a) Man streut das Pulver unter gutem Rühren in kaltes Wasser ein und erwärmt die entsprechende Aufschlämmung auf 70—80° C unter weiterem Rühren bis eine klare Lösung eingetreten ist.

b) Man kann das Mowiol-Pulver auch in heißes Wasser einrühren und dann unter weiterem Rühren erkalten lassen, bis es sich vollkommen gelöst hat. Bei dieser Methode kann aber durch zu schnelle Anquellung eine gewisse Klumpenbildung eintreten, wodurch der Lösevorgang verzögert wird.

c) Vor dem Lösen des Mowiol-Pulvers im Wasser wird es mit etwa 20 % Methyl- oder Äthylalkohol angefeuchtet. Das weitere Lösen geschieht wie bei a) und b). Durch das Anfeuchten mit Alkohol kann das Auflösen beschleunigt werden.

Obwohl die azetylgruppenhaltigen Marken schon mit kaltem Wasser vollkommen klare Lösungen ergeben, ist eine Erwärmung nach dem Einstreuen in kaltes Wasser stets zu empfehlen, da hierdurch die Auflösung beschleunigt wird. Niedrig konzentrierte Lösungen sind praktisch farblos und klar. In höheren Konzentrationen erhält man etwas trüb bis schwach gelb gefärbte Lösungen.

Die wässerigen Lösungen von Mowiol trocknen zu klaren Filmen auf, die sich leicht von einer glatten Unterlage, z. B. einer Glas- oder polierten Metallplatte abziehen lassen. Fertigungsformen aus Gips oder Holz lassen sich mit einer entsprechenden Mowiol-Lösung behandeln und ergeben eine zuverlässige Abdichtung der rauhen bzw. porösen Oberflächen. So behandelte Fertigungsformen werden zweckmäßigerweise vor der Verformung eines Gießharzes oder einer PVC-Paste auf 60—80° C erwärmt, um jegliche Luftblasenbildung auszuschalten.

Hersteller: Farbwerke Hoechst A.-G. Frankfurt-Main.

2. Silicone.

Wer Kunststoffe oder Kautschuk verformt, wird stets darauf bedacht sein, daß sich die Formlinge leicht und unbeschädigt von der Gießform abheben lassen. Er wünscht saubere Konturen, genaue Toleranzen und glänzende Oberflächen. Hier haben sich die Trennmittel aus Siliconbais als besonders wirksam erwiesen. Je nach den Arbeitsbedingungen sind auszuwählen:

Wacker-Siliconöle,
Wacker-Silicontrennemulsionen,
Wacker-Siliconposten.

In ihrer Wirkung sind die Silicone sehr hitzebeständig und setzen sich auch bei hohen Temperaturen nicht mit Kunststoffen oder Kautschuk um. Überdies sind Silicone auch gegenüber Metallen und Luftsauerstoff ungemein reaktionsträge, andererseits schmieren sie gut und benetzen die Metalle leicht. Diese wertvollen Eigenschaften sind insgesamt aus der Molekularstruktur der Silicone ableitbar: die Hitzebeständigkeit verdanken sie dem Silizium-Sauerstoff-Skelett, einem Bauprinzip, das auch dem Quarz und Glas eigen ist; die ölartige Konsistenz geht auf organische Reste zurück, die die drei Valenzen der Siliciumatome absättigen.

Die Siliconöle der Reihe AK sind farblose, klare Flüssigkeiten. Sie sind in Wasser unlöslich, lösen sich aber gut in den gebräuchlichen organischen Lösungsmitteln, beispielsweise in Chlorkohlenwasserstoffen, in Essigester oder Benzin, schlecht dagegen in Methyl- oder Äthylalkohol. Diese Öle werden in verschiedenen Viskositätsgraden geliefert. Als Trennmittel hat sich jedoch ein Öl mit etwa 100 cSt besonders gut eingeführt. Gegenstände, die mit einer dünnen Siliconölschicht überzogen sind, haften nicht mehr an Kunststoffen oder Kautschuk, gleichgültig, ob pures Öl oder eine Lösung aufgetragen ist. Die Formverfahren werden dadurch außerordentlich erleichtert.

Werden Siliconöl-Lösungen verwendet, so sollen sie nicht mehr als 1 bis 5 % Siliconöl enthalten. Sie sind daher sehr sparsam und doch sehr wirksam.

Die Siliconemulsionen E 1 und E 10 sind hochprozentige Emulsionen von Siliconöl in Wasser; sie sind milchig weiß und leicht mit Wasser zu verdünnen. Die Verdünnung kann sehr groß sein, weil schon ein hauchdünner Film die gewünschten Trenneffekte in Vollendung zeigt (1 : 100 oder 1 : 75). Die Fertigungsformen müssen von Aufbringung des Filmes gründlich gesäubert sein.

Silicon-Paste P ist eine durchscheinende Paste von vaseline- bis honigartiger Konsistenz. Sie ist in Kohlenwasserstoffen dispergierbar. Wie die Siliconöle und Silicontrennemulsionen ist auch die Paste P ein nahezu temperaturunabhängiges Hilfsmittel beim Verformen von Kautschuk und Kunststoffen und wird dort angewendet, wo ein halbfestes Trennmittel erwünscht ist wie in der Reifenindustrie.

Hersteller: Wacker-Chemie G. m. b. H. München 22.

3. Wachs F Gersthofen.

Als Trennmittel bei der Verformung von kalthärtenden Gießharzen hat sich dieses neuartige Hartwachs mit einer Penetrometerzahl von 1 gut bewährt. Es handelt sich um ein reines, unverschnittenes Esterwachs von heller Farbe, das eine gewisse Sonderstellung gegenüber den bisher gebräuchlichen Wachsen einnimmt. Sein Ölbindevermögen ist als gut zu bezeichnen, und es besitzt eine ausgezeichnete Glanzgabe und eine hohe Härte. Diese Eigenschaften erleichtern die Vorbehandlung der Fertigungsformen aus Gips und aus Holz.

Mechanische Eigenschaften:

Schmelzpunkt	73—76° C
Säurezahl	6—10
Spezifisches Gewicht bei 20° C	0,98—0,99.

Das Wachs F Gersthofen wird im Wasserbad geschmolzen. Es wird dabei dünnflüssig und wird dann mit einem Pinsel auf die Formflächen dünn aufgetragen oder mit der Spritzpistole aufgesprüht, wo es in die Poren und rauhen Stellen der Formflächen eindringt und nach kurzer Abkühlungszeit wieder erhärtet.

Hersteller: Farbwerke Hoechst, Werk Lech-Chemie in Gersthofen.

4. PVC- und Polyäthylen-Folien und -schläuche.

Folien und Folienschläuche aus Polyvinylchlorid oder Polyäthylen werden im Handwerk gern als Trennmittel verarbeitet. Sie haben dazu den Vorteil, daß sie dem Formstück eine absolut glatte Oberfläche geben, was z. B. bei einem Schaft oder einer Hülse für die Innen- und Außenflächen notwendig ist.

Polyvinylchlorid (PVC) ist ein Polymerisationsprodukt des Vinylchlorids; es hat einen Erweichungspunkt von etwa 75° C und einen theoretischen Chlorgehalt von 56,8 %. Es zeichnet sich durch seine Unbrennbarkeit und seine hervorragende Chemikalienbeständigkeit aus. Die Löslichkeit ist beschränkt. Soweit im Handwerk keine Schläuche, sondern PVC-Platten bzw. Folien verarbeitet werden, sind diese für die Herstellung von entsprechenden Schläuchen zu verschweißen. Mit dem einfachsten Schweißgerät (in der Regel mit einem elektrischen Bügeleisen) läßt sich dieser Kunststoff absolut fest und dicht verschweißen. Dabei werden die zu verschweißenden Folienteile so zwischen zwei Klemmbacken eingeführt, daß der Teil, der später die Schweißnaht bildet, etwa 2—3 mm aus den zusammengeklemmten Backen hervorsteht. Eine Heizschiene wird darüber geschwenkt und diese gibt dabei soviel Wärme ab an den überstehenden Folienteil, daß derselbe abschmilzt und sich die Folienkanten zu einer dauerhaften Naht verbinden. Wird der Schweißakt mit einem Bügeleisen durchgeführt, benutzt man zweckmäßig eine keilförmig geschnittene hochkant gestellte Holzleiste, welche auf der Schweißbahn mit einem dünnen weichen Leder ausgestattet wird. Man hält diese Leiste an ihrem dicksten Ende im Schraubstock fest und befestigt zunächst die eine Seite der zu verschweißenden Folie auf der Schweißbahn, indem man sie mit zwei Stecknadeln fixiert. Über die so fixierte Folienseite wird dann die andere Folienseite so angelegt, daß sie die zuerst fixierte Folienseite um 3—5 mm überragt. Mit dem Bügeleisen (einstellbar auf Kunststoff) wird dann die Schweißbahn abgebügelt, bis die totale Verschweißung vor sich gegangen ist.

Für orthopädische Zwecke werden Folien von 0,8—1 mm Stärke angewendet.

Polyäthylenfolien und -schläuche werden in gleicher Weise angewendet und verarbeitet. Sie sind Fertigprodukte aus dem Äthylen gewonnenen Polyäthylen mit einem Molekulargewicht über 20 000. Sie sind durchscheinend bis opak weiß und haben einen fettig, wachsartigen Griff. Sie werden transparent als auch gedeckt farbig in allen Einfärbungen geliefert. Sie sind praktisch geschmack- und geruchlos; sie sind alterungsbeständig, wetter- und tropenfest. Das spezifische Gewicht ist 0,92 bei plus 20° C. Bis etwa 60° C Kälte bleibt dieser Kunststoff elastisch biegsam. Dann erst tritt allmählich Erhärtung bzw. Versprödung ein. Infolge des hydrophoben Charakters sind die Polyäthylen-Folien und -Schläuche vollkommen wasserunempfindlich.

i) Füllstoffe und Streckmittel

Füllstoffe sind Zusatzmaterialien oder Hilfsstoffe zu den Kunststoffmassen, die im allgemeinen keine anderen Aufgaben haben als zu strecken, d. h. bei möglichst weitgehender Erhaltung der mechanischen, elektrischen u. a. Eigenschaften den Preis zu verbilligen. Der im Handwerk zur Verarbeitung kommende Trikotschlauch bzw. das Glasfasergewebe oder der Glasfaserschlauch sind nicht als Füllstoffe sondern mehr als Harzträger anzusehen, weil ihnen auf Grund ihrer jeweiligen (z. B. faserartigen) Eigenschaften eine wichtige Rolle für die Endeigenschaften des Endproduktes, also für das verformte Werkstück zufällt. Die Füllstoffe dagegen haben mehr einen wirtschaftlichen Zweck, wie angegeben. Sie können pulverige Struktur haben, wie z. B. Talkum, Kaolin, Kreide, Schiefermehl u. a., sind jedoch auch blättchenartig oder faserig (Asbest).

k) Buna, der synthetisch hergestellte Kautschuk

Die Herstellung des synthetischen Kautschuks hatten sich die Chemiker seit Laufe der Jahre zu dem heute verwendeten Buna-Kautschuk führten, war das mehr als 30 Jahren als erste Aufgabe gestellt. Der während des ersten Weltkrieges entwickelte Methylkautschuk erwies sich in seiner Herstellung als zu teuer, und erst als 1926 die Arbeiten bei der IG-Farbenindustrie zur Gewinnung eines besonderen synthetischen Kautschuks begonnen wurden und im Problem gelöst.

Kohle und Kalk, die in Deutschland in ausreichendem Maße vorhanden sind, bilden die Ausgangsprodukte des Buna-Kautschuks. Aus ihnen wird bei etwa 2500° C im elektrischen Ofen Kalziumkarbid hergestellt. Durch Zusatz von Wasser entwickelt sich Azetylengas, und dieses ist als Ausgangsmaterial vortrefflich für die Herstellung synthetischer Stoffe geeignet. Das modernste Verfahren zur Erzeugung von Azetylen wird von den Chemischen Werken Hüls großtechnisch angewendet. Gasförmige Kohlenwasserstoffe, wie z. B. Erdgas und andere, werden mit Hilfe des elektrischen Lichtbogens einer elektrotermischen Spaltung unterworfen. Das Ergebnis ist ein Gasgemisch von Azetylen, Wasserstoff sowie Kohlenwasserstoffen. Das Azetylen wird aus diesem Gemisch mit Hilfe einer Druckwasserwäsche gewonnen.

Aus diesem Azetylengas wird das Butadin-Gas erzeugt, das sich zu einer Flüssigkeit verdichten läßt, die den wichtigsten Baustoff des synthetischen Kautschuks ausmacht. Durch Aneinanderlegen vieler solcher Baustoffe — durch die sogenannte Polymerisation — entstehen synthetische Kautschuke von verschiedenen Typen und mit verschiedenen Eigenschaften. Die Polymerisation ist eine chemische Methode, die überhaupt ständig auf dem Gebiet der Synthese angewendet wird. Der Buna-Kautschuk ist keine naturgetreue Nachbildung und keine nur künstliche Nachahmung des Naturkautschuks. Buna ist vielmehr ein ganz neuer Werkstoff mit überlegenen Eigenschaften geworden, z. B. ist Buna S gegen höhere Temperaturen beständig, Perbunan (Per Buna N), der Kohlenwasserstoffen wie Benzin, Mineralöl widersteht. Mit Ausnahmen gewisser Änderungen, die bei jedem Material aufzutreten pflegen, erfolgt die Verarbeitung der verschiedenen Bunasorten nach den bekannten Arbeitsmethoden, wie sie beim Naturkautschuk angewendet werden. (Siehe Abschnitt Gummi-[Naturkautschuk]). Hersteller: Chemische Werke Hüls A. G., Marl.

Über die natürliche und die synthetische Kautschukgewinnung sowie über die Aufbereitung des gewonnenen Rohkautschuks gibt die schematische Darstellung der einzelnen Fertigungsvorgänge ein aufschlußreiches Bild.

l) Silicon-Kautschuk

Silicone sind hochmolekulare Stoffe mit Silicium und Sauerstoff als aufbauende Kettenglieder. Allgemein versteht man unter Silicon-Kautschuk die Ausgangsprodukte für Elastomere, die im Temperaturbereich von —60° bis +250° C gummielastische Eigenschaften behalten und Dauertemperaturen von 180° C vertragen. Sie besitzen gute elektrische Eigenschaften, hervorragende Wetter- und Ozonbeständigkeit, sind frei von Weichmachern und Stabilisatoren; sie sind daher als physiologisch einwandfrei anzusehen. Die verschiedenen Arten des Siliconkautschuks sehen eine Kalt- oder Heißvulkanisation vor. Im Handwerk wird man sich hauptsächlich für die Kaltvulkanisation entscheiden. Als Knet-, Streich- oder Gießmasse wird der Siliconkautschuk für die verschiedenen Zwecke angewendet. Die Verarbeitung sieht vor, daß die Siliconkautschukmasse mit dem Katalysator (Härter) gut vermischt wird. Die Mischung nimmt dann nach einiger Zeit bei Raumtemperatur (20° C) gummielastische Eigenschaften an. Wie bei den Gießharzen sind auch beim Siliconkautschuk die genauen Vorschriften hinsichtlich des Mischverhältnisses, der nach dem Mischen zur Verfügung stehenden Verarbeitungszeit und der Härtungszeiten zu beachten.

Hersteller: Wacker-Chemie G. m. b. H., München 22, Prinzregentenstr. 22.

Kautschuk-Gewinnung

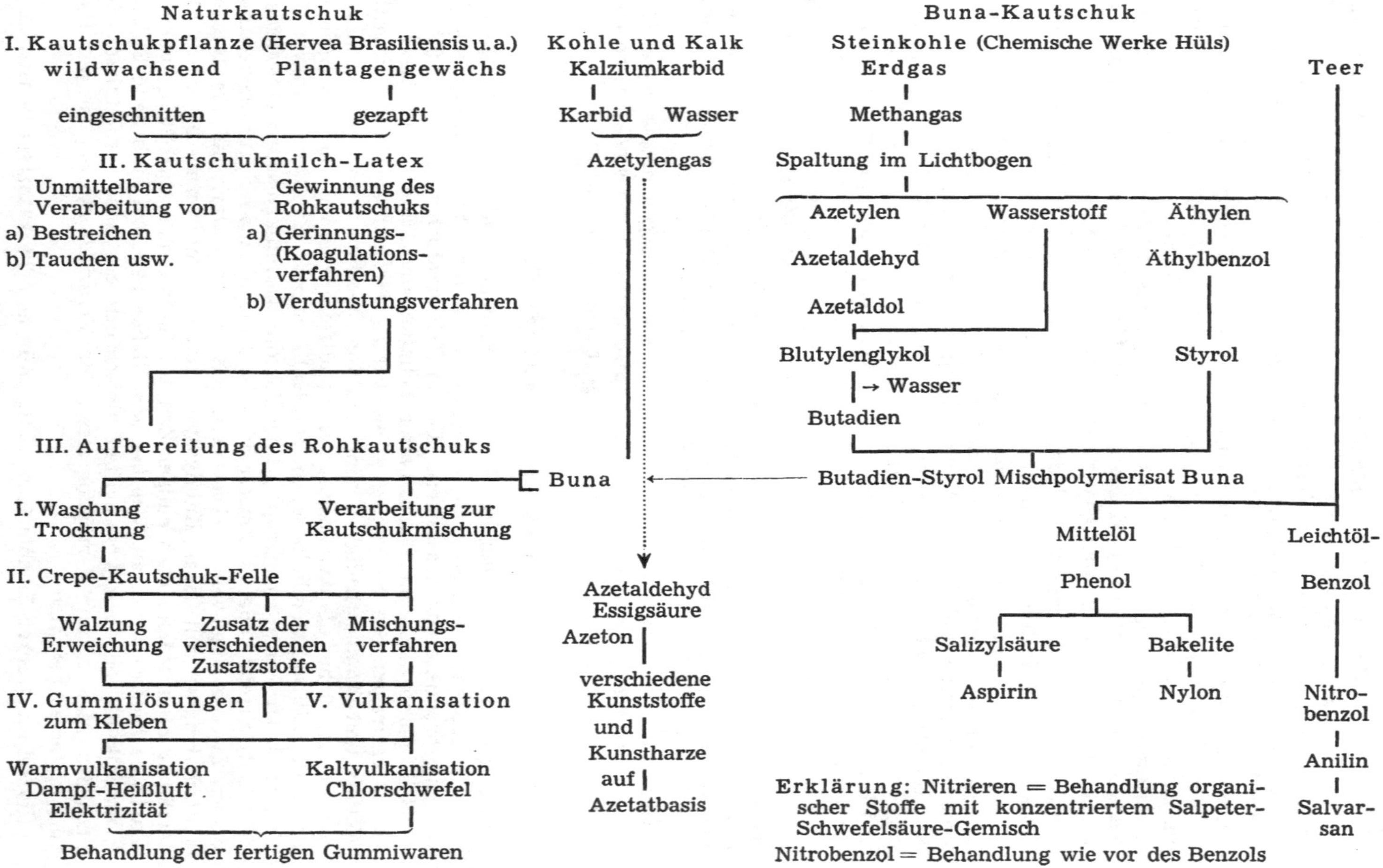

Erklärung: Nitrieren = Behandlung organischer Stoffe mit konzentriertem Salpeter-Schwefelsäure-Gemisch

Nitrobenzol = Behandlung wie vor des Benzols

m) Perlon und Nylon

Nylon wird hauptsächlich von der Du Pont Rayon Co. in den USA hergestellt. Diese Kunstfaser ist ein hauptsächlich aus Aminosäuren aufgebauter, kunstharzähnlicher Stoff, der mit seiner Zusammensetzung den vorwiegend aus Eiweiß bestehenden natürlichen Fasern tierischer Herkunft (Seide, Wolle) chemisch sehr nahe steht. Nylon kommt diesen Naturfasern in manchen Eigenschaften gleich und übertrifft sie mit einer großen Festigkeit, Geschmeidigkeit und Elastizität. Es quillt im Wasser nicht und läßt sich ohne Schwierigkeit färben.

Perlon ist ebenso wie Nylon ein vollsynthetisches Produkt auf der Rohstoffbasis Kohle bzw. Steinkohlenteer. Für die Herstellung von Nylon werden in den USA teilweise auch landwirtschaftliche Abfallprodukte (Strünke von Maiskolben) verwendet. Perlon wird durch Polymerisation von Caprolactum gewonnen. Nylon entsteht durch eine Polykondensation von Hexamethylendiamin-Adipat.

Perlon und Nylon sind sich vom Standpunkt des Textilfachmannes außerordentlich ähnlich. Die bestehenden Unterschiede sind zum großen Teil fast nur dem Chemiker erfaßbar. Sie liegen in erster Linie in der Art des Herstellungsweges. Chemisch handelt es sich in beiden Fällen um hochmolekulare Polyamide. Die Verschiedenartigkeit des Herstellungsweges führt zu geringfügigen Unterschieden im Material, die sich in erster Linie in einem Unterschied des Schmelzpunktes (Perlon etwa 215° C, Nylon etwa 250° C) und in einem Unterschied in der Anfärbbarkeit auswirken. Unter gleichen Bedingungen färbt Perlon dunkler an als Nylon oder für einen helleren Farbton wird für Perlon weniger Farbstoff benötigt als für Nylon. Allgemein gesprochen ist das färberische Verhalten von Perlon etwas vorteilhafter. Die Echtheit der Färbungen hängt lediglich von den verwendeten Farbstoffen ab. Der geringfügige Unterschied des Materials wirkt sich auf die Farbechtheit nicht aus. Grob gesehen ist die mechanische Widerstandsfähigkeit von Perlon und Nylon gleich. In Fachkreisen ist sehr umstritten, ob Perlon oder Nylon besser ist.

Eigenschaften des Perlon:

	Spezif. Gewicht
Perlon (auch Nylon)	1,13—1,14
Azetat-Reyon (Kunstseide)	1,30—1,33
Naturseide	1,22—1,36
Viskose- und Kupfer-Reyon (Kunstseide)	1,52—1,55
Baumwolle	1,54—1,55
Wolle	1,30—1,32

	Festigkeit Rkm	Bruchdehnung %	Naßfestigkeit %	Scheuerfestigkeit %
Perlon	45—50	35—45	90	200 000
Wolle	12—16	40—50	80	10 000
Baumwolle	30—40	8—15	105	18 000
Zellwolle	20—25	15—25	50	3 000

Herstellung der Perlon-Kunstfaser

Die grundlegenden Forschungen für die Nylon-Faser wurden bei der Firma E. I. Du Pont von Dr. W. H. Carothers durchgeführt, dem es im Jahre 1935 gelang, laboratoriumsmäßig auf dem Wege, den die Chemiker Polykondensation nennen, aus Adipinsäure und Hexamethylendiamin eine technisch aussichtsreiche Polyamidfaser herzustellen. Diese Faser ist seit 1939 in der ganzen Welt als „Nylon“ (66-Nylon) bekannt geworden. Kurze Zeit nachher führten auch die Arbeiten bei der damaligen I. G. Farbenindustrie in Deutschland zu sehr wertvollen Ergebnissen. Im Jahre 1937/38 gelang es Dr. Paul Schlack im I. G.-Werk in Berlin-Lichtenberg, durch Polymerisation von Caprolactam ein aus der Schmelze verspinnbares, dem 66-Nylon ähnliches Polyamid zu erhalten. Erst nach dem Kriege wurde es möglich, die Herstellung der Perlonfaser wieder in Angriff zu nehmen und nach weiterer technischer Entwicklung so weit zu steigern, daß die Versorgung der deutschen Textilindustrie mit Perlonfaser weitgehend sichergestellt ist.

Der unmittelbare Ausgangsstoff für Perlon — das Caprolactam — ist ein schneeweißer, salzähnlicher Stoff, der aus Phenol über verschiedene Zwischenstufen gewonnen wird. Durch kombinierte Hydrierung und Dehydrierung, d. h. Wasserstoffanlagerung und Wiederabspaltung, entsteht aus Phenol über Cyclohexanol das Cyclohexanon. Dieses wird mit Hydroxylaminmonosulfosäure zum Cyclohexanonexim umgesetzt, aus dem schließlich durch sogenannte Beckmannsche Umlagerung mit Schwefelsäure das Caprolactam, das für die Perlonherstellung einen ungewöhnlich hohen Reinheitsgrad haben muß, wird mit geeigneten Katalysatoren und Reglern in etwa 5 m hohen senkrecht stehenden Rohren bei Temperaturen zwischen 260° und 270° C polymerisiert. Bei diesem Vorgang lagern sich jeweils etwa 200 Moleküle Lactam zu einem langen Kettenmolekül zusammen. Bei dieser Molekülvergrößerung entsteht eine sehr zähe Schmelze, die sich schließlich unter hohem Druck durch feine Düsenöffnungen zu Fäden ausspinnen läßt. Die Möglichkeit, diesen Prozeß in einer Stufe, also kontinuierlich und mit einer verhältnismäßig einfachen Apparatur durchzuführen, ist ein hervorragendes Kennzeichen des Perlon-L-Verfahrens. Es unterscheidet sich in dieser Hinsicht wesentlich von dem bei Nylon üblichen und notwendigen Mehrstufenverfahren. Die Vorteile dieser Arbeitsweise liegen nicht nur auf wirtschaftlichem Gebiet. Die Gleichmäßigkeit und Sicherheit, mit der der Reaktionsvorgang abläuft, gewährleistet auch eine hohe, vor allem sehr konstante Qualität des Endproduktes. Die mit einer Temperatur von 250° C aus der Düse als Flüssigkeit austretenden Spinnfäden erstarren in der Luft und können nun mit einer hohen Geschwindigkeit, die 800—1000 m in der Minute erreichen kann, abgezogen und aufgewickelt werden.

Diese Spinnfäden, in denen die kettenförmigen Moleküle sich zunächst noch in völlig ungeordnetem Zustand befinden, besitzen nun, wie die Nylonfäden, die sehr merkwürdige und überaus wichtige Eigenschaft, sich durch Zug auf das Vier- bis Fünffache der ursprünglichen Länge verstrecken zu lassen. Dabei erfahren die Kettenmoleküle eine wesentliche Veränderung ihrer Lage. Sie werden in der Streckrichtung geordnet, und diese unter Zwang bewirkte „Orientierung“ bleibt auch dann erhalten, wenn der Zug zu wirken aufgehört hat. Dasselbe gilt für die Änderung anderer physikalischen Eigenschaften. Vor allem wird die Reißfestigkeit außerordentlich gesteigert, während die Bruchdehnung eine drastische und sehr erwünschte Senkung erfährt. Im ganzen ergibt sich durch diesen Prozeß eine ganz bedeutende Erhöhung des Gebrauchswertes. Die gereckte Faser zeigt zwar infolge innerer Spannung noch eine gewisse Neigung zum Schrumpfen, solange eine besondere Fixierungsbehandlung, die man mit dem sogenannten „Krabben“ der Wolle vergleichen kann, nicht durchgeführt ist. Bis zu diesem Punkt des Herstellungsprozesses ist das Faserbündel endlos und glatt. Die Anwendungsgebiete der Perlonfaser, ihre teilweise notwendige Mischung mit Wolle, Baumwolle oder Zellwolle, erfordern die Anpassung der Perlonfaser auch in ihrer äußeren Struktur an diese Fasern. So wie Wolle eine natürliche Kräuselung besitzt, die sie auch bei scharfer Beanspruchung nicht verliert, so ist es möglich, der Perlonfaser eine der Wolle entsprechende Kräuselung zu verleihen oder diese Kräuselung je nach dem Verwendungszweck zu variieren. Dabei sei erwähnt, daß die der Perlonfaser durch einen besonderen Prozeß verliehene Kräuselung in der Faser verbleibt und sich nicht mehr verliert. Aber erst der Schnitt in kürzere oder längere Fasern ermöglicht die Vermischung mit anderen Natur- und Kunstfasern und verleiht auch dem unvermischt gesponnenen Perlongarn den woll- oder baumwollähnlichen Charakter.

Dank seiner glänzenden physikalischen Eigenschaften hat sich die Perlonfaser auf den verschiedensten Gebieten erfolgreich durchgesetzt. Für das Orthopädie-Handwerk muß damit gerechnet werden, daß sich die Textilindustrie sehr viel der Perlonfaser bedienen wird, weil auch die Perlonfaser-Herstellerfirmen mit neuesten Herstellungsmethoden eine erstklassige Qualität gewährleisten. Es gibt unter den Orthopädie-Werkstoffen, insbesondere bei den gewebten Stoffen — auch bei Bandagengurten — noch manche Artikel, bei denen sich Perlon oder Perlonmischungen verwenden lassen, und unter Umständen kann damit deren Güte noch verbessert werden. Bei der Verwendung der Perlonfaser für Kraftzüge zum Kunstarm kommt entweder geklöppelte Perlonschnur wegen ihrer geringen Sprungelastizität oder der monofile Perlondraht in Frage. Der monofile Draht hat allerdings in normaler Ausführung eine Dehnung von 25—30 %, die aber durch geeignetes Verfahren der Herstellerfirma stark herabgesetzt werden kann. Die Reißfestigkeit liegt zwischen 30—40 kg bei Stärken von 1,00—1,35 mm. Bei Stärken von 1,50—2,00 mm ist die Dehnung bei Perlonfäden bei einer Länge von 60—80 cm sehr gering. In Kabelhüllen aus Chromnickelstahlfedern gleitet ein solcher Perlonfaden ohne jegliche Reibung.

Soweit Perlonfaser für die Gewebe der Mieder- und Bandagenstoffe, Futterstoffe, Bänder und Gurte, Schnürsenkel und anderer technischer Gewebe verwendet werden, ist es für den verarbeitenden Handwerker und den Verbraucher der Fertigware wichtig zu wissen, daß Perlon eine hohe Beständigkeit gegen anorganische Chemikalien aufweist. Alkalische Mittel greifen Perlon fast nicht an; das gilt nicht nur für schwache Alkalien, wie Seife oder Soda, sondern auch für Natronlauge und Kalilauge bis zu den höchsten Konzentrationen — auch bei erhöhter Temperatur. Weniger gut ist die Beständigkeit gegen Säuren. Einen Überblick über die Einwirkung von Säuren und Laugen unter verschiedenen Bedingungen gibt nach stehende Aufstellung:

Perlon verträgt	bei 20° C	bei 60° C	bei 80—100° C
Salzsäure bis höchstens	5 %	1 %	—
Schwefelsäure bis höchstens	5 %	2 %	—
Natronlauge Kalilauge	jeder Konzentration		

Lösungsmittel, wie sie in der chemischen Reinigung verwendet werden, haben auch bei erhöhten Temperaturen keinen nachhaltigen Einfluß auf Perlon. Dies gilt z. B. für Tetrachlorkohlenstoff (Asordin), Trichloräthylen, Methylenchlorid und sonstige Chlorkohlenwasserstoffe, für Benzin, Benzol sowie Benzin-Benzol-Gemische.

Die Hautatmung wird durch Perlon nicht behindert. Obwohl es nur wenig Feuchtigkeit aufnimmt, ist es wasserdampfdurchlässig. Wasserdampf wird, wenn auch in geringen Mengen, sehr rasch aufgenommen und ebenso rasch wieder abgegeben. Perlon verhält sich physiologisch indifferent; deshalb verwendet man es sogar als chirurgischen Nähfaden. Wenn gelegentlich davon die Rede war, daß durch Nylonstrümpfe Hautreizungen, Ekzeme und dgl. hervorgerufen wurden, so darf man nicht daraus schließen, daß Polyamide solche Reizungen verursachen! Perlon kann solche Wirkungen nicht hervorrufen. Wenn es zu solchen Erscheinungen kam, dann wurden sie zweifellos durch Verunreinigung oder durch Stoffe verursacht, die erst während der Verarbeitung auf das Textilmaterial aufgebracht wurden.

n) Vulkollan (Polyurethan-Elastomere)

Vulkollan (unter dem eingetragenen Warenzeichen HYDROFIT im Handel) ist ein kautschukelastischer Werkstoff, besitzt also die charakteristischen Eigenschaften natürlichen oder synthetischen Kautschuks, wie elastische Verformbarkeit, hohe Bruchdehnung und Zerreißfestigkeit, Rückprallelastizität und Schwingungsdämpfung, bei Shorehärten zwischen etwa 65° und 95°. Weiterreißfestigkeit und Abriebwiderstand als Maß der Verschleißfestigkeit

Physikalische Eigenschaften von Vulkollan
(Geprüft bei Raumtemperatur und normaler relativer Luftfeuchtigkeit)

Art der Prüfung	Dimension	Prüfvorschrift	Qualität 18/40	18/W	18	25	30	40	50
Dichte	g/cm³	DIN 53550	1,26	1,26	1,26	1,26	1,26	1,26	1,26
Zugfestigkeit	kg/cm²	DIN 53504	300	300	300	300	300	300	300
Bruchdehnung	%	DIN 53504	600	650	650	600	450	400	400
Spannungswert									
bei 20% Dehn.	kg/cm²	DIN 53504	7	10	15	50	70	100	140
bei 300% Dehn.	kg/cm²	Blatt 2	50	100	70	150	175	210	250
bleib. Dehnung	%	DIN 53504	5	20	15	30	35	40	40
Stoßelastizität	%	DIN 53512	47	56	53	50	45	44	42
Shore-Härte A	Härte-Einheiten	DIN 53505	65	70	80	90	93	95	96
Weiterreißfestigkeit (Graves)	kg/cm	DIN 53515	25	75	55	70	70	90	90
Nadelausreißfestigkeit	kg/cm	DIN 53506	60	110	90	105	110	120	130
Abriebverlust	mm³	DIN 53516	50	35	40	60	60	60	60
Wärmeleitfähigkeit	kca/mh°C		0,25	0,25	0,25	0,25	0,25	0,25	0,25
Linearer Ausdehnungskoeffizient	$10^{-6}/{}^0C$	20— 50° C	200	210	180	210	220	180	190
		20—100° C	190	190	180	200	190	160	190
Spezif. Wärme	cal/°Cg		0,45	0,45	0,45	0,45	0,45	0,45	0,45

Rohstoffe: Farbenfabriken Bayer A. G. Leverkusen.
Hydrofit/Vulkollan: Carl Freudenberg, Weinheim/Bergstraße.

sind als sehr gut zu bezeichnen. Vulkollan ist beständig gegenüber Sauerstoff, Ozon, Öl und Benzin.

Die obere Temperaturgrenze bei einer Dauerbeanspruchung liegt bei 80° C; nach unten beträgt sie etwa —20° C, d.h. bei dieser Temperatur ist das Material eingefroren, ohne jedoch zum Brechen zu neigen. Mit zunehmender Temperatur über 130° C ist die höchste Beständigkeitsgrenze erreicht.

Ausgangsmaterialien für die Herstellung von Vulkollan sind:

Desmophen 2000
Desmodur 15
Vernetzer (Wasser und mehrwertige Alkohole).

Es besitzt ein gleichmäßiges, dichtes, weitgehendst gasundurchlässiges Gefüge und enthält keinerlei Füllstoffe.

Vulkollan kommt als Plattenmaterial oder in Formstücken in den Handel und kann bei der Verarbeitung auch mit geeigneten Klebern verklebt werden.

o) Moltopren

Moltopren ist ein vollsynthetischer Schaumstoff auf Polyurethan-Basis. Er ist außerordentlich leicht, besitzt polyedrische Zellen und — von Spezialtypen abgesehen — eine hervorragende Gleichmäßigkeit in der Zellstruktur.

Die Härteeigenschaften von Moltopren können je nach Verwendung von verzweigten und/oder linearen Desmophen-Typen in weiten Grenzen von weichelastisch bis hart eingestellt werden. Darüber hinaus bietet die besondere Eigenart des Herstellungsverfahrens eine Fülle von Variationsmöglichkeiten in bezug auf die Endprodukte. So ist es möglich, durch Veränderung der dem Reaktionsgemisch zugesetzten Wassermenge und der stöchiometrisch entsprechenden Desmodur T-Menge das Raumgewicht zu verändern. Porendurchmesser zwischen 0,2 und 5 mm lassen sich ohne Schwierigkeiten einstellen. Einfärbbarkeit in Pastell- bis Intensivtönen ist ebenfalls gegeben.

Bei weichem Moltopren auf Polyesterbasis (Ester-Moltopren) findet auf Grund des hervorragenden Eigenschaftsbildes vorwiegend der Raumgewichtsbereich zwischen 20 und 70 kg/m³ kommerzielles Interesse.

Physikalische Werte:

Raumgewicht (Rohdichte) nach DIN 53573 kg/m³	Kernfestigkeit nach DIN 53575 kp/cm	Zugfestigkeit nach DIN 53571 kp/cm²	Bruchdehnung nach DIN 53571 %	Stoßelastizität nach DIN 53573 %
20—70	≧ 0,4	≧ 1,0	≧ 120	20—30

Während die physikalischen Werte in dem angegebenen Raumgewichtsbereich nur geringe Unterschiede zeigen, ist dagegen das Härteverhalten des Schaumstoffes von der Materialfülle abhängig. Je leichter der Schaumstoff, um so geringer ist die Stauchhärte. Die Dauerbeständigkeit von weichem Moltopren ist, trockene Wärme vorausgesetzt, sehr günstig zu beurteilen. Nachstehende Tabelle zeigt, daß für eine Dauer von etwa 3 Monaten Temperaturen von 100° C ohne merkliche Qualitätseinbuße — wenn man von zum Teil starken Verfärbungserscheinungen absieht — ausgehalten werden. Bei niedrigeren Temperaturen vergrößert sich die Dauer der Beständigkeit erheblich.

Dauer der Temperat.-Einwirkung (Tage)	Temperatur (°C)	Gewichtsverlust (%)	Farbänderung (Jodskala)	Änderung der mechanischen Werte in %.(bei Rg. 35 kg/m³	
				Zugfestigkeit	Bruchdehnung
30	100	— 0,9	ca. 20	— 5	+ 3
	125	— 2,2	ca. 100	— 15	— 11
	150	— 8,8	> 1100	— 53	— 28
60	100	— 1,6	ca. 80	+ 10	± 0
	125	— 3,2	ca. 200	— 17	— 7
	150	— 10,2	> 1100	— 68	— 70
90	100	— 1,1	ca. 200	— 12	— 7
	125	— 2,6	ca. 300	— 32	— 17
	150	— 11,3	» 1100	— 75	— 17

Da weiches Moltopren auch eine gute Kältebeständigkeit aufweist — Temperaturen bis zu minus 40° C werden ohne Versprödung ertragen —, ist seine Verwendbarkeit in einem weiten Temperaturbereich möglich. Für die Weiterverarbeitung werden die aus Moltopren gefertigten Blöcke auf Länge geschnitten und mittels Horizontalspaltmaschinen in Folien- bzw. Plattenware aufgespalten. Die mit Sicherheit zu erreichende Dicke liegt bei 2 mm.

Im Handwerk hat sich Moltopren weich als ein ausgezeichnetes Polstermaterial erwiesen.

Eine neue und damit jüngere Entwicklung ist Moltopren auf Polyätherbasis (Äther-Moltopren), das in seinen Eigenschaften gegenüber dem Ester-Moltopren nur geringe Unterschiede aufweist. Das harte Moltopren — hergestellt unter Verwendung von Polyester — wird in verschiedenen Herstellungsarten erzeugt und mehr oder weniger in Formstücken auf den Markt gebracht, wo es verschiedenen Zwecken dient, so z. B. als Isolierkörper usw. Im Orthopädie-Handwerk hat es bereits Einzug dadurch gehalten, daß es für Stumpfschäfte und u. a. auch als Füllteile für bestimmte Ersatzstücke genutzt wird.

Rohstoffe: Farbenfabriken Bayer A. G., Leverkusen.

Moltopren: Otto Bock, Kunststoff G. m. b. H., Duderstadt.

p) Styropor, ein Schaumstoff als Füll- und Isoliermaterial

Schaumstoffe aus Styropor gelten zu den zähharten Kunststoffen, die durch den chemischen Grundstoff, aus dem sie aufgebaut sind, eine hohe Festigkeit besitzen. Wegen ihrer sonstigen günstigen Eigenschaften konnten sie sich vornehmlich in sehr weitem Umfange in der Isoliertechnik einführen.

Diese Schaumstoffe werden aus den Rohstoffen Styropor F, H, K, P hergestellt; es handelt sich hier um blähfähige Polystrol-Partikel, die nach einem besonderen Verfahren zu Schaumstoffen verarbeitet werden.

Auf dem Gebiet der kosmetischen Orthopädietechnik haben sich die aus Styropor hergestellten Rundteilchen von durchschnittlich 1 mm Durchmesser als zweckvolles Füllmaterial für Hohlkörper (Kunsthände) erwiesen. Styropor K ist dagegen grobkörniger verformt. Formkörper dieser Arten können mit Klebstofflösungen, die keine zu hohen Anteile an Polystyrol lösenden Flüssigkeiten enthalten, verklebt werden.

q) Polyvinylchlorid-Pasten (Vestolit)

Diese PVC-Pasten sind kolloide Dispersionen des Thermoplastes Vestolit (Polyvinylchlorid; PVC) in Weichmachern. Sie sind von pastöser bis zähflüssiger Konsistenz. Die mechanische Mischung von Vestolit und Weichmacher, wie sie in diesen Pasten vorliegt, geht durch Temperaturerhöhung in einen Zustand über, der nicht wieder rückgängig gemacht werden kann. Diese Umwandlung ist eine Gelierung, die bei Temperaturen von 160—170° C stattfindet, eine bestimmte Zeit bedingt, die von den Arbeitsbedingungen abhängt und in einem Wärme- oder Gelierungsofen durchgeführt wird.

Das Endprodukt hat nach vollständiger Gelierung weichgummiartige bis lederartige Beschaffenheit, die von der Zusammensetzung der Paste abhängig ist.

Filmüberzüge und Formkörper werden durch Gießen oder Tauchen hergestellt. Formkörper können außerdem auch im Spritz- oder Preßverfahren gefertigt werden.

Da diese PVC-Pasten auch im Orthopädie-Handwerk Anwendung finden, sei darauf hingewiesen, daß sie in ihrer chemischen Zusammensetzung keinerlei gesundheitsschädigende Stoffe enthalten. Als Weichmacher enthalten sie Dioctylphthalat, Dibutylphthalat und Mesamoll; das erste zeigt hohe Kältefestigkeit, während das zweite sehr gelierfreudig ist.

Das spezifische Gewicht der Pasten beträgt 1,2.

Füll- und Farbstoffe — die bei der Verarbeitung Verwendung finden können, werden vorher mit Weichmachern angeteigt und die so erhaltenen Dispersionen der für den Arbeitsprozeß vorgesehenen Menge an PVC-Paste beigemischt. Werden besondere Beständigkeitseigenschaften wie z. B. Farb- und Lichtbeständigkeit, u. a. verlangt, werden der PVC-Paste dafür vorgesehene Stabilisatoren beigegeben.

Unmittelbar an die Formgebung der PVC-Paste in der Gießform beginnt der Gelierprozeß bei 160—170° C im Gelierofen. Die Gelierung muß solange dauern, bis die Weichmacher die einzelnen Vestolit-Teilchen durchgeliert haben. Das Ende der Gelierzeit läßt sich bei ungefüllten und ungefärbten Pasten leicht dadurch erkennen, daß der Film oder Formling ein transparentes Aussehen annimmt und ein gummiartiges Verhalten zeigt. Milchig-getrübte hellfarbige Erzeugnisse sind nicht ausgeliert, dunkelgefärbte Fertigprodukte sind überhitzt. In beiden Fällen können nicht die besten Werte an mechanischer Festigkeit, Kältebeständigkeit, Elastizität und Dehnung erreicht werden.

Dieser Kunststoff findet in der kosmetischen Orthopädietechnik vielfache Anwendung.

Hersteller: Chemische Werke Hüls, A. Marl/Rhld.

r) WE-Kunststoff für Epithesen und Resektionsprothesen

Unter WE 50 bringt die Herstellerfirma einen Kunststoff in den Handel, der auf Acrylatbasis erstellt, in Pulver-Flüssigkeitsform verarbeitet wird.

1,8 Gewichtsteile Pulver,
1 Gewichtsteile Flüssigkeit.

Pulver und Flüssigkeit werden zu einem Teig verarbeitet und dann in die vorbereitete Gipsform gebracht. Da das Pulvermaterial in verschiedenen Hauttönungen zur Verfügung steht, kann durch die Wahl des einen oder anderen

Pulvers die Grundfarbe des Endproduktes bestimmt werden. Der geschmeidige und gut knetbare Teig behält diese Eigenschaft etwa 30—40 Minuten, dann wird er gummiartig. Der in die Form eingebrachte Teig wird nach Schließen der Küvette gepreßt und danach in ein kaltes oder höchstens handwarmes Wasserbad gebracht. Das Wasserbad wird auf 70° C angeheizt und rund 30 Minuten dabei gehalten. Nach Ablauf dieser Zeit wird die Wärme des Wasserbades auf 100° C erhöht und dabei rund 30 Minuten belassen.

Das dabei verformte Ersatzstück (Epithese) bedarf keiner besonderen Abkühlung; solange die Küvette noch warm ist, läßt sich das Formstück mühelos aus der Form herausnehmen.

Hersteller: Kulzer & Co., G. m. b. H., Bad Homburg v. d. H.

s) Ortholen*)

Ortholen ist ein hautfarbiger Kunststoff, der zur Familie der Polyäthylene gehört und bei einem spezifischen Gewicht von 0,94 früher nicht erreichte Molekulargewichte und Festigkeiten zeigt. Der Rohstoff wird nach dem Ziegler Patent von einem deutschen chemischen Großbetrieb hergestellt. Ortholen läßt sich mit den einschlägigen Werkzeugen spanabhebend bearbeiten; als thermoplastischer Kunstoff läßt es sich aber auch durch Wärme spanlos verformen. Es ist ein Baustoff, der absolut hautfreundlich ist, keine Spannungskorrosion aufweist und auch keine Quellerscheinungen zeitigt; die Unempfindlichkeit von Ortholen gegen fast alle chemischen Agenzien ist ein besonders hervorzuhebendes Merkmal. Die in der Praxis normalerweise vorkommenden Lösungsmittel, Säuren, Basen — also auch der menschliche Schweiß, greifen diesen Baustoff nicht an. Erzeugnisse, wie Prothesen und Apparaturen aus Ortholen, die mehr oder weniger direkt am Körper getragen werden, können deshalb lange in einem hygienisch und ästhetisch einwandfreien Zustand erhalten werden.

Ortholen wird für handwerkliche Zwecke in Platten verschiedener Stärke von 0,5 bis 100 mm und in verschiedenen Paßteilen hergestellt. Die Bearbeitung dieses Baustoffes ist verhältnismäßig recht einfach. Ähnlich wie man Holz bearbeitet, läßt es sich spanabhebend bearbeiten. Bei Anwendung scharfer Werkzeuge läßt es sich sägen, schneiden, bohren, fräsen, raspeln, hobeln, schleifen und polieren; es läßt sich aber auch spanlos in geringem Maße kaltverformen durch Hämmern, Treiben und Recken, ähnlich wie es der Orthopädiehandwerker bei der kalten Verformung von Stahlschienen gewöhnt ist. Wie schon erwähnt, läßt sich Ortholen als thermoplastischer Kunststoff durch Erwärmung sehr leicht und sehr weitgehend verformen. Die Warmfestigkeit liegt zwar wesentlich höher als bei früher bekannten Polyäthylengruppen; sie liegt weit über 100° C. Gegen kochendes Wasser ist Ortholen deshalb noch formbeständig. Bei einer Wärme um 180° C. dagegen wird es durch und durch weich und ist dann mühelos z. B. über ein Gipsmodell verformbar. Unter einer gewissen Pressung behält es nach Erkaltung die ihm neu gegebene Form. Bei einer erneuten Erwärmung bzw. teilweise Erwärmung lassen sich Änderungen beliebig vornehmen.

Die Kombination von thermischer Verformung *und* spanabhebender Bearbeitung gibt dem Orthopädie-Handwerker alle Möglichkeiten in die Hand.

Die Erwärmung von Ortholen auf die erforderliche Temperatur von 160 bis 200° C geschieht am zweckmäßigsten im Wärmebad aus Glyzerin. Diese ge-

*) Ortholen = Markenbezeichnung der Firma Wilh. Jul. Teufel, Stuttgart.

währleistet die Sicherheit einer gleichmäßigen Durchwärmung unter Luftabschluß; durch entsprechende Kontrollen mit dem Eintauchthermometer lassen sich Überhitzungen dieses Materials leicht vermeiden. Man kann die Erwärmung auch im Wärmeofen (mit Thermostat!) durchführen oder auch bei vorsichtiger Handhabung durch Strahlungswärme von Infrarotstrahlern erreichen, wenn der Luftsauerstoff nicht einwirken kann. Die aufgezeichneten Eigenschaften dieses Baustoffes gestatten dem Handwerker, aus diesem Material Korsette, Prothesen, Stützapparate, Einlagen und auch selbstschmierende, wartungsfreie Gelenkverbindungen herzustellen, wie man sie beispielsweise im Prothesenbau für die Fuß- und Kniegelenke braucht. Verbindungen mit anderen festen Werkstoffen können durch mechanische Hilfsmittel wie Nieten, Schrauben, Bolzen u. ä. eingegangen werden.

Mit Ortholen erschließen sich neue Wege für die Herstellung und Anpassung orthopädischer Heil- und Hilfsmittel am menschlichen Körper.

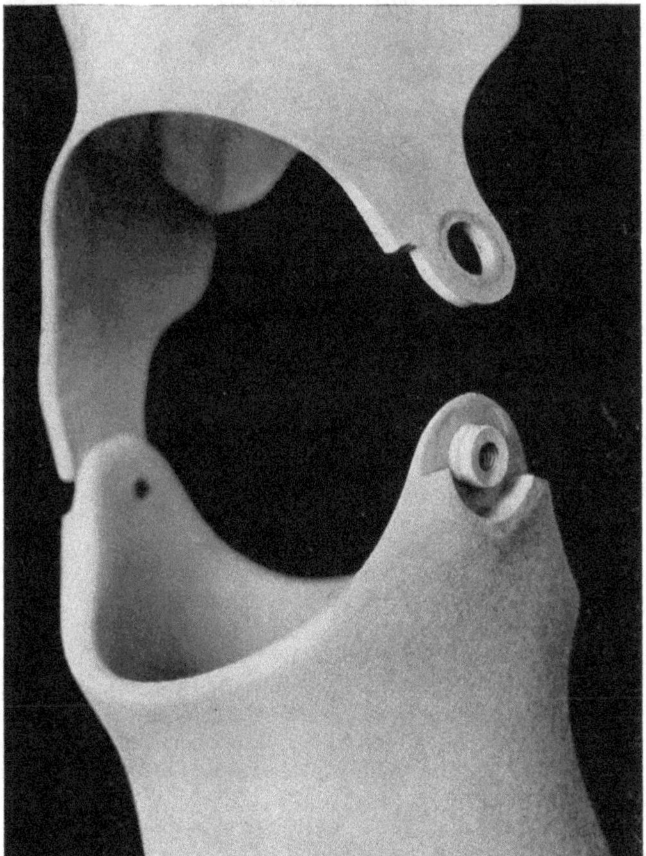

Abb. 7. Kniegelenk einer Badeprothese aus Ortholen
Gelenk aus dem vollen Material mit Spezialfräser gefräst

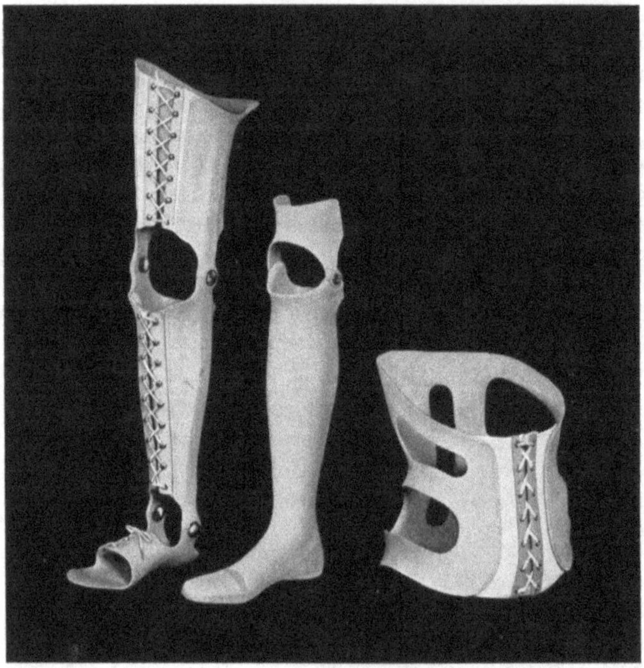

a b c

Abb. 8. a) Stützapparat aus Ortholen
b) Badeprothese aus Ortholen
c) Stützkorsett aus Ortholen

t) Plastoid

Plastoid ist ein thermoplastischer Kunststoff und gehört zur Gruppe der Acrylate. Plastoid 015 — ein thermoplastisches Gießharz — hat sich bisher bei der Herstellung von Zahnprothesen und auf anderen Gebieten bewährt. Auf dem orthopädischen Sektor wird es über ein zerlegbares Gießmodell aus Holz ohne Unterdruck vergossen. Als Füllstoffe dienen Glasfaser, Perlon- und Halanka-Gewebe, die dem Formstück bei einer Wandstärke von nur 2—3 mm eine allen Ansprüchen genügende Festigkeit verleihen. Als Außenisolation wird eine Polyvinyl-Alkohol-Folie mit hohen hygroskopischen und gummielastischen Eigenschaften verwendet. Selbstverständlich kann Plastoid 015 auch mit Farbzusätzen weiß, rot, gelb und schwarz als Inkarnat eingefärbt werden. Nach der Verformung ist eine spanabhebende Bearbeitung möglich.

Plastoid 17/18 — ein thermoplastischer Hartschaum — wird zweckmäßig für die Innenform verwendet. Als Werkstoff eignet sich Kunststoff hervorragend für die sogenannte funktionelle Stumpfeinbettung direkt am Versehrten. Auch er ist einfärbbar.

Beide — Plastoid 015 und 17/18 — bestehen aus drei Komponenten, die vor ihrer Verarbeitung in einem bestimmten Verhältnis vermischt werden. Es sind ein Pulver und zwei flüssige Lösungen, die im Verhältnis 100:30:50 miteinander vermischt werden.

Hersteller: Röhm & Haas Pharma GmbH, Darmstadt.

u) PVC-Schaumstoffe

Aus Polyvinylchlorid lassen sich fast alle Schaumstoffarten herstellen. Je nach der Zusammensetzung der Ausgangsstoffe können harte oder weiche Schaumstoffe und je nach der angewandten Verfahrenstechnik offen- oder geschlossenes Material verformt werden. Hinsichtlich des Druckes unterscheidet man das Hochdruck-, das Niederdruck- und das drucklose Verfahren. Nach dem derzeitigen Stand der Technik erhält man beim

a) drucklosen Verfahren ein offenzelliges Material, weich.
b) Niederdruckverfahren ein offenzelliges Material, weich,
c) Hockdruckverfahren ein geschlossenzelliges Material, weich und hart.

Für die Herstellung von PVC-Schaumstoffen (Verschäumungsprozeß) werden Mischungen aus PVC, Stabilisatoren und Treibmittel verwendet. Die Rezepturen für diese Mischungen sind unterschiedlich je nach dem anzustrebenden Zweck. Beim Hoch- und auch beim Niederdruckverfahren arbeitet man mit zweiteiligen, luftdichten Metallformen. Die Verfahrenstechnik sieht beim Hochdruckverfahren eine zweistufige und beim Niederdruckverfahren eine einstufige Arbeitsmethode vor. Für die handwerkliche Verschäumung eignen sich hauptsächlich das Niederdruck- und das drucklose Verfahren. Formstücke — im Niederdruckverfahren hergestellt — zeigen ein vorwiegend offenzelliges Material. Diese Arbeitsweise geschieht unter schwachem Druck beim Aufschäumen der Mischung, und es wird gerade durch diesen Gegendruck erreicht, daß der Schaumstoff in der Zellstruktur gleichmäßiger entwickelt wird als beim drucklosen Verfahren. Der im Niederdruckverfahren hergestellte Schaumstoff eignet sich vorzüglich als Polstermaterial, Spielzeugfiguren u. a.; er ist bei Dauerbelastungen nicht den Schrumpfungen ausgesetzt wie der im Hochdruckverfahren hergestellte geschlossenzellige Schaumstoff. Das drucklose Verfahren stellt an den Hersteller erhebliche Forderungen hinsichtlich der Rohstoffe, Mischungsrezepturen und auch der Verschäumungsvorgänge. Das gilt ganz besonders dann, wenn Formteile hergestellt werden, bei denen Hohlformen aus festen Werkstoffen, wie Metall, Keramik, Porzellan u. ä. verwendet werden. Ebenso sind auch Formen aus Kunststoffen anwendbar, wenn sie die für den Verschäumungs- bzw. Gelierprozeß vorgesehenen Wärmetemperaturen aushalten.

v) Abformmassen und Formstoffe

1. Allgemeines

Für die Herstellung von Formen für ein Körperersatzstück oder auch ein Bekleidungsstück ist es in der Regel notwendig, von dem betreffenden Teil des menschlichen Körpers eine plastische Abform zu machen. Das geschieht meistens mit Hilfe eines Gipsbreies, oftmals auch mittels Gipsbinden und ferner auch mit flüssigem Wachs oder Paraffin. Diese Werkstoffe dienen dann als Abformmassen; sie können aber auch gleichzeitig als Formstoffe für ein Fertigungsmodell dienen und üben dann beide Funktionen aus. In der heutigen Zeit werden auch Kunststoffe verschiedener Arten als Abformmassen und auch als Formstoffe angewendet und zwar deshalb, weil in bezug auf die plastische Wiedergabe des abzuformenden Teiles oder ganzer Stellen des Körpers höhere Ansprüche gestellt werden, z. B. wird heute größter Wert auf die genaue Wiedergabe der Hautoberflächen, der Hautzeichnungen u. a. gelegt, wenn nach den Abformen entsprechend gute Fertigungsformen hergestellt werden müssen.

2. Negocoll-Abformmasse für das Dr. Pollersche Verfahren

Unter dem Namen Negocoll ist eine elastische, hydrokolloide Schmelzmasse zu verstehen, die beim Dr. Poller-Abformverfahren auf den verschiedensten Gebieten angewendet wird; sie gewährleistet die Schaffung von wirklich bis ins kleinste gehende naturgetreue Abformungen.

Sie wird in Blechdosen in den Handel gebracht, und für die Durchführung eines Abformprozesses mit dieser Schmelzmasse ist es notwendig, die Masse in einen verarbeitungsfähigen Zustand zu bringen. Im Wasserbad wird die Formmasse über nicht zu starker Flamme erhitzt, bis sie ganz geschmolzen ist und einen rahmartigen Brei bildet, der keine Knollen mehr aufweist. Durch ständiges Umrühren der Masse mit einem Spatel von unten nach oben wird ein Anbrennen vermieden. Angebrannte oder ausgetrocknete Formmasse ist nicht mehr verwendungsfähig. Die geschmolzene Formmasse besitzt die richtige Auftragskonsistenz, wenn sie vom Spatel nur langsam abfließt. Je kühler die Formmasse vor dem Auftragen sein soll, desto dünner ist sie zu gestalten durch Beifügen von warmem Wasser während des Kochens. Durch entsprechend langes Kochen läßt sich die Masse wieder eindicken, falls sie etwas zu dünn erscheint.

Die Formmasse bedarf bei der Abformung von menschlichen Körperteilen sowie der meisten Objekte keiner Vorpräparation des Modells durch Einfetten. Für den Auftrag auf den menschlichen Körper muß die Formmasse bis zu 30—40° C abgekühlt werden; das geschieht durch leichtes Umrühren mit dem Spatel außerhalb des Wasserbades. Hinsichtlich der Abformtechnik mittels der Negocoll-Masse gilt folgendes:

Die vorbereitete Negocollformmasse wird mittels Pinsel auf den abzuformenden Gegenstand aufgetragen. Sie muß eine zusammenhängende, ziemlich dicke Schicht bilden. Nachher kann man für den weiteren Auftrag einen Spatel anwenden, damit schneller gearbeitet werden kann. Bei Objekten mit großen Flächen und starken Rundungen ist die Formmassen-Form während des Auftragens durch Einlegen von Stützen wie z. B. Drahtgestellen, Stoffeinlagen usw. zu verstärken.

Da die Formmasse langsam abkühlt, muß nach einer Abkühlung der Masse auf 35° C der Auftrag rasch erfolgen, damit die einzelnen Aufstriche nicht erstarren und später eventuell abblättern! Wird die so erstellte Form erst zu einem späteren Zeitpunkt gebraucht, ist sie entweder unter Wasser oder in einem luftdicht abgeschlossenen Gefäß aufzubewahren. Für kürzere Zeit genügt ein Umwickeln mit einem feuchten Tuch.

Gebrauchte Negative aus Negocollmasse, die ihren Zweck erfüllt haben und nicht mehr gebraucht werden, werden mit einem Messer in kleine Stücke zerschnitten. Noch besser ist es, diese Stücke mittels Fleischwolf zu zerkleinern und sie dann in einer luftdicht geschlossenen Büchse für die nächste Verwendung aufzubewahren.

Da die Negocoll-Abformmasse nur in sehr warmen, flüssigen Zustande anzuwenden ist, muß für Abformen, die am menschlichen Körper gemacht werden, berücksichtigt werden, ob man nicht lieber eine andere Abformmasse anwendet.

Lieferer: F. Picknes, Berlin SW 68, Kochstraße 19.

3. Zelex-Alginat-Abdruckmaterial

Dieses Abformmaterial wird in Pulverform in den Handel gebracht und läßt sich sehr leicht anwenden. Es ermöglicht eine formvollende Wiedergabe aller

Feinheiten der Hautoberflächen und Hautzeichnungen und hat den Vorzug, daß es ohne Erwärmung angewendet werden kann.

Zelexpulver wird zu gleichen Teilen 1 : 1 mit gewöhnlichem Leitungswasser zu einer geschmeidigen Masse angerührt. Die Benutzung einer Waage gewährt hierbei die genaueste und sparsamste Dosierung. Man gießt nach dem Abwiegen das Wasser in den Mischnapf und gibt dann das Zelexpulver dazu. Etwa 45 Sekunden lang mischt man beide Teile miteinander und spatelt sie gut durch, bis eine glatte, geschmeidige Masse erzielt ist, die dann mit einem Spachtel auf das abzuformende Glied aufgetragen wird. Die genormte Abbindung läßt genügend Zeit für das Anrühren, das Mischen und Auftragen des Materials auf den abzuformenden Körperteil. Die außerordentlich schmiegsame Zelex-Masse formt sich mühelos allen Feinheiten der Körperpartien an. Notfalls genügt ein leichtes Andrücken, um das Material an Ort und Stelle zu fixieren. Die aufgetragene Masse bleibt verhältnismäßig lange plastisch, um dann kurz abzubinden. Nach rund 3 Minuten, gerechnet vom Beginn des Anrührens der Masse, wird das Zelexmaterial fest.

Werden größere Teile abgeformt, z. B. eine Hand, dann empfiehlt es sich, über den an sich dünnen Zelexauftrag (etwa 3—4 mm stark) eine Verstärkung mittels Gipsbinde bzw. Gipsauftrag anzubringen.

Im abgebundenen Zustand ist Zelex elastisch, so daß auch untersichgehende Stellen originalgetreu wiedergegeben werden. Falls das Ausgießen der Abform (mittels Gips) nicht sofort vorgenommen werden kann, ist die Zelex-Abform in der Zwischenzeit in ein feuchtes Tuch zu wickeln, um ein Austrocknen zu verhindern. Besser ist es, die Zelex-Abform so bald als möglich auszugießen, damit keinerlei Schrumpfung eintritt. Nach erfolgtem Abguß läßt sich die verformte Zelexmasse sehr leicht vom Gips abziehen.

Hersteller: De Trey Gesellschaft m. b. H., Waldshut-Bayern.

4. Abformmassen auf der Basis Silicon-Kautschuk.

Diese Abformmassen werden in Pastenform mit entsprechender Härterflüssigkeit in den Handel gebracht. Die Konsistenz der Paste kann durch Beigabe zusätzlicher Verdünnerflüssigkeit dünnflüssig gestaltet werden.

Auf einer Glasplatte werden Paste und Härterflüssigkeit homogen vermischt. Eine Dosierskala zeigt an, in welchem Verhältnis Paste und Härter zu vermischen sind. Pro Teilstrich der Skala an Paste gibt man einen Tropfen der Härteflüssigkeit (mehr Tropfen beschleunigen die Erhärtung, weniger Tropfen verlangsamen das Tempo der Aushärtung. Trotzdem empfiehlt es sich immer, das Pastengemisch sofort zu verarbeiten, denn auch die Temperatur beeinflußt die Polymerisation. Bei 20° C und normaler Dosierung des Gemisches erfolgt die Aushärtung in 5—6 Minuten, bei 30° C in nur 2—3 Minuten, bei 10° C dagegen in 10—12 Minuten. Die Aushärtung ist daran zu erkennen, daß die Paste eine gummiartige, elastische Form angenommen hat und nicht mehr deformiert werden kann.

Die Vorzüge solcher Abformpasten sind:

a) schnelle und bequeme Verarbeitungsweise,
b) genügende Standfestigkeit der Paste,
c) keine bzw. möglichst geringe Dimensionsveränderungen während und nach dem Aushärten,
d) hochelastische, gummiartige Aushärtung, volumenbeständig,
e) überzeugende Abdruckschärfe, auch bei unter sich gehenden Stellen,
f) die Masse ist nicht klebend, absolut reizlos, geruchs- und geschmackfrei.

Wegen dieser Vorzüge kann man diese Abformpasten als ideal bezeichnen; sie erfüllen alles, was der Handwerker von einer Abformmasse erwartet.

Hersteller: Marke „Impressional“ = Farbenfabrik Bayer A. G., Leverkusen,
Marke „Lastic 55“ = A. Kettenbach, Wissenbach / Dillkreis (Hessen).

5) Stonex-Steinmodellmasse

Diese Steinmodellmassen eignen sich besonders gut zur Verformung von Thermoplasten und von Gießharzen, die drucklos oder nach dem Niederdruckverfahren verformt werden. Sie besteht aus zwei Komponenten, einem Pulvermehl und einer Flüssigkeit, die zusammengemischt eine gießbare Masse ergeben, die in etwa 6—10 Stunden bei Raumtemperatur erhärtet. Sie wird in drei Typen hergestellt, von denen sich insbesondere die Type W wegen ihrer besonders hohen Wärmeleitfähigkeit auszeichnet. Sie eignet sich vor allem zur Formgebung hitzehärtender Gießharze sowie zur Anfertigung von Formen für das Vakuumformverfahren, in den Fällen, wo infolge sehr großer Arbeitsgeschwindigkeiten eine hohe Wärmeleitfähigkeit erforderlich ist.

Technische Daten:

Stonex-Steinmodellmasse Type	N	W	SO
Spezifisches Gewicht g/cm³	1,7	2,5	1,3
Spez. Wärme kcal/kg	0,28	0,16	0,6
Wärmeleitfähigkeit kcal/h/°C	1,5	12	1,2
Wärmebeständigkeit: Dauerbetrieb ...	100—120° C	130—180° C	60—90° C
kurzzeitig	200—220° C	220—250° C	120—150° C
Brünellhärte kg/mm² nach 2 Tagen..	15	14	3
nach 14 Tagen..	50	15	7
nach 21 Tagen..	60	16	10
Biegefestigkeit kg/mm² nach 2 Tagen..	35	25	15
nach 14 Tagen..	50	30	20
nach 21 Tagen..	70	50	30
Druckfestigkeit kg/mm² nach 2 Tagen..	120	115	25
nach 14 Tagen..	310	120	40
nach 21 Tagen..	420	130	50
Schlagzähigkeit cmkg/cm²			
nach 2 Tagen..	0,8	1,2	0,7
nach 14 Tagen..	1,3	1,4	1,0
nach 21 Tagen..	1,5	1,6	1,3

Wenn die Stonex-Modellmasse in gut verschlossenen Behältern aufbewahrt wird, ist sie fast unbegrenzt lagerfähig.

Die Verarbeitung ist sehr einfach. Zur Aufbereitung der Type W werden 2 Gewichtsteile Stonex-Mehl mit 1 Gewichtsteil Lösung entweder mit der Hand (Hände vorher einfetten!) in einem sauberen Gefäß oder bei größeren Ansätzen in einer geeigneten Mischmaschine vermischt. Beim Vergießen läßt man den Stonex-Brei in die untere Ecke der etwas schräg gestellten Form laufen, um das Entweichen eingeschlossener Luft zu erleichtern. Die Masse verteilt sich dann selbst auf die ganze Form. Zur Vermeidung von Trockenrissen wird die Rückseite der Form mit Tüchern abgedeckt, die mit Stonex-Lösung getränkt sind. Nachdem die Gießlinge hart geworden und wieder erkaltet sind, können sie — wenn erforderlich — noch bearbeitet werden. So läßt sich die Oberfläche mit Wasser und Polierrot naß glattschleifen. Formen aus Stonex-Formmasse Type W müssen unbedingt eine Oberflächenbehandlung erfahren, da sie andernfalls sehr stark korrodieren.

Hersteller: Chemische Fabrik Dr. F. Raschig G. m. b. H. Ludwigshafen-Rhein.

6) Formgußmasse 997 (FGM).

Diese Schmelzmasse läßt sich durch Aufschmelzen bei 160° C in einen leicht vergießbaren Zustand bringen und hat bei Raumtemperatur ein gummielastische Beschaffenheit. Mit der aufgeschmolzenen Masse können Negativformen von Modellen jeglicher Art aus wärmefesten Stoffen abgenommen werden. Die Formgußmasse ist dabei so elastisch, daß man Gußteile mit starken Hinter- und Unterschneidungen in einteiligen Formen herstellen kann. Modelle aus Gips, Zement oder Holz müssen soweit getrocknet werden, daß sie beim Übergießen mit der flüssigen Formgußmasse keine oder nur unwesentliche Mengen Feuchtigkeit abgeben. Zu diesem Zweck werden die bereits gut lufttrockenen Modelle einige Tage bei 60—80° C getrocknet. Außerdem muß die Oberfläche dieser Modelle mit Polyvinylalkohol und evtl. zusätzlich mit Infirnol vor oder nach der Trocknung isoliert werden. Darauf werden die Modelle innerhalb 1—2 Stunden zur Entlüftung auf 130—140° C, zumindest oberflächlich, erwärmt und anschließend sofort mit der flüssigen Schmelzmasse übergossen. Man läßt dann die übergossenen Modelle so lange in einem Wärmeschrank bei 140—150° C, bis die Blasenbildung aufhört.

Die so aus Gipsabformen hergestellten Positivformen zeigen eine genaue Wiedergabe der Flächen. Das ist insbesondere in der kosmetischen Orthopädietechnik von besonderem Vorteil; zudem gibt die gummiartige Elastizität solcher Positivformen die Möglichkeit der Korrektur hinsichtlich Stellung und Gestalt. Diese Schmelzmassen haben weiter den Vorteil, daß man sie nach Gebrauch wieder zu neuen Modellen verwenden kann; man schneidet sie in kleinere Stücke und diese werden dann wieder aufgeschmolzen.

Hersteller: Dynamit-Werke vorm. Alfred Nobel & Co., Troisdorf (Bez. Köln).

7) Duroterm-Einbettungsmasse

Duroterm-Einbettungsmasse wird in Pulverform in den Handel gebracht. Sie kann als ein universeller Stoff für das Modellgußverfahren bezeichnet werden, denn neben den Vorteilen einer schnellen und leichten Verarbeitungsweise werden auch hier nach Aushärtung des Stoffes alle Einzelheiten des Formstückes wiedergegeben.

Für das Herrichten dieser Einbettmasse gilt das Mischungsverhältnis: 29 g Durotermpulver : 10 ccm Wasser.

Die Abbindezeit beträgt etwa 15 Minuten.

Die Gesamtexpansion nach Erhärtung der Einbettmasse beträgt 1,6 %, ist also bei Formen für Körperausgleichsstücke recht gering.

Hersteller: Farbenfabriken Bayer A. G. Leverkusen.

w) Gießharz-Bindemittel

Wie bereits unter Leime angedeutet, haben die verschiedenen Kunstharze eine ausgezeichnete Haftfestigkeit und werden deshalb in den verschiedensten Ausführungsformen als Bindemittel angewendet. Nachstehend wird beispielsweise auf das Araldit-Bindemittel 121 hingewiesen:

Es ist lösungsmittelfreies, pastenförmiges Epoxydharz mit außergewöhnlichem Haftvermögen an verschiedenartigsten Werkstoffen, wie Stahl, Eisen, Bunt- und Leichtmetallen, Porzellan, Steatit, vulkanisiertem Kautschuk, gehärteten Kunststoffen usw. Es eignet sich im besonderen zum Verbinden von wärmeempfindlichen Werkstoffen oder Werkstoffen mit kleinen linearen Wärmeausdehnungskoeffizienten.

Es härtet nach Zugabe der Härter 951 oder 930 bei Raumtemperatur ohne Anwendung von Druck und Wärme. Einwirkung von Wärme beschleunigt allerdings die Reaktion. Flüchtige Bestandteile werden bei der Härtung nicht abgespalten. Der auftretende Schwund ist sehr gering. Das gehärtete Harz ist geruchlos, geschmackfrei und völlig ungiftig. Mit Araldit-Bindemittel 121 hergestellte Verbindungen weisen gute mechanische Festigkeiten auf, sie sind elektrisch gut isolierend, besitzen gute Beständigkeit gegen Feuchtigkeit, Lösungsmittel, Temperaturschwankungen usw. und verursachen keine Korrosionen.

Die Konsistenz des ungehärteten Harz/Härter-Gemisches ändert sich bei der Erwärmung sehr wenig, so daß das bei Raumtemperatur auch in dicken Schichten auftragbare Harz ohne Formänderung sogleich auf 80—100° C und mehr erwärmt werden kann. Damit eignet es sich zum Ausfüllen von Fugen und für Auftragsarbeiten. Bei fachgemäßer Verarbeitung lassen sich auch porenfreie Körper herstellen, die sich feilen und schleifen lassen, ohne zu schmieren.

Das Mischungsverhältnis beträgt in der Regel bei der Verwendung von Härter 951:

	Gewichtsteile
Araldit-Bindemittel 121	100
Härter 951	4—4,5
bei der Verwendung von Härter 930:	
Araldit-Bindemittel 121	100
Härter 951	4,5—5

Die Gebrauchsdauer dieser Mischungen beträgt für etwa 100 g bei 20° C:

mit Härter 951: etwa 1½ Stunde,
mit Härter 930: etwa 1 Stunde.

Die angegebenen Mischungsverhältnisse bei der Verwendung von Härter 951 müssen gemäß obigen Angaben eingehalten werden, da geringere Zusätze an Härter keine genügende Härtung innerhalb geeigneter Frist ermöglichen. Immerhin kann der Zusatz von Härter 930 von 4,5—5 auf 2,5—3 Gewichtsteile reduziert werden, wodurch die Gebrauchsdauer um etwa 1 h verlängert wird. Erhöhte Zusätze an Härter dagegen können zu Korrosionen Anlaß geben, da die zuviel zugesetzten Härtermengen nicht in die Vernetzung und in die Härtungsreaktion einbezogen werden. Gemäß unseren Rezepten zubereitete Mischungen verursachen indessen keine Korrosionen.

Harz und Härter sind sehr sorgfältig und so lange zu mischen, bis der Härter gleichmäßig im Harz verteilt ist. Kleinere Mengen werden am besten von Hand angerührt, größere Mengen können vorteilhaft mit Hilfe von mechanisch angetriebenen Rühraggregaten, Knetern und dgl. vermischt werden.

Da das Harz/Härter-Gemisch bei einer Temperatur von 20° C eine Gebrauchsdauer von nur 1—1½ Stunden besitzt, in größeren Mengen und vor allem unter dem Einfluß von Handwärme, Reibungswärme usw. mit eigener Wärmeentwicklung reagiert, ist es oft zweckmäßig, das Mischgefäß auf 15—20° C zu kühlen.

Die Oberflächen der zu verbindenden Materialien sind zum mindesten mit Trichloräthylen oder anderen guten Fettlösungsmitteln von Schmutz, Öl und Fett gründlich zu befreien.

Aluminium und seine Legierungen werden geschliffen oder aufgerauht, wodurch meist ausreichende Festigkeiten der Verklebung erzielt werden. Erhöhte Festigkeiten erhält man bei Verbindungen von Leichtmetallen auf Grund des nachfolgend beschriebenen Ätzverfahrens (Pickling Process, Britische Spezifikation D. T. D. 915 B).

Das Ätzen ersetzt nur das Aufrauhen, nicht aber das vorherige Entfetten.

Das Ätzverfahren:

Zusammensetzung der Ätzlösung:

	Gewichtsteile
Konz. Schwefelsäure (spez. Gew. 1,82)	23
Natriumbichromat ($Na_2Cr_2O_7 \cdot 2H_2O$)	6,5
Wasser	70,5

Die zu verbindenden Teile der Werkstoffe werden während 20 Minuten bei 45—65° C vollständig in das Bad getaucht. Die Ätzflüssigkeit wird am besten in Blechgefäßen gehalten, die, wenn möglich mit Blei ausgefüttert, auf geheizten Platten aufgestellt werden. Mit 4,5 l Lösung kann man ungefähr 20 m² Metallfläche behandeln. Bei der Arbeit sind Gummihandschuhe zu tragen.

Die Werkstücke sind nach der Ätzbehandlung in kaltem Brunnenwasser zu waschen und hierauf an der Luft oder im Ofen zu trocknen. Sobald dieser Prozeß beendet ist, kann eine gute Benetzbarkeit des behandelten Metalls festgestellt werden. Bis zum Auftrag des Bindemittels, der innerhalb 24 Stunden zu erfolgen hat, ist jede Verunreinigung oder jedes Berühren der Klebefläche mit den Fingern zu vermeiden. Stahl, Eisen und Buntmetalle werden überschliffen oder mittels Schleifleinen aufgerauht und anschließend entfettet. Noch besser ist feines Sandstrahlen. Dadurch werden allenfalls vorhandener Rost, Zunder, Oxydschichten, Farbanstriche, Lackierungen oder andere Verunreinigungen entfernt. Vernickelte, verchromte oder anderweitig behandelte Metallflächen sind ebenfalls aufzurauhen.

Gehärtete Kunststoffe müssen mit Glaspapier oder Schleifleinen leicht aufgerauht werden.

Naturkautschuk soll während 5 Minuten bei Raumtemperatur an der zu verbindenden Fläche mit konz. Schwefelsäure (spez. Gewicht 1,82) behandelt werden. Nachher wird der an der Oberfläche hart gewordene Kautschuk bis zur Säurefreiheit mit Wasser gewaschen und hierauf getrocknet.

Bei synthetischem Kautschuk wird die Behandlung mit konz. Schwefelsäure je nach Sorte auf 10—30 Minuten ausgedehnt.

Silikon-Kautschuk, thermoplastische Kunststoffe, wie PVC, Polyäthylen, Polytetrafluoräthylen, Polystyrol usw., können nicht mit Araldit-Bindemittel 121 verbunden werden.

Araldit-Bindemittel 121 wird nach erfolgter Mischung mit dem Härter am besten mit einem Spatel auf die Verbindungsflächen aufgetragen. Dickere Schichten werden ebenfalls mit dem Spatel oder mittels Fettspritzen oder ähnlicher Apparaturen unter Druck aufgetragen.

Bei kleinen glatten Flächen genügt ein einseitiger Auftrag. Bei rauhen Flächen und in allen Fällen, wo zu verbindende Teile zusammengesteckt werden, ist das Bindemittel zur Gewährleistung allseitiger Benetzung beidseitig aufzutragen. Bei Teilen, die eingeklebt werden müssen, genügt ein Spielraum von 0,2 mm. Werkteile, die nicht verbunden werden dürfen, werden am besten mit einer hauchdünnen Schicht Fett, Seifenlösung, Wachs- oder Silicon-Trennmittel behandelt oder mit Ölpapier belegt.

Beim Ausfüllen von Hohlräumen und wenn glatte Oberflächen erzielt werden sollen, ist es zweckmäßig, den Spatel etwas anzuwärmen. Nach dem Harzauftrag werden die Teile sogleich fixiert.

Aus den Fugen ausgetretenes Harz läßt sich unmittelbar nach dem Fixieren oder solange das Harz noch nicht angehärtet ist, mit einem Spatel oder einem mit Aceton leicht befeuchteten Lappen entfernen.

Der Härter 930 darf nur bis zu Schichtdicken von 0,5 mm verwendet werden. Der Härter 951 dagegen kommt auch für größere Schichtdicken in Betracht.

Für Mischungsverhältnisse von:

	Gewichtsteile
Araldit-Bindemittel 121	100
Härter 951	4—4,5
bzw. Härter 930	2,5—5

gelten für die verschiedenen Härtungstemperaturen die folgenden minimalen Härtungszeiten:

Temperatur °C	Zeit
20	24 Stunden
40	14 „
70	2 „
100	1/2 „
130	15 Minuten
150	10 „
180	5 „
200	3 „

In dieser Tabelle sind die für das Aufwärmen der Werkstoffmasse auf die betreffende Härtungstemperatur benötigten Zeiten nicht berücksichtigt.

Härtungstemperaturen unter 18° C ergeben schlechte Resultate. Temperaturen über 100° C dürfen nur angewandt werden, wenn die Dicke der Verbindungsfuge weniger als 0,5 mm beträgt. Andernfalls können sich Blasen bilden. Bei Härtungstemperaturen über 180° C dürfen die in der Tabelle angegebenen Härtungszeiten nur wenig überschritten werden.

Infrarotstrahler und ähnliche Wärmequellen sind, weil sie ungleichmäßig erwärmen, nur mit Vorsicht anzuwenden.

Da das Harz bei Raumtemperatur härtet, ist es nicht unbedingt notwendig, die Härtung bei einer bestimmten höheren Temperatur zu Ende zu führen. Es genügt beispielsweise, wenn das Harz bei dieser Temperatur nur angehärtet wird. Die Endhärtung vollzieht sich nachher bei Raumtemperatur.

Müssen aus irgendwelchen Gründen ausgehärtete Harzverbindungen wieder gelöst werden, so legt man die Werkstücke am besten während mehrerer Tage in Trichloräthylen oder besser in warmes Dimethylformamid ein, falls diese Lösungsmittel die Werkstoffe selbst nicht angreifen. Es ist auch möglich, die

Verbindungen auf 150—180° C zu erwärmen und bei dieser Temperatur auseinanderzureißen. Die auf den Verbindungsflächen haftenden Harzreste lassen sich entweder abtragen oder innerhalb weniger Stunden durch Einlegen der Stücke in Dimethylformamid, Nitrobenzol, Phenol oder Kresol aufweichen.

Die Reinigung der Werkzeuge erfolgt am besten, bevor das Harz angehärtet ist, mit warmem Schmierseifenwasser.

In der gleichen oder ähnlichen Weise — wie hier beschrieben — werden auch andere Gießharz-Bindemitteltypen der verschiedenen Kunststoffhersteller angewendet und verarbeitet.

8. Gummi (Naturkautschuk)

Beim Werkstoff „Gummi“ unterscheidet man in der Gegenwart

1. Naturkautschuk;
2. Buna, der synthetisch hergestellte Kautschuk (siehe Kunststoffe 5. Buna-Kautschuk).

Der Naturkautschuk wird aus dem Milchsaft bestimmter Pflanzen gewonnen. Dabei wurde der Kautschuk bis zum Ende des vergangenen Jahrhunderts ausschließlich aus wilden Beständen der Tropen geerntet. Wildkautschuk lieferten vorwiegend Süd-, Mittel- und Nordamerika, ferner Afrika, Asien u. a. Es sind hauptsächlich die sogenannten Heveasorten (Hevea Brasiliensis) Castilloa-, Manihot-, mexikanische Guaylepflanzen, die afrikanische Kickxia, Landolphia Ficus u. a., die jede für sich bestimmte Eigenschaften haben. Diese Pflanzen sind meistens hochgewachsene Bäume. Infolge des starken Bedarfes an Gummi reichte der Anfall des gewonnenen Wildkautschuks nicht aus und man ging zum plantagenmäßigen Anbau von Kautschukbäumen über. Während im Jahre 1895 20 000 t Wildkautschuk und kein Plantagenkautschuk gewonnen wurden, wurden im Jahre 1905 bei insgesamt 482 000 t nur 30 000 t Wildkautschuk und 452 000 t Plantagenkautschuk hergestellt.

Der Plantagenkautschuk ist in jeder Hinsicht ein einwandfreies, reines Rohmaterial, und da die Wildkautschuksorten vor der Verarbeitung erst einer umständlichen Reinigung unterzogen werden mußten, wird heute fast ausschließlich Plantagenkautschuk verarbeitet.

Die Kautschukmilch — Latex genannt — wird aus der inneren Schicht der Rinde der michsaftführenden Bäume gewonnen. Der eigentliche Kautschuk befindet sich in dem Latex fein verteilt, und zwar in Form von kleinen Teilchen, ähnlich den Fett- und Käsepartikelchen in der tierischen Milch.

Auf der Gummiplantage werden die Bäume geritzt und gezapft. Die Einschnitte an den Bäumen sind entweder V-förmig oder grätenförmig und werden unter bestimmten Winkeln angebracht. Sie führen in einen gemeinsamen Sammelkanal, dessen Ende eine Auffangschale den tropfenden Latex aufnimmt. Durch Zusatz von laugenartigen Stoffen wie Seife, Ammoniak u. ä. wird der Latex vor dem Verderben geschützt und in diesem flüssigen Zustand an die verarbeitenden Fabriken weitergegeben. Von den Verarbeitungsmöglichkeiten, die unmittelbar mit Latex durchgeführt werden können, interessieren uns

a) Bestreichen von Stoffen unter Beimischung von Füllstoffen, sowie Schwefel und Beschleunigen zur Vulkanisation (Kunstleder, Bettstoffe, Zellstoffe u. ä.).
b) Tauchen von nahtlosen Gegenständen (Flaschensauger, Handschuhe usw.). Die Porzellan-Tauchformer werden in einem Tauchapparat in eine mit

Latex gefüllte Wanne getaucht. Nach dem Herausnehmen der Formen aus dem Latex bleibt eine dünne Latexschicht auf der Form haften. Durch Verdunsten des Wassers bleibt eine dünne Kautschukschicht auf der Form zurück, die durch mehrfaches Tauchen verstärkt werden kann. Die getauchten Artikel werden dann vulkanisiert.

c) Elektrolytische Abscheidung. Durch Anlegung eines elektrischen Feldes können die im Latex befindlichen und elektrisch geladenen Kautschukpartikelchen zum Wandern gebracht werden. Die negativen Kautschukteilchen wandern zur positiven Anode (Gegenstände), und so kann man Metalle, Siebe, Rohre und dgl. mit Kautschuk umkleiden. Der Gummibelag schützt das Metall vor mechanischem und chemischem Angriff.

d) Schwammgummi. Eine Latexmischung wird durch Schlagen zum Schäumen gebracht und dieser Schaum zu einem porösen Koagel koaguliert. Durch Trocknen und Vulkanisieren wird dann der Schwammgummi zubereitet (Schaum- und Moosgummi).

e) Klebstoff. Latex wird vielfach in den Schuhfabriken zum Kleben von Leder oder Filz oder Leinen verwendet.

f) Zerstäuben. Latex kann auch mittels Spritzpistole auf beliebige Flächen aufgespritzt oder zerstäubt werden, wo die Fläche dann mit einer dünnen Kautschukschicht versehen wird, die dann entsprechend vulkanisiert werden muß, um eine haltbare Gummischicht zu erhalten.

Um den Rohkautschuk zu gewinnen, muß der Latex doch noch — und zwar künstlich -- zur Koagulation gebracht werden. Zu diesem Zweck setzt man ihm geringe Mengen einer Säure zu — z. B. Essigsäure — und läßt ihn einige Stunden stehen. Hier tritt sehr rasch Gerinnung ein und die Kautschukteile ballen sich zu kleineren oder größeren Klumpen oder Kuchen zusammen. Der Latex enthält 30—50 % Kautschuk, der Rest ist Wasser und andere unbrauchbare Teile. Neben diesem Gerinnungs- oder Koagulationsverfahren gibt es noch viele andere Methoden, um den Kautschuk vom Wasser freizubekommen.

Die erwähnten Kautschukklümpchen und -kuchen werden in geeigneten Walzwaschwerken ausgewaschen, in dünne Felle gezogen und getrocknet. Dieser „Crepe-Kautschuk“ ist von schneeweißer bis dunkelbrauner Farbe. Die helleren Farben snid für viele Zwecke wertvoller und geeigneter als die dunkleren.

Um aus dem so gewonnenen Rohkautschuk die Gummiwaren des privaten und industriellen Bedarfs herzustellen, ist er zu einer sogenannten „Mischung“ zu verarbeiten. Vulkanisationsschwefel und Beschleuniger müssen beigemischt und der Rohkautschuk in eine weiche, plastische Form gebracht werden. Das geschieht auf den sogenannten Walzwerken-Mastikatoren. Die meisten Gummigegenstände bestehen aus einer Gummimischung, die neben Kautschuk noch eine Menge Zusatzstoffe enthält, weil sie neben einer hohen Festigkeit und Dehnung gegen mechanische Beanspruchungen genügend widerstandsfähig sein müssen. Die Beimischung aktiver Zusatzstoffe wie:

a) bestimmte Rußsorten;
b) Zinkweiß;
c) Magnesiumkarbonat;
d) Magnesiumoxyd;
e) gewissen Kaolinsorten;
f) Kieselkreide

verbessern die mechanischen Eigenschaften. Abnutzung, Abtrieb und Verschleiß werden geringer.

Ohne Vulkanisation ist ein dauerhafter Gummigegenstand nicht zu erzeugen. Erst durch die warme oder kalte Vulkanisation wird ein Gummigegenstand „stabilisiert". Die Vulkanisation besteht in der Anlagerung des Schwefels an den Kautschuk, d. h. während eines gewissen Umwandlungsprozesses bildet sich eine chemische Verbindung zwischen Kautschuk und Schwefel, und diese ist so beständig und fest, daß man sie mit keinem Mittel trennen kann. Zum Vulkanisieren von Weichgummiwaren verwendet man 2—4 % Schwefel, während die Hartgummimischungen etwa 45—50 % des Kautschuks erfordern.

Die Warmvulkanisation wird in Heißdampf, Heißluft, zwischen dampfbeheizten Stahlplatten, Stahlformen in der jeweils erforderlichen Zeit bei entsprechender Temperatur durchgeführt.

Die Kaltvulkanisation wird nur noch vereinzelt durchgeführt. Als Vulkanisierflüssigkeit kommt Chlorschwefel in Schwefelkohlenstoff oder Dunst von Chlorschwefel zur Verwendung. Chlorschwefel hat die Eigenschaft, Kautschuk auf kaltem Wege ähnlich zu vulkanisieren, wie er durch Zusatz von Schwefel in der Wärme vulkanisiert. Diese Vulkanisate sind ähnlich elastisch und fest wie Warmvulkanisate; lediglich die Haltbarkeit wird geringer, weil die Alterung beschleunigt wird.

Die Verarbeitungsmöglichkeiten des Latex wurden bereits erwähnt. Für unsere fachlichen Zwecke ist für die Verarbeitung noch zu sagen:

D i e F o r m g e b u n g ist die Voraussetzung für die endgültige Existenz eines Gummiartikels. Es gibt Artikel, die durch Vulkanisation in einer Stahlform oder z. B. in der Schlauchmaschine oder in einem Vierwalzenkalander ihre Form erhalten.

Für Bälle und Hohlkörper wird der Kautschuk mit der Hand oder mit geeigneten Klebemaschinen geklebt, und nach dieser rohen Formgebung erhalten sie eine bestimmte Menge eines gasentwickelten Mittels oder Treibmittels. Diese entwickeln beim Vulkanisieren Gase, z. B. Stickstoffe, die die rohe Masse an die Wand der Vulkanisierform pressen, wodurch der Gummi die Gestalt der Form annimmt und zu einem fertigen, dichten Körper vulkanisiert. Diese werden dann geschliffen, getrommelt, verputzt und nötigenfalls mit Lackfarben dekoriert. Patentgummiwaren, zu denen früher auch Artikel der Chirurgie- und Krankenpflege gehörten, werden in älteren Gummifabriken hergestellt. Es sind Vulkanisate, die aus einer besonders hergestellten Kautschukplatte durch Kneten usw. zu einem zylindrischen Kautschukblock geformt in einem Stahlzylinder einer Kälteanlage gefrieren läßt. Der erhärtete Kautschuk ist ein steinharter Block und der Zweck des Gefrierens ist die Überführung des weichen, plastischen Kautschuks in einen harten, holzartigen Zustand, um ihn nachher in einer Schälmaschine — ähnlich der Furnierschneidemaschine — abzuschälen. Es entstehen „unendliche" Platten, die vor der Weiterverarbeitung im warmen Wasser aufgetaut werden müssen.

Die Gummigegenstände der Chirurgie und Krankenpflege werden meistens von Hand konfektioniert, was eine besondere Geschicklichkeit und Handfertigkeit erfordert. Die fertig konfektionierten Gegenstände wie Urinale, Bruchbänder, Handschuhe usw. werden entweder kalt oder warm vulkanisiert. Sie besitzen große Weichheit, sind leicht und reißen nicht ein.

9. Glasfaserstoffe

Stahl galt bisher als Inbegriff der Zähigkeit. Vergleicht man aber die Biegefestigkeit mit dem spezifischem Gewicht, so wird er von den Polyester-Glasfaserkunststoffen noch übertroffen. Diese heutigen Kunststoffe sind ebenso fest wie leicht und korrosionsbeständig, somit also das gegebene Material für die verschiedenen Erzeugnisse, welche derartig gute Eigenschaften haben müssen.

Industrie und Technik haben lange nach einem Material gesucht, um das Material zu finden, welches das geringe Gewicht und die sonstigen sehr wertvollen Eigenschaften in sich vereinigt, jedoch bedeutend größere mechanische Eigenschaften aufweist. Glasfasern zeigen sich in vielfacher Hinsicht als bestgeeignetes Verstärkungsmittel. Sie sind

durchscheinend, was für manche Anwendungen erwünscht ist,
unbrennbar, unempfindlich und beständig gegen Witterungseinflüsse, Oxydation sowie gegen die meisten chemischen Substanzen,
widerstandsfähig gegen Feuchtigkeitsaufnahme, geruchlos, hygienisch,
dimensionsstabil und haben hervorragende elektrische sowie gute thermische Eigenschaften.

In der Zugfestigkeit übertreffen Glasfasern den besten Federstahl.

Die erfolgreiche Verwendung von spinnbaren Glasfasern als Verstärkungsmaterial hat dazu geführt, daß sie außer bei Polyesterharzen auch bei Phenol-, Melamin-, Silicon-, Äthoxylin-, Alkyd-, Vinylharzen- Zelluloseazetat und fluorierten Kunststoffen für denselben Zweck eingesetzt werden.

Für die Verarbeitung von glasverstärkten Kunststoffen stehen mehrere Methoden zur Verfügung. In der Orthopädietechnik haben sich solche Verstärkungen bereits bestens bewährt, insbesondere bei der Fertigung von Stumpfschäften und Armhülsen, welche hauptsächlich an den am meisten beanspruchten Stellen (Nähe Ellbogen, Handansatz und an der Stumpföffnung) eine solche Verstärkung gebrauchen können. Hier werden die Glasfasern auf die erste — gegebenenfalls auch auf die zweite, wenn die Dicke der Wandung aus drei Trikotschlauchbindenlagen bestehen soll — mit Gießharz durchtränkte Schichtstofflage gebettet und darüber die nächste Schichtlage aufgebracht. Selbstverständlich kann die Glasfaserverstärkung auch durchgehend angebracht werden. Diese Methode empfiehlt sich insbesondere dann, wenn eine möglichst dünne Wandung des Fertigproduktes und ein möglichst geringes Gewicht erreicht werden soll. In diesem Falle kann der Zweck mit zwei Schichtlagen erreicht werden, zwischen welchen die Glasfasern eingebettet werden. Als Verstärkungsmaterial für die Kunststoffe stehen die spinnbaren Glasfasern, und zwar einerseits Glasseide und andererseits Glasfasergewebe zur Verfügung. Grundsätzlich muß zur Verarbeitung mit Kunststoffen von dem Glasfasermaterial gefordert werden, daß es

1. eine intensive Bindung mit dem Kunststoff eingeht,
2. zur Unterstützung dieser Forderung leicht flusig ist,
3. sich gut zur Form des herzustellenden Gegenstandes verarbeiten läßt und
4. diesem die jeweils erforderliche Festigkeit gibt.

In den Fällen, in denen das Fertigfabrikat der Bewitterung ausgesetzt wird, ist es außerdem nötig, nur Glasfasermaterial aus alkalifreiem Elektroglas (sogenanntes E-Glas) zu verwenden, denn alkalihaltige Gläser werden durch

Wasser angegriffen. Es findet dabei eine Auslaugung statt, die je nach Höhe des Alkaligehaltes zu einer beträchtlichen Festigkeitseinbuße führt.

Über die Verwendung der verschiedenen Glasfaserprodukte sei kurz folgendes gesagt:

Die aus endlosen Einzelfäden von etwa 0,009 mm Dicke gebildeten Stränge (rovings) werden u. a. für die Herstellung von Angelruten, Skistöcken und zur lokalen Verstärkung von geschichteten glasfaserverstärkten Gießharzprodukten eingesetzt. Das Hauptanwendungsgebiet der „rovings" liegt aber in der Preßform-Technik, die weiter unten noch näher beschrieben wird.

Glasmatten (strand mats), hergestellt aus geschnittenen „rovings" (meist etwa 50 mm lang), sind zwecks leichterter Handhabung mit einem geringen Anteil eines Bindemittels versehen, was eine gewisse Härte oder Steifigkeit der Glasmatte bewirkt. Eine besondere Abart von Glasmatten ist die „Bigelow"-Matte, die keinerlei chemische Bindemittel enthält, sondern durch eine besondere Art der Vernähung den notwendigen Zusammenhalt erreicht und dadurch besonders schmiegsam ist. Aus Glasmatten können alle flächigen und nur nach einer Richtung gekrümmten Teile hergestellt werden, ebenso lassen sich Teile, die nicht zu tief gezogen sind, fabrizieren. Die Form z. B. eines Eimers läßt sich aus Matten nicht herstellen, es sei denn, daß entsprechende Zuschnitte verwendet werden. Eine andere Matte, die „swirl-mat", läßt auf Grund ihrer besonderen Struktur auch die Fabrikation verhältnismäßig tief gezogener Preßkörper zu. Auf eine besondere Art von Glasmatten sei noch kurz hingewiesen; die sogenannten Oberflächenmatten (overlays), welche zur Erzielung glatter Oberflächen, bei denen die Struktur der normalen Glasmatten nicht zum Vorschein kommen soll, mit Vorteil eingesetzt werden.

Glasgewebe in verschiedenen Ausführungsformen (Webarten) werden dort eingesetzt, wo besonders hohe Anforderungen in mechanischer Hinsicht gestellt werden. So werden im Orthopädie-Handwerk vorzugsweise Glasfasergewirke (Glasfaserschlauch) angewendet, welche sich durch ihr besonderes Fasergewirk (ähnlich dem Trikotschlauch) elastisch und formrecht auf die Schichtauflagen aufbringen lassen und als Zwischenschichten dazu beitragen, die Formwandungen gleichmäßig zu gestalten.

10. Kork

Kork ist die äußere Rinde der Korkeiche, die hauptsächlich in Südwesteuropa und Nordafrika heimisch ist. Je nach der Stärke des Baumes wird die Korkrinde in Stärken von 2—10 cm gewonnen. In warmen Wasser wird die gewonnene Korkrinde aufgequellt und dann in handelsübliche Streifen geschnitten. Raumeinheitsgewicht ist durchschnittlich 0,2. Kork bietet einen guten Schutz gegen Kälte, Wärme und Nässe, ist schwingungsfest, geschmeidig und läßt sich leicht verarbeiten. Im Orthopädie- und Schuhmacherhandwerk findet der Kork vielerlei Anwendung, insbesondere als Ausgleich für Beinverkürzung und als Einlegematerial in den Schuhen.

Gegenüber dem vorstehend beschriebenen Naturkork ist der Preßkork weniger schmiegsam und elastisch. Er wird aus zerkleinerten Korkabfällen gewonnen, die unter Zusatz geeigneter Bindemittel unter starkem Druck zu Blöcken und Tafeln gepreßt werden.

Als plastischen Kork bezeichnet man den Brei aus geraspeltem Naturkork und Zelluloid-Azeton, der je nach Bedarf flüssiger und dicker bei der Herstellung von Fußstützen, Kunstgliedern, Schreibhilfen, sowie zur Formverbesserung der Griffe an Stöcken und Krücken verwendet wird.

Als Füll- oder Streckmittel findet Korkmehl Anwendung. Hierzu werden in der Regel Korkabfälle oder Korkreste fein gemahlen und dem Kunststoff beigemischt.

11. Farben und Lacke

Viele Kunstglieder und sonstige orthopädische Hilfsmitttel werden zu guter Letzt mit einem „Farbanstrich“ oder einer „Lackierung“ versehen. Diese Oberflächenbehandlung soll einerseits dem Kunstglied als Ganzes zur Verbesserung der Tragfähigkeit einen festeren Halt geben, andererseits soll der Werkstoff vor äußeren schädlichen Einwirkungen geschützt werden.

Zunächst wird der Stumpftrichter, der die höchste Belastung zu tragen hat, etwa 3—4 cm vom oberen Rand entfernt, 2—4 cm breit mit starkem Hanfbindfaden umwickelt. Diese richtige Bindung des Holzkörpers ist als sehr wesentlich für seine Haltbarkeit zu veranschlagen. Hierauf erfolgt der Überzug der Außenseite des Kunstgliedes mit Pergamentleder oder Rohhaut (Rindspalt-, Ziegen- oder Kalb-Pergamentleder). Die Rohhaut wird zunächst mit lauwarmem Wasser angefeuchtet (eingeweicht), wodurch sie weich und schmiegsam wird. Da das Pergamentleder beim Trocknen sehr schnell hart wird, wird es sofort über die ganze Oberffläche der Prothese gelegt, glattgezogen und mit Kaltleim aufgeklebt. Beim Trocknen zieht sich das Pergamentleder zusammen und schmiegt sich vollkommen glatt an die Oberfläche an.

Zur Vervollständigung des Oberflächenschutzes wird das fertige Holzkunstglied außen, der Stumpftrichter auch auf der Innenseite (zum Schutze gegen die Einwirkung des Körperschweißes) mit einem Lackanstrich versehen. Es ist bekannt, daß man im Betriebe mit keinem Material so wenig vertraut ist, wie mit diesen. Der Grund mag hierfür sein, daß man sich hinsichtlich der Anstrichstoffe ganz auf den Chemiker verlassen hat, der aber meistens wenig über die Vorbehandlung der verschiedensten Baustoffgründe weiß und dem auch die Begleitumstände der Farbauftragsverfahren nicht hinreichend bekannt sind.

Grundsätzlich bestehen alle Anstrichstoffe aus Körperfarben oder Farbstoffen einerseits und Bindemitteln andererseits. Je nach Herkunft und Mischungsverhältnissen haben sie verschiedene chemische und physikalische Eigenschaften, aus denen sich die Verwendung für verschiedene Zwecke ergibt.

1. Körperfarben (Farbkörper, Pigmente) sind farbtongebende pulverige Stoffe, die in Wasser, Alkohol oder anderen Flüssigkeiten schwer oder gar nicht löslich und daher in Verbindung mit einem Bindemittel als Anstrichstoff zu verwenden sind. Durch das Bindemittel werden sie zu färbenden am Körper haftend gemacht. Wir unterscheiden dabei: Wasserfarben, Ölfarben, Kalkfarben, auch Wasserglasfarben. Die Hauptbestandteile der Körperfarben kommen aus dem Tier-, Pflanzen- und Mineralreich. In einem verwickelten Fertigungsgang und auch in chemischen Verfahren werden künstliche Mineralfarben hergestellt.
2. Farbstoffe sind durch ihre Löslichkeit in Wasser, Alkalien, Säuren oder anderen Lösungsmitteln gekennzeichnet. Sie sind meistens organischen Ursprungs. Ursprünglich kannte man nur die natürlichen pflanzlichen und tierischen Farbstoffe, wie z. B. Indigo aus den tropischen Ländern wachsenden Pflanzen gleichen Namens und Karmin aus dem Körper der Cochenillelaus.

3. Bindemittel sind unentbehrlich, um Körperfarben ansetzen und auf die anzustreichenden Flächen auftragen zu können. Sie beeinflussen im günstigen Sinne die Trocknung, Härte, Glanz, Elastizität und andere Eigenschaften der Anstrichstoffe. Grundsätzlich unterscheidet man „flüchtige" und „nichtflüchtige" Bindemittel, wobei die flüchtigen in „wässrige" Bindemittel und „flüchtige" Lacke unterteilt werden. Jeder Anstrichstoff ist naß, aber der Anstrich ist selbst trocken. Somit müssen wir von einem Bindemittel als Grundbedingung das Trockenvermögen verlangen. Die flüchtigen Bindemittel trocknen durch Verdampfen oder Verdunsten, also auf physikalische Art. Dabei bleibt der feste Körper als dünne Schicht auf dem bestrichenen Gegenstand zurück. Die nichtflüchtigen Bindemittel trocknen chemisch, meistens durch Sauerstoffaufnahme aus der Luft (Oxydation) und bilden dabei eine zähe Haut, die die Farbkörner an dem bestrichenen Körper festhält (z. B. Ölfarben).

Das Bindemittel kann drei Aufgaben haben:

a) als Lösungsmittel,
b) als eigentliches Bindemittel,
c) als Verdünnungsmittel.

Die wässerigen Bindemittel interessieren weniger, und als flüchtige und nicht flüchtige Bindemittel kennzeichnet man:

a) Flüchtige Lacke: Nitro-, Azetylzellulose-, Chlorkautschuklacke.
b) Trocknende Öle: Öl- und fette Lackbindemittel, Mattöle, Patentfirnisse.
c) Kombinationslacke: Kombinationen flüchtiger Lacke und trocknender Öle, Nitro, Chlorkautschuk, Vinylharz, Alkydalkombination.
d) Bituminöse Stoffe: Bitumenlacke.
e) Wachs und Paraffin.

Das trocknende Öl ist der Hauptstoff für die Ölfarben und Lacke, und wir nennen davon:

1. Lackleinöl (Afrika, Asien, Amerika).
2. Leinölfirnis, gekocht und mit Trockenstoffen versetztes Leinöl.
3. Halböl, ein Leinölfirnis, zur Hälfte verdünnt mit Terpentin oder Lack.
4. Leinöl-Dicköl, ein Leinöl-Standöl, das aus Lackleinöl im Standölkochapparat unter Kohlensäure hergestellt wird.
5. Holzöl, aus Früchten eines ausländischen Gewächses (China, Japan, Indochina), trocknet sehr schnell und ist darum auch in den sogenannten 4-Stunden-Lacken verwendet worden. Ist sehr widerstandsfähig gegen atmosphärische Einflüsse.
6. Perillaöl, aus dem Samen der Perillapflanze (Mandschurei, Indien, Japan), ist dem Leinöl nahestehend und läßt sich für schnelltrocknende Lacke gut verwenden.
7. Synourinöl — eine Dehydrierung von Rizinusöl —, für wasser- und sodabeständige Anstrichstoffe nur im Gemisch mit Holzöl zu empfehlen.
8. Tranöl aus Fischen (Wal usw.) ist leinölähnlich, dunkel und schwer trocknend.

L a c k e sind Lösungen harzartiger fester Körper in Lösungsmitteln, die nach Aufbringen des Lackes verdunsten oder durch Oxydieren (Sauerstoffaufnahme aus der Luft) fest werden, so daß sich eine zusammenhängende Haut — der sogenannte Film — bildet, dessen Dichte, Härte und Zähigkeit durch die Lackrohstoffe bedingt sind.

Naturharze sind: Bernstein, Versteinerungen von Kiefern (Ostsee);
Kopale, ebenfalls versteinerte Harze (Ost- und Westafrika, Brasilien, Kongogebiet);
Asphalt, Erdpech aus Syrien und dem Toten Meer;
Kolophonium (Balsam der Kiefer).

Kunstharze: Albertole, Bakelite, Amberole, Mowilith (Handelsnamen).

Für die Bezeichnung der Lacke gilt folgendes: Kopallacke, Harzlacke, Asphalt- und Zelluloselacke haben ihre Namen von den festen Bestandteilen, die in ihnen enthalten sind. Spirituslacke werden nach dem Lösungsmittel benannt. Ebenso spricht man von Leinöl-, Standöl- und Holzöl-Standöl-Lacken.

Bei den Kunstharzen als Lackstoffe sind zu unterscheiden:

a) Phenolharze

Bei der Verkokung von Steinkohle zur Leuchtgasherstellung entsteht neben den gasförmigen Zersetzungsstoffen und dem zurückbleibenden Koks der Teer, der wichtige Stoffe enthält. Durch Destillation werden diese voneinander getrennt, und dabei werden gewonnen:

1. Leichtöl (bis 170° C überdestillierend),
2. Karbolöl (bis 230° C),
3. Schweröl (bis 270° C),
4. Anthrazenöl (über 270° C),
5. Pech.

Karbolöl enthält Phenol und Kresol, und beide nennt man auch Karbolsäure. Phenol ist reine Karbolsäure und wird in Kristallform gewonnen, während die Kresole flüssig bleiben; beide sind als „Phenole“ anzusprechen. Phenolkunstharz entsteht durch Vermischung des Phenolöles mit Formaldehyd, der aus Holzgeist (Methylalkohol) gewonnen wird. In heizbaren Retorten geht der Mischprozeß vor sich, und dabei scheidet sich Wasser ab. Das zurückbleibende Kunstharz ist Kondensationsharz, welches in Alkohol — nicht in Öl — löslich ist. In Öl lösliche Phenolharze entstehen, wenn man Phenolharze und Kolophonium oder Phenolharze mit anderen Naturharzen weiter erhitzt. Gewöhnliche Phenolharze sind in Spiritus und Azeton löslich. Für Einbrennlacke verwendet man härtbare Phenolkunstharze.

b) Alkydharze — Phthalatharze

Bei der Verkokung von Steinkohle entsteht auch das Naphthalin, als Mottenpulver bekannt. Es ist wie das Phenol im Karbolöl enthalten, kristallisiert beim Erkalten des Karbolöles und wird abgepreßt. Naphthalin läßt sich mit Schwefelsäure zu Phthalatsäure — einem weißen Pulver — oxydieren. Mit Glyzerin erhitzt, ergibt es eine harzartige Masse, das Phthalatharz. In ähnlicher Weise entstehen die Dikarbonsäuren. Alle diese Alkydharze bleiben bei tiefen Temperaturen zäh, elastisch, haften gut und haben große Lebensdauer.

c) Polymerisationsharze

Die Polymerisation ist ein chemischer Vorgang, der sich innerhalb eines Stoffes abspielt, ohne daß andere Stoffe hinzutreten. Dabei werden gasförmige Stoffe flüssig und flüssige fest. Grundstoffe für die Polymerisationsharze sind die verschiedenen, aus Kohle und Kalk (über Azetylen) gewonnenen Kunststoffe, wie Styrol, Vinylchlorid, Butadien (Ausgangsstoff für Buna). Die wichtigsten Polymerisationsharze sind:

1. Kumaronharz: Rückstand aus der Rohbenzolherstellung harzartiger Stoffe, deren Eindickung das Kumaronharz ergibt;
2. Vinylharz;
3. Aldehydharze: Kondensationsharz, aus dem Azetylen gewonnen.

Die Zellulose-Lacke können wie alle anderen Lacke mit Harzen verschiedener Art zusammengesetzt werden. Zellulose ist Hauptbestandteil im Zellstoff des Holzes, der Baumwolle, des Strohes usw.; sie ist der Stoff, der die Zellwände der Pflanzen bildet. Durch Behandlung mit Salpeterschwefelsäure erhält man die Salpetersäureester (Kohlenwasserstoffverbindungen mit Säuren behandelt) der Zellulose: Nitrozellulose. Kollodiumwolle besteht aus schwächer imitierten, d. h. mit Salpetersäure behandelten Zellulosen, die in Alkoholäther leicht löslich sind und zur Herstellung von Lacken, Zelluloid usw. dient.

Die Chlorkautschuk-Lacke werden als Isolationslacke verwendet. Unter Verwendung von Kautschuk (siehe Gummi) wird Chlor vermischt und ergibt den Chlorkautschuk. Die Lacke haben den Zweck, bei Lackfarben das Pigment gegen Witterungs- und mechanische Einflüsse zu schützen.

Im Orthopädiemechaniker-Handwerk werden meistens

Cellon-Grundfarben und Cellon-Lacke (handelsübliche Namensbezeichnung)

verwendet, die entweder auf

Azetatbasis oder
Nitro-Zellulose-Basis oder
Nitro-Kunststoff-Basis

hergestellt sind. Je nach dem Verwendungszweck, dem Auftragsverfahren und den gestellten Ansprüchen werden diese Lacke von den chemischen Fabriken dem Handwerk zugeführt. Da jeder Werkstoff an seinen Auftragsflächen eine besondere Vorbehandlung erfordert, um eine einwandfreie Lackierung zu ermöglichen, ist der Lackaufbau jeweils verschieden, und es empfiehlt sich aus diesem Grund ein Erfahrungsaustausch zwischen Hersteller und Verbraucher. Sollen Lackierungen den gestellten Anforderungen genügen, so ist die Voraussetzung, daß die Anstriche folgerichtig aufgebracht werden. Auf einem mageren Grund muß sich ein fetter Anstrich aufbauen. Wichtig ist dabei, daß die Auftragsfläche des Werkstückes sauber und frei von Staub und Fett ist. Die zum Lack gehörigen Lösungsmittel wirken fettlösend und ermöglichen eine sachgemäße Vorbehandlung der Auftragsfläche. Das Auftragen der Anstrichmittel erfolgt entweder von Hand mit dem Pinsel oder mit der Spritzpistole.

Fehler an Anstrichen können durch

a) falsche Untergrundbehandlung,
b) falsche Verarbeitungsweise,
c) falsche Arbeitsfolge

entstehen. Bei mehreren Arbeitsgängen ist so zu verfahren, daß man mit dem Grundanstrich (Grundierung) mager, d. h. pigmentreich und ölarm, beginnt und die weiteren Schichten nacheinander harzreicher werden läßt. Die in der Orthopädietechnik hauptsächlich verwendeten Nitro-Zellulose-Lacke enthalten weniger Öle und Harze und haben folgende Eigenschaften: schnellste Trocknung, widerstandsfähig gegen Einwirkung von Licht, Luft, Feuchtigkeit, Wasser, Schweiß, Alkohol, Benzin und Petroleum, verdünnter Salz-, Schwefel- oder Salpetersäure, Natron- oder Kalilauge. Sie haben den Nachteil, neue dünne Schichten zu ergeben, weshalb sie mehrere Arbeitsgänge erfordern und sich nicht gut streichen lassen, da sie bis auf den Grund immer wieder aufgelöst werden.

Es ist noch darauf hinzuweisen, daß beim Anstrich in kalten Räumen Schwierigkeiten in der Lackierung eintreten können (reißen, abblättern, schlechtes Trocknen). Zu warmer Anstrichstoff oder zu stark verdünnte Anstrichmittel können eine ungenügende Deckkraft zur Folge haben. Unsaubere, körnig und sandig erscheinende Flächen rühren meistens daher, daß in stark staubhaltigen Lackierräumen gearbeitet wurde und sich Staub auf den frischlackierten Gegenständen festsetzt.

Lacke und Anstrichfarben können sich für einen Werkstoff als schädlich erweisen, wenn ihnen die

1. Unschädlichkeit für die Haut,
2. Beständigkeit gegen Körperschweiß,
3. weitgehende Haftfestigkeit auf dem Grundstoff

fehlen. Daraus folgert, daß der Lack, der mit der menschlichen Haut in Berührung kommt, keinerlei gesundheitsschädliche Bestandteile enthalten darf. So kann z. B. bereits ein geringer Bleigehalt eines Leinölfirnisses mit der Zeit Reizungen auf die Stumpfhaut ausüben. Ebenso können durch den Schweiß aus dem Lack herausgelöste schädliche Pigmente leicht in die Haut einreiben und gleiche Schädigungen hervorrufen. Deshalb dürfen die Lacke und auch die Anstrichfarben keine giftigen Farbstoffe oder auch giftige Chrom-, Blei- u. ä. Verbindungen enthalten. Öllacke und Schellackpolituren haben sich für den Kunstgliederbau als ungeeignet erwiesen. In der Hauptsache werden Nitrozellulose- und Azetylzelluloselacke angewendet, die eine große Elastizität und eine hohe Haftfestigkeit besitzen.

12. Kieselgel (Schutzbezeichnung: Siogel)

Durch die Luftfeuchtigkeit werden mancherlei Schäden hervorgerufen. Luft hat die physikalische Eigenschaft, daß sie Wasser in der unsichtbaren Gasform — also als Wasserdampf — enthalten kann. Die absolute Feuchtigkeit pro m³ beträgt für Luft von 30° C etwa 30 g, von 20° C etwa 17 g, von 10° C etwa 9 g und von 0° C nicht ganz 5 g Wasser als Wasserdampf. Meistens ist die Luft nicht gesättigt, sie enthält weniger Feuchtigkeit als bei den angegebenen Temperaturen möglich ist. Sinkt die Temperatur der Luft, so sinkt auch die Fähigkeit, Feuchtigkeit aufzunehmen. Bei gleichbleibender absoluter Feuchtigkeit steigt bei ungesättigter Luft die relative Luftfeuchtigkeit an, bis 100 % erreicht sind. Bei weiter Abkühlung muß ein Ausscheiden der überschüssigen Menge Wasserdampf erfolgen. Es bildet sich Kondenzwasser, das sich auf die Güter niederschlägt und im Zusammenwirken mit Beimengungen in der Luft die Ursache für Schäden durch Korrosion bei Metallen, Schimmelbildung und Stockigwerden von Holz, Textilien, Leder, Lebens- und Genußmitteln sein kann. Hier ist das Kieselgel — in einem sogenannten Trockenbeutel verwahrt — das gegebene Mittel für die Entfeuchtung der Luft.

Im Orthopädie-Handwerk ist es der Körperschweiß des Versehrten, der je nach seiner chemischen Zusammensetzung den Baustoff der Prothese oder des Hilfsmittels schädigen, d. h. zerfressen oder auch zur Auflösung bringen kann. Dieser Körperschweiß besteht im wesentlichen aus Wasser und enthält höchstens 2 % Trockensubstanz, vorwiegend Kochsalz, Harnstoff, Harnsäure, Ammoniak und Fettsäuren. Er ist die Absonderung aus den Schweißdrüsen der Haut. Selbst bei völliger Körperruhe findet ständig eine geringgradige Abdunstung an der Körperoberfläche in Form der „unmerklichen“ Haut-Wasserabgabe statt. Die hierbei abgedunstete Flüssigkeitsmenge beträgt innerhalb 24 Stunden etwa 1/2 Liter. Bei erhöhter Körpertemperatur (im Sommer über 28° C), bei körperlicher Arbeit und im Fieber steigt die Schweißabsonderung erheblich an. Bei sehr großer körperlicher Anstrengung können zeitweilig 2 Liter Flüssigkeit in einer Stunde ausgeschwitzt werden!

So notwendig die Schweißabsonderung für den Körper auch ist, so lästig kann sie für einen Versehrten sein, denn häufig setzt sich der Körperschweiß an der Schaftwand der Prothese fest oder sammelt sich z. B. bei einem Beinamputierten in seinem Stumpfschaft. Hier hilft ein kleiner Beutel mit Kieselgel die Feuchtigkeit bzw. die angesammelte Schweißflüssigkeit zu absorbieren. Kieselgel ist eine reine amorphe Kieselsäure mit geringem Wassergehalt. Es wird unter sorgfältig kontrollierten Bedingungen mit bestimmten physikalischen Eigenschaften hergestellt. Es ist körnig, dabei sehr porös und hat infolge seiner großen inneren Oberfläche ein starkes Absorptionsvermögen. Es hat eine große mechanische Festigkeit und Härte und ist hinreichend druck- und abriebfest. Siogel ist chemisch indifferent und greift weder im trockenen noch im nassen Zustand Metalle oder irgendein anderes Material an. Es ist durch Wärmebehandlung leicht regenerierbar und fließt nicht zu chemisch aggresiven Lösungen zusammen. Bei solchen Eigenschaften ist dieses Erzeugnis ein ausgezeichnetes Trockenmittel für Luft, Gase und Dämpfe. Es kann insbesondere Wasserdampf schnell und in beachtlichen Mengen aufnehmen.

Siogel wird in folgenden Sorten hergestellt:

1. weitporig, 2. mittelporig, 3. engporig, 4. blau-engporig, 5. feinstgemahlen.

Die ersten vier Sorten werden in Korngrößen 0—1, 1—3, 2—6, 3—6 und in 6 und größer geliefert. Für die Entfeuchtung des Stumpfköchers hat sich insbesondere das Siogel mittelporig als empfehlenswert erwiesen. Es hat folgende physikalischen Eigenschaften:

Schüttgewicht je nach Korngröße etwa 0,56—0,70 kg/Liter,
Reaktion: neutral pH-Wert etwa 6,5,
Gleichgewichtsbeladung (Wasseraufnahme in % bezogen auf das Gelgewicht):
bei 25° C und 80 % rel. Luftfeuchtigkeit etwa 50 %,
bei 25° C und 20 % rel. Luftfeuchtigkeit etwa 6 %.

In den Korngrößen 3—6 zeigt das Siogel mittelporig eine geringere Absorptionsgeschwindigkeit als engporiges Gel, dafür größere Gewichtsbeladung. Es nimmt solange Feuchtigkeit aus Luft, Dämpfen oder Gasen auf, bis der Gleichgewichtszustand erreicht ist, d. h. bis der Feuchtigkeitsgehalt des zu trocknenden Stoffes am Eintritt und Austritt des Absorbers gleich ist. Die Gleichgewichtsbeladung kann bis zu 50 % des Gelgewichtes betragen. In der Praxis ist die Beladung des Siogels mit Feuchtigkeit nur bis zu einer gewissen Höhe möglich, nämlich so weit, als es die Feuchtigkeit des zu trocknenden Stoffes vollständig aufnimmt, d. h. bis zur sogenannten Durchbruchsbeladung. Mit dem Erreichen der Durchbruchsbeladung ist die Feuchtigkeitsaufnahme nicht beendet. Bis zur Sättigung werden weitere Wasserdampfmengen aufgenommen, doch bleibt die wirksame Leistung dann unter 100 % und fällt bis zur Gleichgewichtsbeladung auf Null.

Lieferant: Chemische Fabriken Oker und Braunschweig A. G., Oker—Harz.

IV. Betriebsstoffe

a) Gips

Gips ist der am meisten zur Anwendung gelangende Werkstoff; er ist billig und läßt sich ohne besondere Mühe leicht verarbeiten. Der Rohstoff des Gipses — nämlich der Gipsstein — wird u. a. am Südrand des Harzes gewonnen. Er besteht aus mikroskopisch kleinen Gipskristallen, die kompakt ineinander gewachsen sind. Chemisch gesehen, handelt es sich um schwefelsaures Calcium, das zwei Moleküle Kristallwasser gebunden enthält (Dihydrat). Durch Erwärmung des Gipssteines auf eine Temperatur von 120—180° C wird das chemisch gebundene Wasser teilweise ausgetrieben, und es entsteht Halbhydrat. Wird die Temperatur auf über 180° C gesteigert, verliert der Gipsstein sein gesamtes Kristallwasser, und es entsteht Anhydrat. Bei einer Temperatur von etwa 1000° C entsteht Hochtemperatur-Anhydrat, das technisch als Estrichgips bezeichnet wird. In unserem Handwerk kennen wir Stuckgips = ein Halbhydrat und Modell- bzw. Marmorgips = Rein-Anhydrat. Das Abbinden des Gipses beruht auf einem Kristallisationsprozeß und führt zur Rückbildung des gebrannten Gipses der Halbhydratform oder Anhydratform in die Dihydratform, also in den Anfangszustand zurück. Dabei muß dem Gips nicht nur die beim Brennen ausgetriebene Wassermenge, sondern auch noch ein erheblicher Wasserüberschuß zur Verfügung stehen, weil sonst die Rückbildung so rasch vor sich geht, daß eine Verarbeitung nicht mehr möglich ist. Praktisch geschieht das Erhärten in der Weise, daß das Gipsmehl in Wasser eingestreut wird. Zunächst löst sich das Gipsmehl hierbei im Wasser. Es bildet sich eine übersättigte Lösung, aus der Gipskristalle unter Wasserbindung ausscheiden. Aus der zurückbleibenden, übersättigten Lösung scheiden neuerlich so lange Kristalle aus, bis aller Gips in die Kristallform des Dihydrates (Urform) übergegangen ist. So entsteht ein Kristallfilz, der sich aus einer Unzahl feinster Kristalle zusammensetzt, und der um so leichter ausfallen muß; das Endergebnis wird also um so härter sein, je weniger Wasser zum Anrühren des Gipses verwendet wurde. Die Abbindegeschwindigkeit hängt zunächst von der Löslichkeit des Gipses in Wasser ab. Man kann die Löslichkeit mit bestimmten Zusätzen — den sogenannten Verzögerern — herabsetzen. Auch die Wärme bis zu einer Wassertemperatur von 40° C beschleunigt den Abbindevorgang. Vor allem wirkt sich das Vorhandensein von Kristallkeimen beschleunigend aus. Solche Kristallkeime, also Dihydratkristalle nicht gebrannten oder schon abgebundenen Gipses, beschleunigen den Abbindevorgang sehr stark und deshalb muß bei der Verarbeitung von Gips auf die Reinhaltung des Werkzeuges und der Geräte besondere Sorgfalt verwandt werden. Beim Abbindevorgang wird diejenige Wärmemenge frei, die beim Brennen notwendig war, um das Kristallwasser auszutreiben. Der Gips erwärmt sich also während des Abbindens erheblich, bis etwa 25° C. Deshalb kann man auch dann noch mit Gips arbeiten, wenn die Lufttemperatur bereits einige Grad unter Null gesunken ist.

Das Abbinden des Gipses ist auch von einer geringen Raumausdehnung begleitet, und diese Eigenschaft bewirkt, daß mit Gips sehr genaue Formen und Abgüsse hergestellt werden können. Wie bereits erwähnt, ist das Verhältnis Wasser/Gips bei der Verwendung des Gipses von ausschlaggebender Bedeutung, denn von ihm hängt die Porösität des Fertigerzeugnisses und damit seine Festigkeit ab. Je poröser der Gipskörper ausfällt, d. h. je mehr Wasser zugesetzt worden ist, desto geringer ist seine Festigkeit. Wenn durch erhöhte Wasserzugabe die Abbindezeit verlängert wird, wird auch die Festigkeit stark herabgesetzt. In diesem Umstand liegt eine große Gefahr, denn vielfach sucht man die Abbindezeit des Gipses, wenn sie zu kurz vorgesehen wird, durch erhöhte Wasserzugabe auszugleichen, überwässert den Gips und senkt seine Festigkeit. Andererseits kann man mit Gips auch bei noch so geringem Wasserzusatz niemals einen dichten Körper erzielen, weil beim Anrühren stets ein Wasserüberschuß vorhanden sein muß. Die Austrocknung eines Gipskörpers, soweit es sich um Halbhydratgipse handelt, kann praktisch kaum zu schnell erfolgen. Sobald der Abbindevorgang beendet ist, setzt die Austrocknung ein. Hierzu darf man die Temperatur nicht so steigern, daß das Kristallwasser von neuem ausgetrieben wird, daß also ein zweiter Brennprozeß eintritt. Gips ist in abgebundenem Zustand in seinen chemischen Eigenschaften neutral, reagiert weder sauer noch alkalisch und bildet deshalb für andere Stoffe keine Gefahr.

Aus dem bisher Gesagten ergibt sich für den Praktiker folgendes: In einem entsprechend großen Behälter (Gipsbecher, Gipseimer u. ä.) wird zunächst Wasser geschüttet, und zwar rechnet man auf 1 Teil Wasser gleich $1^1/_2$—2 Teile Gips. Verkehrt würde es sein, das Wasser in das Gipsmehl zu schütten. Das Gipsmehl wird in kleinen Mengen dem Wasser zugeführt und unter ständigem Rühren bildet sich eine breiige Masse, in der sich kleine Klümpchen bilden dürfen. In leicht flüssigem Zustande wird der Gips dann in die Form gegeben bzw. auf das abzuformende Glied des Körpers aufgetragen. Schon nach kurzer Zeit ist der Abbindeprozeß vollzogen.

Für Gipsabdrücke verwenden wir die handelsüblichen Gipsbinden. Sie bestehen aus Gazebinden in verschiedenen Breiten, wobei die Gipsbinden stark mit Marmorgips bestreut sind. Diese Binden legt man mit der Papierhülle waagerecht etwa 1—2 Minuten in kaltes, reines Wasser und drückt sie dann leicht aus. Erst dann entfernt man die Papierhülle und beginnt mit dem Anlegen des Verbandes am Körper. Der Gipsverband erhärtet in wenigen Minuten. Zur Herstellung der Gipsabgüsse von den Gipsbindenverbänden verwendet man den üblichen Stuckgips. Die Bindenabdrücke müssen getrocknet sein und die evtl. aufgeschnittene Seite ist vorher mit einer Binde zu schließen, damit beim Abguß kein Gips herausfließen kann. Nach Austrocknung des Gipses wird der Gipsbindenverband abgelöst und so erhalten wir die eigentliche Abgußform, welche nun einer Modellierungsarbeit unterzogen wird. Ein etwaiger Korrekturgipsauftrag soll tunlichst mittels angefärbtem Gips vor sich gehen.

Für die Herstellung von Abformen mit plastischer Wiedergabe der Hautoberflächen wird der handelsübliche Modellgips oder auch Marmorgips verwendet, der direkt auf das abzuformende Glied aufgetragen wird. Um ein Brechen der aufgetragenen Gipsschicht (8—15 mm) zu verhindern, wird mittels einer Gazebinde eine Verstärkung erreicht, über welche dann eine weitere dünne Gipsschicht aufgetragen wird.

b) Leime

1. Allgemeines

Die Verbindung von zwei oder mehreren Teilen zu einem einheitlichen Gegenstand ist entweder auf mechanischem oder physikalischem Wege möglich. In der Holztechnik werden, wie vorstehend aufgeführt, Dübel, Zapfen, Zinken u. a. als mechanische Verbindung angesehen, ebenso die im Metallgewerbe angewendeten Niet- oder Schraubverbindungen. Dagegen ähnelt das Weich- oder

Hartlöten in der Metalltechnik dem Klebeverfahren, das man als physikalisch-chemische Verbindung anspricht. Charakteristisch für die Klebeverbindung ist, daß sich die verbindenden Teile in Flächen verbinden, wobei die zwischenliegende Schicht — die Leimfuge — durch Klebestoff angefüllt ist. In der handwerklichen Praxis der Klebetechnik spricht der Tischler nicht vom Klebstoff, sondern vom Leim und von der Holzverleimung.

Schon die Römer haben durch Abkochung tierischer Gewebe L e i m hergestellt. Die Leimsiederei war bis ins 19. Jahrhundert hinein ein Kleingewerbe, unbeliebt wegen der Geruch- und Ungezieferbelästigung. Das 20. Jahrhundert ist durch die Entwicklung der Kunstharzleime gekennzeichnet.

Der Handwerker muß sich bei der Herstellung von Prothesen aus Holz auch mit der Technologie der Holzverleimung vertraut machen, denn wenn sich durch unsachgemäße Leimung nachträglich ein Teil löst, so entsteht ein wirtschaftlicher Schaden, der unter Umständen einen Prothesenträger in Gefahr bringen kann.

In der Holztechnik werden in der Hauptsache

G l u t i n l e i m e u n d K a s e i n l e i m e

angewendet.

2. *Glutinleime* (als Tischlerleime bezeichnete Warmleime)

Tierische Häute, Sehnen und Knochen haben leimgebende Substanzen (Kollagene). Es sind stickstoffhaltige, hochmolekulare Eiweißverbindungen, die bei Behandlung mit heißem Wasser oder bei erhöhtem Dampfdruck in G l u t i n übergehen. Glutin ist der Hauptbestandteil der Glutinleime. Reines Glutin ist farblos, durchsichtig, geschmack- und geruchlos. In kaltem Wasser ist es stark quellbar, nimmt beträchtliche Wassermengen auf und schmilzt bei Erhitzung in eine zähflüssige Lösung, ohne daß sich Glutin und Wasser trennen. Hohe Temperaturen um 100° C zerstören das Glutin. Glutinleime werden aus verschiedenen tierischen Abfällen gewonnen. Für die allgemeine Holztechnik sind nur die aus Häuten, chromgaren und entgerbten Lederabfällen und Knochen gewonnenen Leime von Bedeutung. Aus dem, was man gewöhnlich Leder nennt, ist kein Leim zu machen. Erst aus dem „entgerbten" Leder ist Leim herzustellen.

3. *Hautleim* (Warmleim): Zur Herstellung von Hautleim werden die Häute zunächst in Kalkmilch bis zur völligen Durchquellung geäschert. Dabei verseift das Fett und nach Wasch- und Entkalkungsgängen erfolgt die eigentliche Glutinextraktion in einem Siedeprozeß in offenen Kesseln mit direktem oder indirektem Dampf. Die abgezogene Brühe wird geklärt, abgezogen und schließlich entwässert.

4. *Knochenleim* (Warmleim): Bei der Herstellung von Knochenleim werden zunächst die wertlosen Huf- und Hornstücke aussortiert. Alsdann werden die Knochen zerkleinert, entfettet und in Bottichen eingeweicht. In einer Extraktionsbatterie unter Druck in heißem Wasser wird das Glutin zur Lösung gebracht und anschließend in Vakuumverdampfern entwässert.

5. *Mischleim* (Warmleim) wird aus den vorgenannten Leimen und durch chemische Zusätze gewonnen.

Die üblichen Handelsformen der angeführten Glutinleime sind: Tafelleim, Würfelleim, Perlleim, Flockenleim, Kristall-, Brocken- und Pulverleim.

Die Handhabung der Glutinleime soll nie nach Gefühl gehen. Der Leim soll stets gewogen und das Wasser eingelitert werden, wobei die Vorschriften des Herstellers zu beachten sind. Würde man beispielsweise Perlleim oder Würfelleim mit Wasser überschütten und sich selbst überlassen, so backen die Teile fest aneinander; es verlängert die Quellzeit und man hat beim Schmelzen Schwierigkeiten.

Glutinleim ist stets in kaltem Wasser anzusetzen. (Flocken- und Pulverform können dagegen gleich mit heißem gequollen werden.) Die Quellzeit richtet sich nach der Kerngröße der Leime. Es brauchen

Tafelleim	24—28 Std. Quellzeit
Würfelleim	1 1/2 Std. Quellzeit
Perlleim	1 Std. Quellzeit
Flockenleim	1/2 Std. Quellzeit

Das Schmelzen erfolgt in Schmelztöpfen mit Wasserbad (nie über offenem Feuer). Die Temperatur soll 60—70° C betragen. Bei höheren Temperaturen erfolgt ein Glutinabbau, der sich für eine Verleimung als nachteilig erweist. Die Einstellung der richtigen Konzentration ist eine Erfahrungssache, und bei der Leimzubereitung soll man nach der Vorschrift des Herstellers verfahren. Massive Holzteile werden zunächst abgerichtet und aneinandergepaßt.

Vor dem Leimauftrag sind die Leimflächen tunlichst aufzurauhen, um eine Angriffsfläche für die Adhäsionsbindung zu haben. (Adhäsion = Aneinanderhaften verschiedener Stoffe durch molekulare Anziehung.) Hirnholzleimungen werden mit einer dünnen, etwa 20prozentigen Leimlösung vorgetränkt und mit konzentriertem Leim fertig verleimt.

Kurz vor dem Verleimen sind die Leimflächen nach dem Aufrauhen (mit feinem Schmirgelpapier oder feingezahntem Zahneisen) zu reinigen, um den Verleimungsprozeß nicht zu beeinträchtigen. Bei verschiedenen Glutinleimen (außer Kaltleim) muß das Leimgut vorgewärmt werden (bis 50° C). Dann wird der Leim in honigartiger Konsistenz mit einem Pinsel aus Pflanzenfasern oder mit einem Spachtel oder auch einem Leimkamm dünn aufgetragen. Die so vorbereiteten Teile werden in ihre endgültige Lage gebracht und unter Preßdruck gesetzt, bis der Leim in der Leimfuge hart geworden ist. Eine solche Leimung nennt man „Montageleimung". Um den Preßdruck zu erreichen, benutzen wir die im Tischlerhandwerk gebräuchlichen Zwingen. Das Leimgut läßt sich je nach Gestalt und Umfang auch in der Spannvorrichtung der Hobelbank oder im Schraubstock unter Preßdruck setzen. Die Spannzeiten richten sich nach dem Spannungszustand des Leimgutes, nach der Leimart, der Konzentration und nach dem Holze selbst. Hartholz muß länger als Weichholz gepreßt werden. Am sichersten ist es, das Leimgut über eine Nacht unter Preßdruck zu halten.

6. *Kasein-Leime* (Kaltleim): Es ist schwer festzustellen,, ob die Glutinleime oder die Kaseinleime — historisch gesehen — älter sind. Es ist durchaus glaubhaft, daß die Kaseinleime schon in prähistorischer Zeit bekannt waren. Die in den letzten Jahrzehnten entwickelten Kaseinleime sind hochwertige Konstruktionsleime. K a s e i n ist zu 3—4 % in Kuhmilch enthalten. Es kann entweder durch Säuerung oder durch Zusatz von Lab (dem Sekret der Labmagenschleimhaut von Rindern) gewonnen werden. Für Kaseinkaltleim werden die Säurekaseine bevorzugt. Chemisch betrachtet ist Kasein eine hochmolekulare Eiweiß-Phosphorverbindung, deren Eigenschaften je nach Herkunft und Vorbehandlung

sehr verschieden sein können. Von der Selbstzubereitung von Kasein wird dringend abgeraten.

Technisches Kasein ist weiß bis buttergelb von mildem, milchartigem Geruch und Geschmack. In Deutschland wird nur ein kleiner Teil des Inlandbedarfs hergestellt. Der größte Teil des Rohstoffes wird aus Frankreich und Amerika eingeführt.

Kasein ist in Wasser stark quellbar, es nimmt ein Vielfaches seines Eigengewichtes davon auf, ist aber im Wasser nicht löslich. Reines Kasein ergibt daher in Wasser keinen Klebstoff. Erst bei Zusatz von Säuren oder Alkalien löst es sich im Wasser auf. Die handelsüblichen Kaseinleime enthalten als Hauptbestandteil Kasein und Kalziumverbindungen, z. B. gelöschten oder gebrannten Kalk. Sie werden in Pulverform geliefert und sind bei trockener und kühler Lagerung jahrelang haltbar. Kaseinleim muß trocken, pulverig oder griesförmig sein und darf nicht käseartig riechen.

Wie bei allen Trockenpulvern ist beim Leimansatz auf genaue Dosierung durch Wiegen zu achten. Als Leimgefäß verwendet man Gefäße aus Holz, Steingut oder Porzellan, evtl. auch emaillierte Töpfe, wenn die Glasur in Ordnung ist. Gefäße aus Eisen, Aluminium, Kupfer und Zink korrodieren durch die Alkalien im Leim und beeinträchtigen damit die Bindefestigkeit des Leimes. Der Lösevorgang dauert 30—45 Minuten, und während dieser Zeit darf kein Wasser zugegeben werden. Der fertige Leim bleibt in der Regel für die Dauer eines Arbeitstages streichfähig. Es ist daher immer nur soviel Leim anzusetzen, wie für einen Tag gebraucht wird.

Gegenüber Feuchtigkeitsangriffen haben die Kaseinleime eine enorme Widerstandsfähigkeit und ihre Handhabung ist wesentlich einfacher als bei den Glutinleimen. Allerdings ist für eine zweckentsprechende Leimverbindung darauf zu achten, daß nur gut getrocknete Hölzer genommen werden, da Kaseinverleimungen bei Holzfeuchtigkeiten von mehr als 20 % nur noch sehr geringe Festigkeiten ergeben.

Es empfiehlt sich, die Leimflächen der abgerichteten und aneinandergepaßten Holzteile erst aufzurauhen und vor dem Leimauftrag zu reinigen. Ein Vorwärmen des Leimgutes ist bei Kasein-Kaltleim nicht erforderlich. Der Leim wird mit dem Pinsel aus Pflanzenfasern, Spachtel oder Leimkamm aufgetragen. Da der Kaseinleim im Vergleich zu Glutinleimen wesentlich zäher ist, kann bei größeren Leimflächen der Leimauftrag ermüdend oder anstrengend sein. Es ist aber stets besser, einen dicken Leim dünn aufzutragen als umgekehrt. Kaseinleim soll nie aus Bequemlichkeit verdünnt werden. Es empfiehlt sich, die Leimflächen bei Kaseinleim nach dem Leimauftrag extra 5—6 Minuten offen zu lassen. Die Bindefestigkeit ist dann um etwa 5—10 % höher, als wenn man das Leimgut unmittelbar nach dem Leimauftrag zusammenlegt.

Auch bei diesem Leimverfahren wird das Leimgut unter Preßdruck gesetzt. Manche Hersteller empfehlen den Preßdruck nicht plötzlich, sondern in drei Etappen von je etwa 3 Minuten Dauer bis zur völligen Endhöhe zu steigern. Es empfiehlt sich, vorgespannte Teile mindestens 6 Stunden, besser noch während der Nacht, unter Preßdruck zu halten.

Die Pergamentierung von Holzteilen für Prothesen erfolgt vielfach unter Verwendung von Kasein-Kaltleim. In diesem stellt der Verleimungsprozeß einen einseitigen Leimauftrag dar, bei dem das Leimgut nicht unter Preßdruck gesetzt werden kann. Nach einem gleichmäßigen Leimauftrag wird das aufgeweichte Pergamentleder gleichmäßig auf die Leimfläche gebracht und an den

Schlußrändern mit kleinen Stiften festgehalten. Beim Auftragen auf Formteile muß das Leder genauestens über die Rundungen und Bögen gewalkt werden, so daß keinerlei leerer Raum zwischen Bezug und Formteil entsteht und die Adhäsion vollständig erreicht wird.

7. *Kunstharzleime* (Kaltleime): Die stürmische Entwicklung der Kunstharzleime im 20. Jahrhundert läßt es richtig erscheinen darauf hinzuweisen, daß die Kunstharzleime die Glutin- und Kaseinleime keineswegs verdrängen konnten. Im Handwerk werden sie auch nicht in dem Maße angewendet wie in Industriezweigen. Immerhin gewinnen diese chemischen Erzeugnisse bei einer vielseitigen Anwendungsmöglichkeit so große Bedeutung, daß man ihre Existenz beachten muß. Nähere Beschreibungen darüber finden wir lediglich in den Aufsätzen der chemischen Fachzeitungen, und man kann deshalb nur eine kurze Übersicht in allgemeinverständlicher Form geben. Wir nennen davon einige.

Polymerisations-Kunstharzleime (Kaltleime). Die Polymerisations-Kunststoffe sind als Lösungskleber, Klebfolien usw. seit längerer Zeit bekannt. Sie ergeben in geeigneten Lösungsmitteln hochviskose Lösungen mit klebenden Eigenschaften, wobei sich das Polyvinyl-Azetat als Holzleim eingeführt hat. Die Ausgangsrohstoffe sind Azetylen und Essigsäure. Im Herstellungsprozeß erhält man ein Kunstharz, das in verschiedenen Formen, u. a. als Universalkleber, in den Handel gebracht wird.

Polykondensations-Kunstharzleime (Kaltleime) haben in der Technik der Holzverleimung wegen ihrer hohen Beständigkeit gegen Feuchtigkeitsangriffe ganz neue Anwendungsgebiete erschlossen.

Harnstoff-Formaldehyd-Kunstharzleime (Kaltleime). Außer dem menschlichen und tierischen Harn kann solcher auch auf synthetischem Wege hergestellt werden. In Formaldehydlösung aufgelöst und nach Zusatz von Katalysatoren beginnt die Polykondensation, die dann nach einem weiteren chemischen Prozeß ein honigartiges, helles Kunstharz liefert. Dieses wird in Pulverform gebracht und wird in Wasser gelöst und gebrauchsfertig gemacht. Die bekanntesten europäischen Kunstharzleime werden in Deutschland „Kaurit-W“ genannt.

Für „Kaurit-W“ muß bei 15° C Temperatur mit einer Mindestspannzeit von 6 Stunden, bei 10° C bereits mit 24 Stunden gerechnet werden. Beim Leimansatz der Harnstoffharzleime ist das Pulver sorgfältig abzuwiegen. Es wird langsam unter ständigem Umrühren mit dem vorher abgeliterten Wasser überschüttet. Klumpen sind vorher auszusondern und zu zerkleinern. Die restlose Auflösung dauert 12—15 Stunden. Der Leim hat dann eine Lebenszeit von 2—3 Monaten. Er wird möglichst dünn auf die angerauhten Leimflächen aufgetragen.

Bei „Kaurit-W“ wird empfohlen, das Leimgut nach dem Leimauftrag erst etwas anziehen zu lassen und dann spätestens nach 15 Minuten unter Preßdruck zu setzen, wo es am besten über Nacht verbleibt.

Phenol-Formaldehyd-Kunstharzleime (Kaltleime). Reines Phenol — auch Karbolsäure genannt — wird aus Stein- und Braunkohlenteer gewonnen und besteht aus farblosen Kristallen, die sich an der Luft rötlich färben. Die Kondensation mit Formaldehyd verläuft in Anwesenheit des Katalysators nach kurzer Erhitzung selbsttätig. Es bildet sich ein Harz (Resol), das nach weiterer chemischer Bearbeitung den unlöslichen und nicht mehr schmelzbaren Zustand erreicht. Die Chemie verfügt über viele Möglichkeiten, um die Eigenschaften der Phenolharze zu beeinflussen, um sie den technischen Anforderungen anzupassen. Die Montageleime auf Phenolharzbasis sind infolge ihres hohen Kondensationsgrades nicht mit Wasser löslich. Sie werden durch Zusatz eines „Härters" verarbeitungsreif gemacht. Die Verleimung mit Phenolharzleimen erfolgt nach besonderen Vorschriften.

Phenolharzleime übertreffen alle genannten Leime an Bindefestigkeit und Beständigkeit gegen Nässe, Hitze und feuchte Hitze. Die Spitzenerzeugnisse dieser Leime sind als hochwertige Konstruktionsleime anzusprechen. Die Montageleime der Phenolharzleime sind hochkondensierte zähflüssige Leimharze, allgemein wasserhaltig und nur in organischen Lösungsmitteln verdünnbar. Neben der flüssigen Form werden die Harze auch als wasserlösliches Phenolharzpulver geliefert.

Sonstige Kunstharzleime (Kaltleime). Außer den geschilderten Kunstharzleimen gibt es noch solche auf Melanin, auf Polyurethan- und Resorzin-Formaldehyd-Basis. Sie werden trotz ihrer vielfachen hochwertigen Eigenschaften nur in Sonderfällen angewendet, weil sie zur Zeit noch sehr teuer sind. Es sei hier noch auf den Zelluloidleim hingewiesen. Zelluloidabfälle werden mit Azeton aufgelöst und ergeben in flüssiger Form einen Leim, dessen Verarbeitung wie beim Kaltleim gehandhabt wird. Dieser Leim ist in luftdichten Gefäßen aufzubewahren, weil sich sonst das Azeton verflüchtet. Zelluloid — ein Nitrozellulose-Kunststoff — ist feuergefährlich!

Bei Verbindungsarbeiten durch Verleimung von Holzarten, die unmittelbar am Körper getragen werden, muß darauf geachtet werden, daß nur solche Bindemittel angewendet werden, die eine sichere Beständigkeit gegenüber der Schweißeinwirkung haben. Hierzu sind die als Tischlerleim (Warmleim) bezeichneten Glutinleime nicht geeignet, denn sie bestehen zum größten Teil aus Eiweißstoffen, die gegen alkalische Schweißbestandteile unbeständig sind und nach längerer oder kürzerer Zeit aufgelöst werden. Gleichzeitig arbeitet der Leim in noch viel stärkerem Maße als Holz, da er bei feuchter Luft Wasser aufnimmt und bis zu 50 % seines Gewichtes zunehmen kann. Hierdurch wird er weich und knetbar und verliert seine Klebkraft. Daher sollte im Kunstgliederbau der Tischlerleim nur dort angewendet werden, wo er die Gewähr für eine dauerhafte und beständige Verleimung gibt.

8. *Ago-Klebstoffe:* Unter dieser Schutzbezeichnung werden insbesondere dem lederverarbeitenden Handwerk Spezialkleber und Schnellkleber zur Verfügung gestellt. Je nach dem Verwendungszweck sind es Ein- oder Zweikomponenten- oder auch Bestrahlungskleber, die bei entsprechender Vorbereitung des zu verklebenden Materials (Gummi auf Gummi, Leder auf Leder, Chromspaltleder auf Gummi oder Leder, Industriekrepp, Zellkrepp, Moos- oder Schaumgummi, Kork, Filze oder Textilien) schon nach kurzer Zeit austrocknen. Von den Ago-Arten sei der Spezial-Zweikomponentenkleber Atlas-Ago 60 näher beschrieben, der seine Verwendung bei der Verklebung von Vulkollan, Perbunan und ähnlichen Materialien wie Bundeswehr-Sohlen, welche teils untereinander und teils mit Gummi oder Leder geklebt werden, findet. Er eignet sich auch für sonstige Gummi- und Lederverklebungen; ebenso können Moltopren-Verklebungen mit diesem Klebstoff zuverlässig ausgeführt werden.

Als ein besonderer Vorteil ist seine Beständigkeit gegen Einflüsse von Wasser, Säuren, Laugen, Ölen, Fetten, Hitze- und Witterungseinwirkungen anzusehen.

Die zu verklebenden Stoffe werden am besten mit grobem Glaspapier oder rotierender Drahtbürste, Leder kurzfaserig und samtartig, aufgerauht und entstaubt. Verklebungen mit Atlas-Ago 60 erhalten durch Beimischen von 10 % Zusatz II eine besondere Filmfestigkeit. Die Beimischung erfolgt im Verhältnis 10 : 1, also 10 Gewichtsteile Atlas-Ago 60 und 1 Gewichtsteil Zusatz II. Die Mischung muß — gut umgerührt — ein gleißmäßiges, homogenes Aussehen haben. Sie wird mit einem geeigneten Pinsel in kreisender Bewegung auf die feuchtigkeitsfreien, gerauhten Klebeflächen aufgetragen. Lederteile sind, um sowohl eine gute Tiefenwirkung als auch eine ausreichende Oberflächenfilmbildung zu erzielen, nach kurzem Auftrocknen des ersten Aufstriches ein zweites Mal einzustreichen. Die Haltbarkeit der fertigen Mischung liegt bei etwa 24 Stunden.

Durch die Abstimmung dieses Spezial-Klebstoffes auf die Verklebung besonders schwieriger Sohlenmaterialien empfehlen sich Verarbeitungsmethoden, welche von der allgemeinen Regel etwas abweichen.

1. Kaltverklebung:
   Leder und saugfähige Materialien, wie oben beschrieben, zweimal einstreichen. Der zweite Einstrich erfolgt zweckmäßigerweise zusammen mit dem nur einmaligen Einstrich des betreffenden Materials. Nach kurzer Trocknung des Einstriches (etwa 5—20 Minuten) werden die Sohlen aufgelegt und sofort stark gepreßt. Die zu diesem Zeitpunkt vorhandene Auflegeklebrigkeit reicht aus, um die Sohlen, ohne vorzuheften, pressen zu können. Preßdruck etwa 3—5 atü. Preßdauer: Je nach dem Grad der vorherigen Trocknung, der Materialstärke und Materialspannung 5—20 Minuten. Soweit es die vorhandenen Pressen erlauben, ist es sicherer, die eingestrichenen Flächen kürzer trocknen zu lassen und dafür etwas länger zu pressen. Je kürzer die Trockenzeit, desto länger die Preßdauer.
   Weiterverarbeitung der Schuhe ist erst nach einigen Stunden zweckmäßig.
2. Naßverklebung:
   Vorbereitung, Bearbeitung und Preßdauer wie bei Anwendung von Ago-Zelluloid-Klebstoffen (z. B. Ago-Goldsiegel).
   Weiterverarbeitung der Schuhe ist erst nach einigen Stunden zweckmäßig.
3. Infra-Verklebung:
   Vorbereitung der Klebeflächen und Einstrich wie bei 1. und 2.
   a) Sollen beide Klebeflächen sofort nach Einstrich bestrahlt werden, so ist eine Bestrahlungsdauer von 5 Minuten einzuhalten. Bestrahlungsabstand von den Infra-Lampen: etwa 20—22 cm.
   b) Sind die Teile schon abgetrocknet (10—15 Minuten nach dem letzten Aufstrich) so genügt eine Bestrahlungs von 3—4 Minuten.
   c) Soll nur die Sohle bestrahlt werden, so ist es ratsam, den eingestrichenen Schuh nicht zu lange abtrocknen zu lassen (8—10 Minuten). Der durch die Infra-Bestrahlung aktivierte Sohleneinstrich und der noch gering lösungsmittelhaltige Klebstoffauftrag auf dem Unterboden ergänzen sich zu vorzüglicher Klebkraft.

   Preßdauer der Infra-Bestrahlung bis zum Erkalten der Sohlen. Weiterverarbeitung nach dem Erkalten möglich; bei leichten Verklebungen sofort, bei kräftigeren Sohlen und starken Spannungen empfiehlt sich unter Umständen eine kurze Liegezeit.

   Vorgestrichene und stundenlang abgelagerte Sohlen können:
   a) durch Infra-Bestrahlung
   b) durch einen weiteren Einstrich mit Atlas-Ago 60 + Zusatz II wieder klebeaktiv gemacht werden. Voraussetzungen für das Gelingen ist aller-

dings, daß der Unterboden des Schuhes einen frischen Aufstrich besitzt. Es muß also von zwei Klebeflächen mindestens eine frisch eingestrichen und innerhalb von 10—20 Minuten mit dem bestrahlten Teil zusammengepreßt werden.

Unbekannte, sowie in ihrer Zusammensetzung geänderte, Sohlenmaterialien sind vor Verarbeitung auf ihre Klebeeigenschaften zu prüfen. Ein Tip: Ein feiner Spahn des betreffenden Materials wird angezündet. Bei Gummibrandgeruch werden die bekannten Spezial-Kleber hierfür verwendet (Agovulk + Zusatz I oder Ago-Rapid). Bei unbekannter Geruchsentwicklung Klebeversuche mit Atlas-Ago 60 + Zusatz II. Tragproben sind am Platze. Reißversuche erst nach 48 Stunden, da die Verklebung erst nach dieser Zeit ihre endgültige Festigkeit erreicht.

Zum Verdünnen nimmt man Lösungsmittel für Atlas-Ago 60.

c) Kleesalz

ist im Sauerklee — auch im Sauerampfer und Rhabarber — enthaltenes saures Kaliumoxalat, das giftige Kleesalz (Oxalsäure). Es ist im Wasser leicht löslich und dient zur Reinigung der Lederoberfläche bei Walkleder.

d) Schellack

ist als ein natürliches Harz anzusehen, das als harzige Abscheidung ost- und hinterindischer Schildläuse gewonnen wird. Es dient als Aufstrichmittel beim Leder als Schutz gegen Feuchtigkeit und gibt der Lederoberfläche dabei einen schönen Glanz.

e) Spiritus

wird technisch durch Hefegärung zuckerhaltiger, auch stärkehaltiger Naturprodukte, wie Kartoffel, Mais, Getreide usw., nach vorheriger Verzuckerung durch „Maischen" und Abdestillieren des Rohspiritus gewonnen. Als Lösungsmittel für Schellack ist er vorzüglich geeignet.

f) Benzin

ist ein Leichtöl und wird aus Erdöl durch Verdampfen und Abkühlen (Destillieren) und Reinigen (Raffinieren) gewonnen. Es ist ein Treibmittel für Motoren, als fettlösendes Reinigungsmittel und auch als Brennstoffmittel (Lötlampe) bestens bewährt. Ferner ist es Lösungsmittel für Öle und Lacke.

g) Benzol

wird aus Steinkohlenteer gewonnen und ist ein wichtiges Treibmittel. Es ist eine farblose, nicht mischbare Flüssigkeit. Spezifisches Gewicht 0,88.

h) Azeton

ist ein wichtiges Lösungsmittel für Fette, Farben und Lacke. Es ist Essiggeist, flüssig, farblos und leicht verflüchtigend. Sein Ursprung ist Holz oder Steinkohle, aus denen die Essigsäure gewonnen wird. Andere Lösungsmittel für Lacke werden auch aus Holzgeist (Methylalkohol, Methanol) hergestellt. Azeton dient auch zur Herstellung von Jodoform und Chloroform.

i) Öle und Fette

sind im Betriebe Schmiermittel und haben die Aufgabe, aufeinandergleitende Maschinenteile vor der unmittelbaren metallischen Berührung zu schützen und damit den Reibungswiderstand zu verringern. Dabei unterscheidet man:

a) Pflanzenöle: Olivenöl, Rüböl, Rizinusöl.
b) Tierische Öle: Knochenöl, Talg, Fett.
c) Mineralöle: Destillationsprodukte von Steinkohle, Braunkohle und Erdöl.

Die meisten Schmierstoffe sind auf mineralischer Grundlage aufgebaut. Die mineralischen Öle sind beständiger als die fetten Öle, die leicht ranzig werden und verharzen.

Zur Ölschmierung verwendet man:

Maschinenöle (leichte, mittel- und zähflüssige)
Spindelöle (dünnflüssig, Nähmaschinenöle)
Zylinderöle (sehr zähflüssig).

Zur Fettschmierung nimmt man:

Maschinenfette (Staufferfette)
Wagenfette
Wälzlagerfette.

Die Öle dürfen keine Bestandteile enthalten, welche die Metalle angreifen (Wasser, Säure) und müssen gegenüber Luft-, Druck- und Temperaturveränderungen unveränderlich sein.

Die Fettschmierung kommt für einfache und schlecht zugängliche Gleitlager in Frage; ferner für die Schmierung von Maschinen bei Staubeinfluß. Die Maschinenfette sind Mischungen der Lösungen von Kalkseife und Mineralöl.

k) Schleifmittel

Hierzu gehören: Flint, Schmirgel, Glaspulver.

Flint-Feuerstein ist als Mineral eine dunkle Quarzabart, der in der Steinzeit zu Waffen und Werkzeuge verarbeitet wurde.

Schmirgel ist ein Gemisch von Korund und Hämatit, welches im Ägäischen Meer, Türkei und Ural gewonnen wird. Dabei ist Korund ein sehr hartes Mineral (Aluminiumoxyd), das durch Chrom- und Eisenverbindung gefärbt ist. Hämatit ist ebenfalls ein Mineral (Eisenglanz-Roteisenstein-Eisenoxyd). Schmirgel wird auf Papier oder Leinen aufgetragen, aufgeklebt und ergibt das Schmirgelleinen bzw. -papier. Mit keramischen Beimischungen gepreßt sehen wir es als Schleifscheibe im Betriebe. In dieser Verarbeitung wird Schmirgel als Schleifmittel insbesondere für Metalle verwendet. Zum Schleifen von Holzteilen wird vielfach Glaspapier benutzt. Durch Aufkleben von Glaspulver in den verschiedenen Splittergrößen auf Papier wird das Glaspapier hergestellt.

l) Kreide

ist weißer Kalkstein, ein Mineral aus Schalen unzähliger kleinster Lebewesen der Kreidezeit. Er kommt vor in Dänemark, auf der Insel Rügen, in England und in der Champagne (Frankreich). Die Kreide findet Verwendung zur Glasherstellung, zu Malerfarben, als Putz- und Poliermittel, als Schulkreide, Fettkreide und mit Leinöl als Glaserkitt.

m) Talkum

(Speckstein) ist ein fett- oder perlmutterglänzendes Mineral; chemisch ist es ein Magnesiumpolysilikat, es wird als Polier- und Schmiermittel und zur Herstellung medizinischer Streupulver und Gleitmittel angesetzt.

n) Vaseline

ist ein Destillationsrückstand vom Erdöl und wird als Raffinade in der Medizin und Kosmetik als Gleitmittel benutzt.

o) Wachs

ist eine fettähnliche Absonderung der Bienen und wird von diesen zu Waben verarbeitet. Es ist gelblich bis gelblichweiß. Der Bandagist nimmt es zum Glätten des Nähfadens, welcher dadurch in seiner Struktur beständig und gleitfähiger wird. Pflanzenwachs wird von gewissen Palmen gewonnen. Als Mineralwachs wird das Erdwachs (Ozokerit) bezeichnet.

p) Plastisches Holz

Als plastisches Holz wird ein Gemisch von besonders geeignetem, feinstem Holzmehl und Zellulose-Klebstoff und anderen Beimischungen angesprochen, das in teigförmigem Zustande aufgetragen und dann an der Luft schnell holzhart wird. Man benutzt es sehr viel in der holzverarbeitenden Industrie zur Beseitigung der in den Nutzhölzern auftretenden Fehler aller Art. Auch der Orthopädiemechaniker gebraucht es zum Abändern und bei der Wiederherstellung der Kunstglieder und Leisten, bzw. zur Beseitigung von Schäden und Herstellung von Formen.

Die Stellen, auf die das plastische Holz aufgetragen werden soll, müssen trocken, fett- und harzfrei sein. Ein Aufrauhen der Auflageflächen und ein Anfeuchten derselben mit einem geeigneten Lösungsmittel erhöht die Festigkeit der Verbindung.

Das aufgetragene plastische Holz wird fest angedrückt und evtl. geglättet. Nach dem völligen Erhärten wird die Oberfläche in üblicher Weise geschliffen oder gehobelt, überhaupt wie gewöhnliches Holz bearbeitet.

Besonders sei die Ausbesserung von Luftrissen, Astlöchern, Harzgallen, Absplitterungen, sowie das Ausfüllen der Schraubenkopfvertiefungen erwähnt, wobei das plastische Holz geradezu unentbehrlich ist.

Das plastische Holz bröckelt nicht aus, hält Nägel und Schrauben unbedingt fest und ist unempfindlich gegen Feuchtigkeit, Körperschweiß, Witterungseinflüsse, ölhaltige Stoffe usw. Es kann nach vorherigem Abschleifen wie gewöhnliches Holz wieder gebeizt oder poliert, lackiert und mit sonstigen Anstrichen versehen werden.

Mit einem geeigneten Lösungsmittel kann das plastische Holz wieder erweicht oder auch zur Herstellung einer glatten Oberfläche geglättet werden. Jedenfalls ist das plastische Holz und sein Lösungsmittel ein unentbehrliches Hilfsmittel in jeder holzverarbeitenden Werkstatt.

q) Pech

ist ein Rückstand bei der Destillation von Stein-, Braun- und Holzkohlenteer und Erdöl; sein Aussehen ist schwarz bis bräunlich. Es ist brennbar und wird u. a. auch bei Stein- und Braunkohlenbriketts als Bindemittel und zur Isolierung gegen Feuchtigkeit verwendet.

r) Glyzerin

ist eine fast wasserklare, in jedem Verhältnis mit Wasser mischbare, süß schmekkende Flüssigkeit. Siedepunkt bei 290° C. Es wird u. a. als Weichmacher für wasserlösliche oder wasserquellbare Harze und Kunststoffe, z. B. für Gummiarabikum, Zellglas, Polyvinylalkohol u. ä., eingesetzt. Als Zweckmittel ist es auch für kosmetische Zwecke, als Frostschutzmittel und als süßender Zusatz bei Genußmitteln geeignet.

s) Alkohol

entsteht durch alkoholische Gärung verschiedener Zuckerarten unter Mitwirkung niederer pflanzlicher Lebewesen, vor allem der Hefe. Hierbei zerfallen die Zucker in Alkohol und Kohlensäureanhydrid. Alkohol (Äthylalkohol, Spiritus, Weingeist) ist eine farblose, fast geruchlose, leichtbewegliche Flüssigkeit von brennendem Geschmack, die bei gewöhnlicher Temperatur leicht entzündbar ist. Chemisch wird Alkohol als organische Verbindung mit einer oder mehreren nicht aromatisch gebundenen Hydroxylgruppen angesehen; ihre leichte Reaktionsfähigkeit (Veresterung, Verätherung) schafft den verschiedenen Alkoholarten eine wichtige Stellung als Zwischenmittel für Synthesen.

t) Kaolin

(Tonerde, Porzellanerde), vorwiegend aus Kalinit — einem Aluminiumsilikat — bestehendes Mineral, dient als Rohstoff für die Porzellanherstellung, aber auch als Füllmittel in Verbindung mit Spachteln und Kitten.

u) Graphit

(Reißblei) ist ein grauschwarzes, weiches Mineral aus reinem Kohlenstoff; es wird zur Herstellung von Bleistiften, als Schmiermittel und in der Galvanoplastik verwendet.

V. Leistungszahlen für Werkstoffe

Werkstoff Wasser bei 4° C = 10,0	Spezifisches Gewicht	Festigkeit f. Zug kg/mm²	Festigkeit f. Druck kg/mm²	Bruchdehnung	Härte nach Brinell kg/mm²	Schmelztemperatur °C	Naßfestigkeit
A. Feste Körper							
1. Metalle							
Blei	11,3—11,4					335°	1750°
Chrom	7,1					1700°	2200°
Gold	19,3					1063°	
Gußeisen	7,3					1500°	2450°
Kupfer	8,9					1083°	2340°
Mangan	7,21					1247°	
Nickel	8,7—8,9					1450°	3075°
Orthopädiestahl	7,85	60—80		15—20	200		
Platin	21,43					1774°	
Roheisen	7,2—7,4						
Silber	10,5					960,5°	
Silizium	2,33					1413°	
Stahl	7,85						
Wolfram	19,1					3380°	
Zink	7,1—7,2					419°	910°
Zinn	7,3—7,4					232°	2360°
2. Legierungen:							
Aluminium	2,6—2,75					ca. 658°	2370°
Bleibronze	9,5						
Bronze	7,4—8,9	19—32		5—14	39—63		
Duraluminium	2,8						
Durana		51—63		7			
Elektron/Knetlg. Elektron/Gußleg.	1,8	16—32		2,5-12	50—65		
Magnesium	1,7					650°	1097°
Messing	8,5					900°	
Neusilber	8,7						
3. Hölzer:	lufttrocken frisch						
Abachi/Nigeria	0,38 —						
Ahorn	0,58—0,66 0,95						
Akazie	0,71—0,74 —						
Birke	0,61—0,66 0,96						
Buchsbaum	0,95 1,2						
Ebenholz	1,33 —						
Eiche	0,65—0,69 1,04						
Erle/Else	0,49—0,51 0,82						
Esche	0,73 0,80						
Fichte	0,47 0,74						
Hickory	0,81 —						
Kastanie	0,53—0,59 —						
Kiefer	0,52 0,70						

Werkstoff Wasser bei 4° C=10,0	Spezifisches Gewicht	Festigkeit f. Zug kg/mm²	Festigkeit f. Druck kg/mm²	Bruch-dehnung	Härte nach Brinell kg/mm²	Schmelz-tempe-ratur °C	Naß-festigkeit
3. Hölzer:							
Linde	0,51—0,53 0,74						
Nußbaum	0,63—0,68 0,92						
Pappel	0,40—0,47 0,85						
Pockholz	1,23 —						
Rotbuche	0,68—0,73 1,07						
Tanne	0,45 1,00						
Ulme	0,68 0,96						
Weide	0,52—0,64 0,85						
Weißbuche	0,72—0,83 1,05						
Whitewood	0,39—0,45 —						
4. Leder:							
Lohgare, ungefette	0,8—1,0	1,7-3,5			20—60		
Lohgare, ungefettet	1,0						
Chromgare Leder ungefettet	0,7—0,8						
5. Kunststoffe:							
Arcophor	1,13						
Gießharze	1,11—1,22						
Kunstharze:							
Phenoplaste	1,35	6	1300				
Mipoplam	1,34—1,38	5—6	800	17—20	10		
Kunstpreßstoff	1,35	9	2500-		40		
Kunstwachse	0,98—0,99		3000			73-76°	
Zellon a. Azetyl-zellulose	1,3	5		25—40	5—6		
Zellon a. Nitro-zellulose	1,38	6—7		30—50	6—7		
Plexidur	1,17						
Vulcanfiber							
i. Längsrichtung	1,1—1,45	8—12	3000		8—14		
i. Querrichtung		5—8					
Vestolit-PVC-Paste	1,2						
Stonex-Steinmasse	1,3—1,7						
6. Fasern:							
Schafwolle	1,30—1,32	12—16		40—50			80
Baumwolle	1,54—1,55	30—40		8—15			105
Seide, entlastet	1,22—1,36	41—49		12—18			
Flachs	1,50	45—90		1,5-3,5			
Zellwolle	1,46—1,60	20—25		15—25			50
Perlon-o. Nylon-							09
faser	1,13—1,14	45—90	35—45				
Reyon-Kunstseide	1,30—1,55						
7. Gesteine u. Steine							
Bausteine i. M.	1,8 —3,0						
Bimsstein, nat.	0,4 —0,9						
Brauneisenstein	3,4 —4,0						
Diamant	3,5						
Erde	1,3 —2,0						

Werkstoff Wasser bei 4° C=10,0	Spezifisches Gewicht	Festigkeit f. Zug kg/mm²	Festigkeit f. Druck kg/mm²	Bruchdehnung	Härte nach Brinell kg/mm²	Schmelztemperatur °C	Naßfestigkeit
Glas	2,5 —2,9						
Graphit	2,2						
Kalk, gelöschter	1,2						
Kalzium-Karbid	2,27						
Lehm trocken	1,5						
Lehm frisch	2,1						
Marmor	2,8						
Roteisenstein	5,2						
Schamottesteine	2,5 —2,7						
Schwerspat	4,25						
Spateisenstein	3,8						
Steinkohle	1,2 —1,5						
Ton, naß-trocken	2,1 —1,8						
8. Sonstige:							
Gips, ungebrannt	2,32						
Gips, gebrannt	1,8						
Kautschuk	0,91—0,94	3,0			–1000	125°	
Kork	0,20—0,35						
Kreide	1,6 —2,65						
Papier	9,7 —1,2						
Pech	1,25—1,33						
Porzellan	2,45						
Schmirgel	4,00						
Talkum	2,7						
Vaseline	0,86						
Wachs	0,95—0,98						
B. Flüssige Körper bei 15° C							
Äther	0,73				— 118	35	
Alkohol	0,79				— 100	78,5	
Benzin	0,68—0,7						
Benzol	0,89						
Erdöl/Petroleum	0,8						
Glyzerin	1,1—1,26						
Leinöl, gekochte	0,94						
Mineralschmieröl	0,96						
Quecksilber	13,6						
C. Gase und Dämpfe in g/dm³ bei 0° C und 760 Torr (mm Qu.-Säule)							
Ammoniak	0,8						
Azetylen	1,171						
Generatorgas	1,14						
Gichtgas	1,28						
Kohlenoxyd	1,977						
Leuchtgas	1,19						
Propangas	2,003						
Sauerstoff	1,429						
Stickoxyd	1,25						
Wasserdampf	0,768						
Wasserstoffgas	0,09						

VI. Werkstoffschädigungen

Bei der Beschreibung der verschiedenen Werkstoffe wurde bereits auf die Schutzmaßnahmen hingewiesen, die notwendig sind, um eine vorzeitige Abnutzung durch die chemische Einwirkung des Körperschweißes zu verhindern. Körperschweiß ist eine flüssige Absonderung unter Einfluß des Nervensystems. Auf körperliche Arbeit und seelische Erregung antworten die Schweißdrüsen mit einer verstärkten Tätigkeit. Die Schweißdrüsen erfüllen dabei zwei Aufgaben, nämlich die Entfernung von Stoffwechselprodukten aus dem Körper und die Unterstützung der Nieren und des Darmes. Die Mengen der täglichen Schweißausscheidungen, sowie ihr Gehalt an organischen und anorganischen Bestandteilen, sind schwankend. Es gibt Fälle übermäßiger und krankhafter Schweißabsonderungen, z. B. Fußschweiß, Achselschweiß, aber auch Stumpfschweiß bei Amputierten, die in jedem Falle von dem Betroffenen als lästig empfunden werden.

Dr. Prieß sagt hinsichtlich der Schädigungen der Werkstoffe durch Körperschweiß:

> „Die festgestellten täglichen Absonderungsmengen des Schweißes mit einem Gehalt bis zu 0,5 % Harnstoff können nach Verdunsten seines Wassergehaltes zu erheblichen Anreicherungen des Harnstoffes an einzelnen Stellen der Bekleidung, sowie an Kunstgliederteilen, führen. Hieraus läßt sich ermessen, welche Mengen freien Ammoniaks aus dem Zerfall des Schweißharnstoffes für den dauernden Angriff auf die Werkstoffe entstehen können. Das freiwerdende Ammoniak ist selbst in kleineren Mengen imstande, auf viele Werkstoffe zerstörend einzuwirken.
>
> Bei den unedlen Metallen (Eisen, Aluminium und seinen Legierungen) tritt durch die gemeinsame Einwirkung von Kochsalz und freiem Ammoniak allmählich eine kaustische Versprödung ein. Werkstoffe tierischen Ursprungs, wie Leder, Wolle, Seide, die zu den Eiweißstoffen gehören, verbinden sich chemisch besonders leicht mit Ammoniak. Je nach dem Grad der Einwirkung des Ammoniaks auf das große Eiweißmolekül können diese Werkstoffe grundlegend bis zur Auflösung gespalten werden.“

Bei der Gegenüberstellung der chemischen Bestandteile von Schweiß und Harn wurde bei beiden das Vorhandensein von Harnstoff, $CO(NH_2)_2$, festgestellt. Eine Anreicherung von Harnstoff auf den besonders an stark schwitzenden Körperteilen getragenen Werkstoffen ist unvermeidlich und nach den Ergebnissen einschlägiger Forschungen werden die beobachteten Schweißschädigungen auf die biologische Harnstoffzersetzung zurückgeführt. Nach Dr. H. Prieß hat Pasteur bereits 1860 festgestellt, daß der bei der Harnfäulnis bekannte Zerfall des Harnstoffes in Ammoniak und Kohlensäure durch die Tätigkeit von Spaltpilzen hervorgerufen wird. Andere Bakteriologen haben später ermittelt, daß die Harnstoffspaltung hauptsächlich von Bodenbakterien (aerobe sporenbildende Mikrokokken, Staphylokokken und Sazine und einige Pilzarten) vorgenommen wird, die sich aber nicht nur im Boden und in der Luft, sondern auch in der menschlichen Kleidung und sogar auf der Hautoberfläche befinden. Die Tatsache, daß der Harnstoff im Schweiß der gleichen biologischen Zersetzung wie im Harn unterliegt, läßt sich bei allen Schweißausscheidungen durch die infolge Bildung von Ammoniak nach kurzer Zeit eintretende alkalische Reaktion erkennen. Das frei werdende Ammoniak ist selbst in kleinen Mengen imstande, auf viele Werkstoffe eine zerstörende Wirkung auszuüben. Dazu kommt, daß bei den verschiedenen Werkstoffen eine Empfindlichkeit gegen Schweiß vorhanden ist und allein schon deshalb eine Vorbehandlung dieser Werkstoffe nötig wird, um die Angriffe des Körperschweißes abzuwehren. (Siehe auch 12. Kieselgel-Seite.)

Holz erweist sich gegenüber solchen chemischen Angriffen als ziemlich widerstandsfähig. Immerhin besteht bei einer ungeschützten Holzoberfläche die Gefahr, daß die ständige Einwirkung von Körperschweiß eine Quellwirkung hervorrufen kann. Aber auch eine an der Stumpfinnenseite angebrachte Schellackpolitur als Schutz wird durch den ammoniakalischen Schweiß abgelöst, und dieser bewirkt den Entzug von Lignin, sowie harzigen Bestandteilen und Gerbstoffen, so daß die Feuchtigkeit ungehindert in den Holzkörper eindringen und den Zerstörungsprozeß vollenden kann. Das Holz quillt, die Festigkeit verringert sich und das Holz platzt in der Faserrichtung auf.

Weich- und Leichthölzer werden zweckmäßig vor der Verarbeitung mit einer Benzylzelluloselösung getränkt. Als Schutz gegen die Schweißabsonderung hat sich die Zellonierung bzw. der Anstrich mit den in diesem Buch beschriebenen Kunstharzlacken als ziemlich widerstandsfähig erwiesen.

Leder ist je nach den verschiedenen Gerbverfahren verschieden widerstandsfähig gegen alkalische Angriffe.

Lohgares Leder ist als besonders empfindlich anzusehen. Die pflanzlichen Gerbstoffe werden durch Ammoniak und Alkalien und ebenso durch Schweiß aus dem Leder herausgelöst und führen zur Zerstörung der Hautfaser.

Chromgegerbtes Leder dagegen ist gegen Körperschweiß beständiger, wenngleich es auch z. B. als Schuhleder durch Einwirkung des Fußschweißes an Festigkeit verliert und dann hart und brüchig wird.

Fettgegerbtes Leder — die sogenannten Sämischleder — weisen eine verhältnismäßig höhere Widerstandsfähigkeit gegen Körperschweiß auf. Auf die Dauer gesehen spaltet jedoch der ammoniakhaltige Schweiß die Fettsäureverbindung mit der Haut und zerstört ebenfalls die Hautsubstanz des Leders. Ebenso ist es bei den fettgaren Ledern, die mit Alaun oder Talg u. ä. stark gefettet sind.

Walkleder, das meistens zu Stumpfschäften, Hülsen, Apparatschuhen, Sandalen u. ä. verarbeitet wird, läßt sich auch nicht durch die Fütterung mit Sämischleder oder Moleskin gegen die zerstörende Wirkung des Körperschweißes schützen. Es tränkt sich mit Schweiß, wird dadurch entgerbt und weich, und wenn es dann wieder getrocknet ist, hat es seine innere Festigkeit verloren. Es wird hart und brüchig und damit unbrauchbar. Teile aus Leder, die mit Stahlschienen gestützt werden, müssen eine Verbindung zwischen Leder und Schienen durch Messing- oder Kupferniete haben. Das gleiche gilt auch für das Anbringen der Ledersohlen an den Plattfußeinlagen. Werden solche Verbindungen mit Eisennieten vorgenommen, so rosten die Niete unter der Einwirkung des Schweißes, der unter Mitwirkung der gelösten Gerbstoffe und des Kochsalzes seine zerstörende Tätigkeit ausübt. Das Leder wird weitgehend brüchig und unbrauchbar, weil es an der Nietstelle ausbricht. Die starke Durchrostung von Stahlteilen an Lederprothesen hat die gleiche Ursache. Aus dem gleichen Grunde sollen auch für die Ösen- und Schnürleisten nur Messingösen — wenn möglich noch vernickelt — verwendet werden.

Ein Schellacküberzug ist als Oberflächenschutz beim Leder unzweckmäßig und unzureichend, da die ammoniakalische Flüssigkeit den Schellack schnell erweicht und ihn ablöst. Als zweckmäßiger Schutz des Leders kann das Tränken und Überziehen mit Zelluloseätherlack unter Zusatz geeigneter Kunstharze und Weichmacher angesehen werden.

Metalle. Bei den Schweißschäden an Metallen spricht man meistens von der Korrosion des Materials, das von der Oberfläche aus durch unbeabsichtigte chemische und elektrochemische Angriffe zerstört wird. Als besonders empfindlich gegen Schweißangriffe wird das Leichtmetall angesehen. In seinem Buche über Werkstoffe schreibt Dr. H. Prieß hinsichtlich der Korrosionsvorgänge folgendes:

„Die Empfindlichkeit der einzelnen Metalle gegen Schweißangriffe richtet sich, wie bei allen Korrosionserscheinungen, nach ihrer Stellung in der elektrolytischen Spannungsreihe, soweit nicht durch die Bildung von Oxydschichten an der Metalloberfläche andere Verhältnisse gegeben sind. Unter elektrolytischer Spannungsreihe versteht man die nach Größe des elektrolytischen Potentials geordnete Reihe der chemischen Elemente. Dabei ist das elektrolytische Potential der Wert der elektromotorischen Kraft eines in wäßriger Lösung von 18° C und normaler Konzentration des zugehörigen Salzes eintauchenden Metalles, gemessen gegen Wasserstoff = O. Für die hier in Frage kommenden Metalle gilt folgende elektrolytische Spannungsreihe (in Volt):

Magnesium	— 1,87	zweiwertige Ionen in Lösung.“
Aluminium	— 1,45	
Zink	— 0,76	
Chrom	— 0,50	
Eisen	— 0,43	
Kadmium	— 0,42	
Kobalt	— 0,29	
Nickel	— 0,22	
Blei	— 0,12	
Zinn	— 0,10	
Wasserstoff	u. — 0,00	
Kupfer	u. 0,35	
Quecksilber	u. 0,75	
Silber	u. 0,80	
Platin	u. 0,87	
Gold	u. 1,50	

Durch die sich beim Aluminium und Magnesium an der Oberfläche in kürzester Zeit selbsttätig bildende Oxydhaut werden diese Metalle mit wertvollen chemischen Eigenschaften gegen chemische Angriffe geschützt. Wenn trotzdem eine erhöhte Korrosionsempfindlichkeit bei den im Orthopädie-Handwerk zu verarbeitenden Leichtmetallen besteht, so ist die Ursache in den chemisch-physikalischen Bedingungen zu suchen. Bei den chemischen Wirkungen des Körperschweißes auf Leichtmetall, das für Kunstbeine verwendet wurde, ist C. Göcke bei seinen Forschungen zu dem Ergebnis gekommen, daß es sich bei den Zerstörungen durch Körperschweiß um einen gleichzeitigen Angriff von Kochsalz und Fettsäure handelt. Wissenschaftliche Untersuchungen haben außerdem ergeben, daß kupfer- und zinkhaltige Aluminiumlegierungen durch Chloride schneller und stärker angegriffen werden als reines Aluminium und solche Legierungen, die nur Magnesium und Silizium enthalten. Je dünner die Chloridlösungen sind (weniger als 3 % NaCl), desto leichter greifen sie die Metalloberfläche an, während bei konzentrierten Lösungen das reine oder Reinstaluminium in der Regel verhältnismäßig beständig bleibt. Bei den kupferhaltigen Legierungen kann allein Kochsalz schon die Oberfläche des Metalles angreifen. Durch die im frischen Körperschweiß enthaltenen organischen Säuren wird ein solcher Angriff verstärkt. Da sich aber erfahrungsgemäß der von der Bekleidung aufgenommene Schweiß sehr bald in völliger bakterieller Zersetzung befindet und durch die dabei eintretende Aufspaltung des Schweißharnstoffes stark ammoniakalisch wird, tritt nunmehr ein vereinigter Angriff von Ammoniak und Kochsalz ein. Die sich sehr bald bildende und schützende Oxydschicht wird dabei schnell durchbrochen, das Kupfer herausgelöst und die nun porig gewordene Struktur des Metalles beschleunigt den Zerstörungsprozeß. Die durch den Körperschweiß verursachten Schäden der Leichtmetalle äußern sich zunächst durch Mattwerden und Anlaufen der Oberfläche und es entstehen dann punktförmige weiße Ausblühungen (bestehend aus flockigem $Al(OH)_3$), die sich nach und nach vergrößern. Allmählich erhält die Metalloberfläche eine rauhe und körnige Beschaffenheit, und durch die scheuernde Belastung des Werkstückes reiben sich mechanisch Metallteilchen ab, die dann die bekannten Verschmutzungen am Körper bzw. an den Wäschestücken ergeben. Soweit es sich dann um kupferhaltige Aluminiumlegierungen handelt (z. B. Duraluminium) wird infolge des ausgeschiedenen Kupfers das Gefüge des Werkstoffes derart brüchig, daß es an den schwächsten Stellen zum Bruch des Materials kommt.

Die technische Entwicklung auf dem Gebiete der Leichtmetallindustrie hat in jüngster Zeit verschiedene Verbesserungen gebracht, um die Widerstandsfähigkeit der Leichtmetall-Legierungen gegen Korrosion auf ein erreichbares Maß zu erhöhen. Hierzu sei auch auf die Leichtmetall-Oberflächenbehandlung im Abschnitt „Leichtmetall und ihre Legierungen“ hingewiesen. Vielfach wird das Überziehen des Leichtmetalles mit Zelluloseester und -ätherlacken vorgenommen. Es hat sich bei den verschieden vorgenommenen Versuchen erwiesen, daß sowohl der Zellonlacküberzug, wie auch die Eloxalschicht selbst ohne nachträglichen galvanischen Überzug das Material vor Schweißangriffen schützen können. Eloxierte und galvanisierte Werkstücke, wie Stumpftrichter u. a., sind aber als widerstandsfähiger anzusprechen. Bei den Verbindungsnähten, die sich bei der Verarbeitung zu einem Werkstück ergeben, sind die Nietstellen oft Angriffsstellen für den Körperschweiß. Die Vernietung soll daher mit Leichtmetallnieten erfolgen; noch besser ist jedoch die autogene Schweißung, bei welcher gute korrosionsbeständige Schweißnähte erzielt werden können. Bei

Eisen und Stahl ist bekannt, daß diese Werkstoffe ohne Oberflächenschutzschicht sehr leicht rosten. Die Rostbildung kommt bekanntlich dadurch zustande, daß das Eisen als unedles Metall bei normaler Temperatur Wasser unter Wasserstoffentwicklung zersetzt. Schon an feuchter Luft überzieht sich ein unlegierter Stahl mit dem rotbraunen Rost. Am Körper wird dieser Zustand dadurch beschleunigt, weil der Körperschweiß Kochsalz enthält, auch das bei der Zersetzung des ebenfalls vorhandenen Harnstoffes entwickelte Ammoniak zeitigt chemische Vorgänge wie beim Leichtmetall. Es tritt eine vorzeitige Minderung der Elastizität und eine Verringerung der Festigkeit und Härte ein, die nach einer gewissen Zeit bei dauernder Belastung des Werkstückes zu einem Bruch des Werkstoffes führen.

Legierte Stähle, wie V-2-a-Stähle, Chromnickel- und Chromvanadiumstahl u. a., sind nicht nur weitgehendst rostfrei, sondern auch beständig gegen Angriffe durch Körperschweiß. Unlegierte Stähle haben sich mit einem Überzug aus Lack als nicht widerstandsfähig erwiesen, während sich das Brünieren bewährt hat. Immerhin ist jedoch die galvanische Verchromung und die Vernickelung des Stahles als wirksamster Schutz zu nennen, wenn die Überzüge genügend stark und porenfrei hergestellt sind. Siehe hierzu die Beschreibung unter Orthopädiestahl.

Wird Stahl mit anderen Metallen wie Kupfer oder Legierungen verbunden, so ist an den Verbindungsstellen immer die Gefahr einer Korrosion vorhanden, wie überhaupt auch die Nietstellen bei der Verbindung von Stahl mit Leder u. ä. Werkstoffen in erster Linie die Angriffsstellen des Körperschweißes sind. Vom Standpunkt der Metallkorrosion sollte man solche Verbindungen vermeiden, aber zur Schonung und Stützung des Schaft- und Hülsenleders (Walkleder) hat sich bisher keine andere Lösung ergeben. Die Bruchbandfedern werden aus Federstahl gefertigt und sind auch der unmittelbaren Einwirkung des Körperschweißes ausgesetzt. Zum Schutz gegen zerstörende Einwirkungen des Schweißes werden sie zunächst mit Asphaltlack gestrichen, dieser eingebrannt und nachfolgend mit Nitrozelluloselack überzogen.

V u l k a n f i b e r wird bei stark schwitzenden Prothesenträgern oft in kurzer Zeit unbrauchbar, wenn es keinen hinreichenden Oberflächenschutz hat. Eine Schellackpolitur kann wegen der leichten Löslichkeit in Ammoniak keinen Schutz bieten. Vulkanfiber ist ein wenig feuchtigkeitsbeständiger Werkstoff, bei dem außerdem weniger die Ammoniakwirkung als die zur Erreichung des Werkstoffes führende Feuchtigkeitsaufnahme die maßgebliche Rolle spielt. Einen ausreichenden Schutz erreicht man durch Zelluloseester und -ätherlacke.

K a u t s c h u k ist gegen Säure und alkalische Lösungen außerordentlich beständig und wird deshalb überall dort eingesetzt, wo ein höherer Korrosionsschutz und auch Beständigkeit gegen Körperschweiß erforderlich ist. Gegen ammoniakalische Angriffe sind z. B. Weichgummi (Patentgummi) und Hartgummi fast unbegrenzt haltbar. Auftretende Schäden im Werkstoff sind entweder Alterserscheinungen oder Mängel, die auf unrichtige Vulkanisierung des Kautschuks zurückgeführt werden können.

L a c k e und Anstrichfarben können sich für einen Werkstoff als schädlich erweisen, wenn ihnen die

1. Unschädlichkeit für die Haut,
2. Beständigkeit gegen Körperschweiß,
3. weitgehende Haftfestigkeit auf dem Grundstoff

fehlen. Daraus folgert, daß der Lack, der mit der menschlichen Haut in Berührung kommt, keinerlei gesundheitsschädliche Bestandteile enthalten darf. So kann z. B. bereits ein geringer Bleigehalt eines Leinölfirnisses mit der Zeit Reizungen auf die Stumpfhaut ausüben. Ebenso können durch den Schweiß aus dem Lack herausgelöste schädliche Pigmente leicht in die Haut einreiben und gleiche Schädigungen hervorrufen. Deshalb dürfen die Lacke und auch die Anstrichfarben keine giftigen Farbstoffe oder auch giftige Chrom-, Blei- u. ä. Verbindungen enthalten. Öllacke und Schellackpolituren haben sich für den Kunstgliederbau als ungeeignet erwiesen. In der Hauptsache werden Nitrozellulose- und Azetylzelluloselacke angewendet, die eine große Elastizität und eine hohe Haftfestigkeit besitzen.

Leime. Die tierischen Leime, wie alle Eiweißstoffe, sind gegen ammoniakalische Angriffe nicht beständig und sind demnach mit Rücksicht auf die Wirkung des Körperschweißes auszuschalten. Sie enthalten als Grundstoff Eiweißabkömmlinge, die zur Gruppe der Albuminoide gehören und im wesentlichen aus Glutin bestehen. Der feuchte Körperschweiß ruft zunächst an den Verleimungsstellen ein Quellen des Leimes hervor, wozu die eiweißlösende Wirkung des Ammoniaks verstärkend beiträgt und bei der dann eintretenden ammoniakalischen Reaktion im erweichten Leim ist dann die Voraussetzung für eine bakterielle Zersetzung gegeben. Auch Kaseinleim wird nicht immer für die Verleimung von Holz verwendet, denn er enthält wohl stets freies Alkali und das erhöht seine Wasserfestigkeit und seine Widerstandsfähigkeit gegen die Einwirkung des Körperschweißes, aber Holz und andere Werkstoffe werden durch Alkali in dieser Konzentration angegriffen und verfärben. Am widerstandsfähigsten gegen Körperschweiß haben sich die bakelitartigen Kunstharzleime (wie Kaurit-Tegofilm u. a.) und auch die Zelluloseesterklebstoffe erwiesen. Sie zeichnen sich durch eine große Unempfindlichkeit gegen Feuchtigkeit und Säuren aus und besitzen eine große Haftfestigkeit.

VII. Halbzeuge, Paß- und Serienteile sowie Rohlinge für das Orthopädie- und das Schuhmacher-Handwerk

Wer wirtschaften will, muß rechnen und wer rechnen will, muß kalkulieren! Wir alle müssen heute rechnen, denn die Gegenwart zeigt es — und hauptsächlich im Handwerk —, daß neben den beruflichen Handfertigkeiten und einem guten Wissen und Können auf dem Gebiete der Technik der Handwerker es mehr als bisher nötig hat, sich mit den Fragen der richtigen und genauen Kalkulation zu beschäftigen hat. Der Fortschritt der Technik und viele neue Erkenntnisse auf allen Gebieten der Wirtschaft haben zu erheblich gesteigerten Ansprüchen der Verbraucher gegenüber dem Erzeuger geführt. Und daher kann der Handwerker dieser Entwicklung nur dann wirksam begegnen, wenn er die Leistungsfähigkeit seiner Werkstatt sachlich und betriebswirtschaftlich den heutigen wirtschaftlichen Verhältnissen erfolgreich anpaßt. Dazu gehört in erster Linie, daß er die Umwertung seiner Sachleistung in Geldeswert genauestens und richtig in der Weise vornimmt, daß dabei auch die Wirtschaftlichkeit des Betriebes gesichert wird.

Wirtschaftlich handeln heißt nicht nur sparsam wirtschaften und mit fleißiger sachkundiger Hand eine Güteleistung zu vollbringen, nein: wirtschaftlich sein bedeutet auch heute für den Handwerker, sich der fortschrittlichen Technik zu bedienen. Wie in anderen Handwerkszweigen hat die Technik auch im Orthopädie- und Schuhmacherhandwerk ein Betätigungsfeld gefunden. Die einschlägige Industrie hat in Zusammenarbeit mit dem Handwerk und anderen zuständigen Komponenten Mittel und Wege gefunden, die handwerkliche Arbeit durch die Bereitstellung hochwertiger industriemäßig hergestellter Rohlinge, Halbzeuge, Paß- und Serienteile zu fördern und zu erleichtern. Die Verwendung solcher Teile ermöglicht es dem Handwerk, seine Preiskalkulation günstiger zu gestalten. Es kann hier nicht auf die Vielzahl dieser Industrieerzeugnisse eingegangen werden; jeder Handwerker wird irgendwie in einem Kontakt mit den Zulieferungsunternehmern stehen und soweit dies nicht der Fall ist, wird der Großhandel ihn gern auf Anfrage mit Katalogen, Prospekten und Preislisten an Hand gehen. Die Anwendung und Verarbeitung solcher Industrie-Erzeugnisse ist für den Handwerker nicht nur eine betriebswirtschaftliche Notwendigkeit, sondern auch ein Verlangen seines Kunden, soweit dieser als Kostenträger für die handwerkliche Leistung eine staatliche und kommunale Behörde ist. Die Vorschriften für die Preisgestaltung für öffentliche Aufträge sehen grundsätzlich die Verarbeitung solcher Paß- und Serienteile vor und nicht zuletzt auch deshalb, weil damit der Verbraucherpreis angemessen festgesetzt werden kann. Ebenso wird der fortschrittlich eingestellte Handwerker zweckvoll handeln, wenn er für die Herstellung eines Fabrikates die für ein solches vorgesehenen Rohlinge verarbeitet. Er spart damit Zeit und da die Zeit heute in jedem Fertigungsbetrieb — auch im Handwerksbetrieb — ein kostbares Gut ist, muß man die zur Verfügung stehende Zeit wirtschaftlich nutzen!

VIII. Anhang

a) Verarbeitungstechnik für Gießharze im Orthopädie-Handwerk

Im Gegensatz zur Mengenfabrikation, wie sie die kunststoffverarbeitende Industrie vornimmt und sich dazu vielerlei Maschinen und Fabrikationseinrichtungen bedient, sind die Fertigungsverhältnisse im Orthopädie-Handwerk fast ausschließlich auf den Einzelfall abgestellt. Die Herstellung künstlicher Glieder und anderer orthopädischer Hilfsmittel geschieht individuell und auf handwerklicher Basis. Das gilt demzufolge auch für die Verformung der Gießharze und anderer Kunststoffe, soweit sie als Baustoffe für solche Erzeugnisse verarbeitet werden. Selbstverständlich müssen diese Baustoffe körperverträglich sein und dürfen keinerlei Hautreizungen und dgl. hervorrufen.

Wer sich im Handwerk mit der Verformung von Gießharz und anderen Kunststoffen beschäftigt und dabei erfolgreich sein möchte, wird die nachstehenden Empfehlungen zu schätzen wissen, nachdem ihm in den einzelnen Abschnitten des Buchs ein Überblick über die Kunststoffe und ihre Eigenschaften gegeben worden ist.

1. *Arbeitsräume und Arbeitsplätze* sollen hell, übersichtlich und vor allem staubfrei sein.

Der Arbeitstisch soll sauber und übersichtlich gehalten werden. Auch die handwerkliche Arbeitsmethode verlangt ein betriebswirtschaftliches Denken, denn auch die individuelle Einzelfertigung muß rationell durchgeführt werden. Aus diesem Grunde muß auch für die Verarbeitung von Kunststoffen eine planmäßige Vorbereitung getroffen werden. Das setzt voraus, daß in den Arbeitsräumen und an den Arbeitsplätzen die für die Fertigung notwendigen Maschinen, Werkzeuge, Einrichtungen, sowie die für die auszuführenden Aufträge nötigen Werkstoffe vorhanden und greifbar sind.

Da die Wärmetemperaturen bei der Kunststoffverformung eine große Rolle spielen, muß in jedem Arbeitsraum ein Thermometer vorhanden sein!

Die Arbeitsplätze dürfen sich nicht in der Nähe offener Flammen oder Feuerstellen befinden. Die Anordnung der Einrichtungen (Tische, Regale, Schränke usw.) ist dergestalt einzurichten, daß ein ungehindertes Arbeiten und dabei eine lückenlose Kontrolle des Fertigungsvorganges bis zum Abschluß des Erhärtungsprozesses erreicht wird. Gute Entlüftung mit Luftabzug ist nötig, damit evtl. entstehende Gase sofort abziehen können. Die Belichtung muß so gehalten sein, daß der Arbeitende jederzeit seinen Arbeitsplatz und seine nächste Umgebung mühelos übersehen kann. In den Arbeitsräumen soll aus Vorsichts- und Sicherheitsgründen immer nur die für einen Tagesgebrauch notwendige Menge an Kunststoffen vorhanden sein. Für die Lagerung der Kunststoffe ist tunlichst ein abgetrennter Raum vorzusehen. In der Regel sind z. B. Gießharze bei Temperaturen unter 25° C längere Zeit — teilweise bis zu 6 Monaten — lagerfähig. Wird längere Lagerzeit gewünscht, empfiehlt sich die Lagerung in kühlen und trockenen Räumen mit etwa 5—10° C Temperatur. Die Aufbewahrung soll möglichst in der Originalverpackung des Lieferanten erfolgen; durchsichtige Glasbehälter eignen sich nicht für die Lagerung, weil das Licht die Polymerisation (Erhärtung) begünstigt bzw. beschleunigt. In diesem Zusammenhang muß darauf hingewiesen werden, daß eine Lagerung des bereits mit dem Härter vermischten Gießharzes unmöglich ist, denn die Gebrauchszeit der vorbereiteten Gießharzgemische ist begrenzt und beträgt allgemein 1—1½ Stunden; bei Gießharzmischungen teilweise noch weniger Zeit. Die Gefäße müssen luftdicht sein; sie sind nach Entnahme der Mengen d. h. nach jedem Öffnen wieder sorgfältig zu verschließen. Es muß weiter darauf gehalten werden, daß die Werkzeuge, Wiege- und Mischgeräte sowie alle gebrauchten Gefäße nach Ausführung der Arbeiten gereinigt und gesäubert werden, um sie für die nächste Arbeit bereitzuhalten. Für das Abwiegen der Gießharzmengen und der Härteranteile wird die Beschaffung von gewachsten Papierbechern empfohlen, die nach Gebrauch in den Abfallkasten gelegt werden.

Aus gesundheitlichen Gründen sind vorbeugende Maßnahmen für die Mitarbeiter anzuordnen:

1. Be- und Entlüftung des Arbeitsraumes beachten,
2. vor Beginn der Misch- und Verformungsarbeit:
   a) Hände gründlich waschen,
   b) Hände mit Vaseline oder Hautcreme leicht einreiben,
3. sofort nach Beendigung der Arbeiten:
   a) Hände und Gesicht mit warmen Seifenwasser waschen,
   b) Hände und Gesicht mit einem sauberen Tuch gut abtrocknen,
   c) Hände und Gesicht mit Vaseline oder Hautcreme leicht einfetten.
4. Etwaige Spritzer auf der Haut sind mit lauwarmen Seifenwasser oder mit einer 3prozentigen Essigsäurelösung zu entfernen.
5. Bei längerer und dauernder Arbeit mit dem Härter sind Gummihandschuhe anzuziehen.

2. *Planmäßige Gießharzverfahrenstechnik.*

Im allgemeinen werden im Handwerk die kalthärtenden Gießharze verarbeitet. Kleinere Betriebe werden das übliche handwerkliche Gießverfahren anwenden. Größere Betriebe und dort, wo viele Erzeugnisse verformt werden oder es die Eigenheiten oder Schwierigkeiten der Form des Erzeugnisses bedingen, werden zusätzlich das Unterdruckverfahren anwenden. Die Unterdruckanlage besteht aus

1. der Saugpumpe am Wasserleitungshahn und der
2. Schlauchverbindung von der Saugpumpe zum Luftkessel mit dem Druckmesser,
3. Verschlußhahn zum Luftkessel,
4. Schlauchleitung vom Verschlußhahn bis zur Verteilerarmatur mit den 4 Abgangshähnen,
5. Schlauchleitungen von den 4 Abgangshähnen, die zu den
6. Einweg- oder Zweiwegabsaugrohren führen, welche im Innern der Fertigungsmodelle angebracht werden.

Für einfache Schäfte oder Hülsen eignet sich das Einweg-Absaugerohr. Es ist ein etwa 30 cm langes 1″iges Rohr, das an einem Ende mit einer Sechskantkappe luftdicht abgeschlossen ist. Dieser Sechskant dient zum Einspannen des Fertigungsmodelles in den Schraubstock am Werktisch; er ist durchbohrt und hat ein Schlauchansatzröhrchen, auf das der Verbindungsschlauch gezogen wird. Hinter dem Sechskant auf dem Absaugerohr befindet sich eine Gummimuffe als Dichtung beim Abbinden der Isolationsfolie. Anschließend daran hat das Absaugerohr eine 10 mm Querbohrung, die den Sog vom Innern des Absaugerohres in den Raum zwischen Isolationsfolie und Fertigungsmodell übertragen soll. Während beim Einwegabsaugerohr nur der Raum zwischen Fertigungsmodell und Außenfolie abgesaugt wird, hat das Zweiwegeabsaugerohr im Absaugerohr selbst zwei Absaugesysteme; das erste arbeitet wie beim Einwegsystem und das zweite dient dazu, die Isolationsfolie über dem Fertigungsmodell mit Hilfe des Unterdruckes faltenlos in alle Aufbuchtungen des Fertigungsmodelles anzusaugen. Das ist für schwierige Schaft- und Hülsenformen mit entsprechenden Ausbuchtungen vorgesehen.

Es ist also vor Beginn aller Arbeiten für einen Vergußauftrag zu prüfen, ob das Handgießverfahren, das Einweg-Unterdruckverfahren oder das Zweiwegeabsaugverfahren in Anwendung gebracht werden soll. Beim Handgießverfahren genügt ein Rundeisenstab im Innern des Fertigungsmodelles, um dieses in den Schraubstock einzuspannen, denn das Gießverfahren verlangt beide Hände. Bei Anwendung des Unterdruckverfahrens muß das Fertigungsmodell entweder das Einweg- oder das Zweiwegabsaugerohr haben.

Weiter ist bei der Arbeitsvorbereitung zu entscheiden, ob das Gießverfahren ohne oder mit Oberflächenverformung durchgeführt werden soll.

Das Gießverfahren ohne Oberflächenverformung wird angewendet, wenn ein ungefärbtes Gießharz verformt und die Oberfläche der Wandung nach vollständiger Aushärtung einer Nachbearbeitung unterzogen werden soll, die darin bestehen kann, daß das Formstück mit einem besonderen Farbauftrag versehen wird. Da die Innenfläche der Hülse oder des Schaftes — wie üblich — glatt verformt werden soll, wird das Fertigungsmodell mit einer Isolationsfolie überzogen, über die dann die einzelnen Schichtstoffe (Trikotschlauch, Glasfaserschlauch) gezogen werden, die sich wie ein festes Netz um die Flächen des Modelles spannen müssen. Zwischen den einzelnen Schichtauflagen kann erforderlichenfalls eine Glasfaserverstärkung an den vorgesehenen Stellen (ellbogenobere Öffnung des Schaftes, nahe der Achselhöhlengegend u. a.) untergebracht werden. Alle Schichtauflagen werden oben und am unteren Ende so fest angebunden, daß sie faltenlos am Modell anliegen und weder nach oben noch nach unten ihre Lage verändern können. Nun erfolgt der Auftrag des Gießharzgemisches mittels Pinsel auf die Schichtlagen. Während die rechte Hand mit dem Pinsel den Harzauftrag bewirkt, verteilt die mit einem Gummihandschuh versehene linke Hand das Gießharz gleichmäßig auf alle Stellen des Modelles. Durch leichtes Andrücken eines Fingers oder auch des Handtellers wird das aufgepinselte Harzgemisch gut in das Gewirk der Schichtstofflagen hineingeknetet. Das ist bei diesem Verfahren besonders wichtig, weil eine Außenabgrenzung durch eine Isolationsfolie nicht gegeben ist. Bei dieser einfachen Verformungsmethode ist es in jedem Falle angebracht, den Erhärtungsprozeß zu überwachen. Sobald dabei festgestellt wird, daß das Harzgemisch bereits in einen teigigen Zustand übergegangen ist, wird die Außenoberfläche mit einem zusammengedrehten Stück PVC-Folie oder einem gespannten Faden von oben nach unten geglättet. Dabei werden etwa aus dem Schichtstoff hervorstehende Faserreste oder Faserspitzen in das Harzgemisch eingedrückt und die Außenoberfläche einigermaßen glatt geformt. Nach vollständiger Aushärtung (die auch im Wärmeofen kurzfristig durchgeführt werden kann) kann das Formstück vom Modell abgenommen und weiterverarbeitet werden. Die Außenoberfläche kann trotz aller sorgfältigen Arbeit rauh und uneben geblieben sein. Mit Schleifpapier wird sie geschliffen und kann dann den vorgesehenen Farbauftrag erhalten.

Das G i e ß v e r f a h r e n m i t O b e r f l ä c h e n v e r f o r m u n g ist das am meisten angewendete Verfahren. Auch hier benutzt man für die Herstellung eines Stumpfschaftes oder einer Hülse das Fertigungsmodell, über welches der Gießling (das spätere Formstück) in Form eines Hohlkörpers verformt wird. Auch hier wird das Fertigungsmodell zuerst isoliert, d. h. mit einer Isolationsfolie abgesichert. Und ebenso werden darüber die Schichtstoffe aufgebracht und vorzugsweise dazu Trikotschlauch verwendet, dessen Gewirk sich eng um

Abb. 9
Gießverfahren ohne Oberflächenverformung
1. Das Fertigungsmodell. — 2. Das Fertigungsmodell mit Schichtstoffüberzug. — 3. Das Gießharzgemisch wird mit dem Pinsel aufgetragen und in den Schichtstoff verteilt

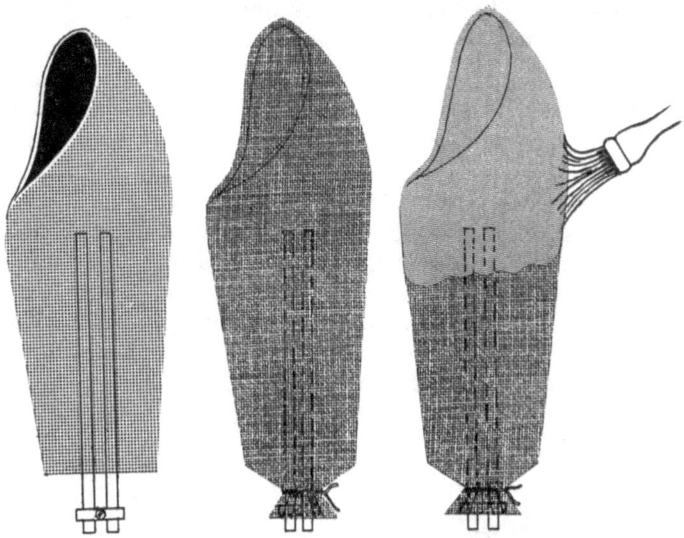

1 2 3

die Flächen des Fertigungsmodelles spannt. Auch hier wird man die bewährte Glasfaserschlauchverstärkung berücksichtigen. Über diese Schichtstoffauflagen wird nun ein Folienschlauch gezogen, der das Fertigungsmodell faltenlos umgibt, der wie die Schichtstoffschichten auch am unteren Ende abgebunden wird, dagegen in Handbreite offen über das Modellende ragt und als Gießöffnung dient. Durch diese Öffnung wird nun das Gießharzgemisch gegossen. Es dringt in das Gewirk des Schichtstoffes ein und erfährt sowohl nach innen als auch nach außen eine Begrenzung durch die Innen- und die Außenfolie. Während die fest aufgezogene Innenfolie eine glatte Innenwandung des Formstückes gewährleistet, wird durch die Außenfolie die Außenoberfläche glatt verformt. Ein leichtes Abstreichen der Außenflächen mit der Hand oder einem Faden über die Außenfolie wird das eingegossene Gießharzgemisch gleichmäßig an alle Oberflächenpartien gebracht und gleichmäßig verteilt. Die Fäden und Fasern der Schichtstoffe saugen es auf und werden auch von ihm umflossen. Von der gleichmäßigen und sorgfältigen Verteilung des Harzgemisches zwischen Modell und Außenfolie hängt die formrechte Beschaffenheit des Endproduktes ab. Nunmehr kann das Arbeitsstück dem Aushärtungsprozeß überlassen bleiben. Wird eine Beschleunigung der Aushärtung verlangt, kann diese bei erhöhter Wärmetemperatur im Wärmeofen erreicht werden.

Soll für diese Art Verformung das Unterdruckverfahren angewendet werden, so wird beim Einwegabsaugeverfahren das Fertigungsmodell entsprechend vorgerichtet und der Absaugeschlauch anschließend an den Verguß des Harzgemisches angeschlossen. Beim Zweiwegabsaugeverfahren wird zunächst die Absaugeschlauchleitung eingeschaltet, sobald die Innenfolie montiert ist. Erst dann — wenn der Unterdruck die Innenfolie fest an die Oberflächen des Fertigungsmodelles angesaugt hat — werden die Schichtstoffe und Glasfaserverstärkungen aufgebracht und die Außenfolie montiert. Nach dem vollständigen Verguß des Gießharzgemisches und sorgfältiger Verteilung des Harzgemisches in die Schichtstoffe wird die andere Schlauchleitung eingeschaltet.

Die Formgestaltung für einen Stumpfschaft oder eine Hülse muß derart sein, daß sich beim Endprodukt keine Nacharbeiten wegen Paßmängel oder Druckstellen ergeben, denn diese sind beim verformten Gießharzprodukt schwierig zu beheben. Um solchen Mängeln vorzubeugen, wird man sich trotz sorgfältigster Gipsbinden-Maßnahmen für eine Wachsschaftprobe entscheiden. Dazu ist es notwendig, von der Gipsbindenabform (Gipsabdruck) zunächst das Gipspositiv herzustellen. Dieses Gipspositiv wird nur geglättet und dann mit mehreren Trikotschlauchbinden überzogen. Die so bezogene Form wird in eine flüssige Wachsmischung kurz eingetaucht und wieder herausgezogen. Das flüssige Wachs zieht bei diesem Tauchvorgang in das Trikotschlauchgewirk ein und erhärtet, sobald es erkaltet.

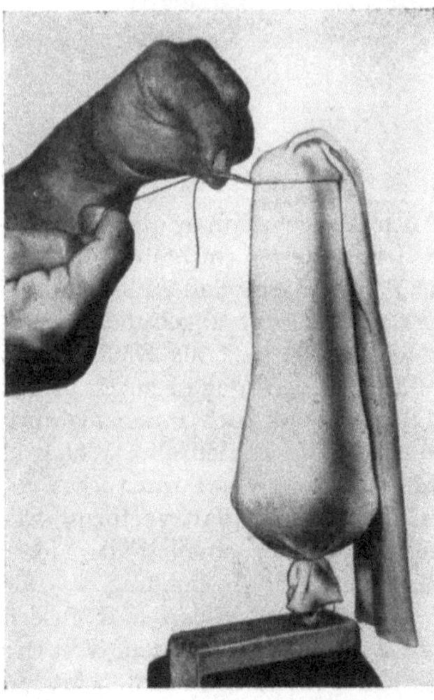

Abb. 10

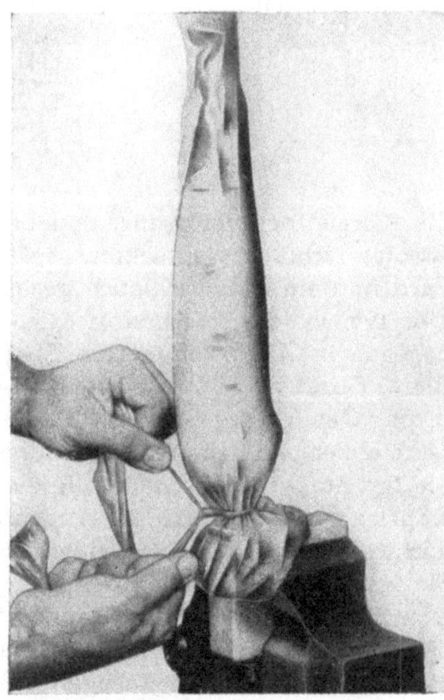

Abb. 11

Abb. 10. Mit dem Schichtstoff (Trikotschlauch) überzogenes Fertigungsmodell — Abb. 11. Über den Schichtstoff wird der PVC-Folienschlauch gezogen.

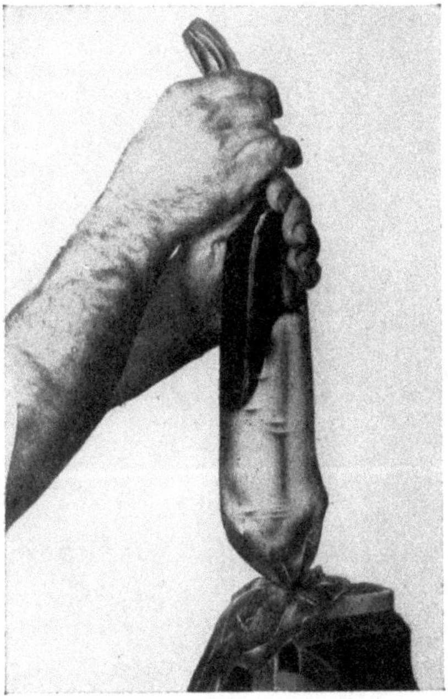

Abb. 12

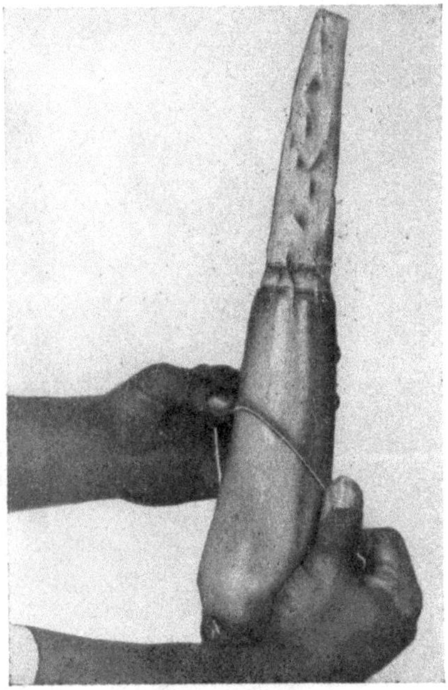

Abb. 13

Abb. 12. Die eingefüllte Plastikmasse (Gießharz) wird mit der Hand verteilt bzw. in den Schichtstoff hineinmassiert. — Abb. 13. Gas Gießharzgemisch wird nunmehr mittels eines gespannten Fadens gleichmäßig an alle Oberflächenpartien des Fertigungsmodells gebracht

Diese Wachsmischung besteht aus:

4 Teile Hartparaffin,
1 Teil Bienenwachs,
1 Teil Ceresin.

Das Gipspositiv wird aus dem so geschaffenen Wachsschaft herausgenommen. Am Körper des Versehrten wird der Wachsschaft nun angepaßt; er gestattet durch seine gute Festigkeit und Elastizität die verschiedenen Korrekturen, die sich bei einer solchen Anprobe als erforderlich erweisen können und kann leicht in die endgültig notwendige Form gebracht werden. Nach erfolgter Anprobe wird dieser Wachsschaft mit Gipsbrei ausgegossen. Das dabei erstellte Gipspositiv ist dann das endgültige Fertigungsmodell, das außer dem Glätten keiner weiteren Bearbeitung bedarf.

Dabei ist das Eingießen des Haltestabes oder des Einweg- bzw. Zweiwegabsaugerohres für den Unterdruck zu berücksichtigen.

Die Einschmelzung der Verbindungsteile zu einem Formstück aus Gießharz gehört zu den Vorzügen, die die Verarbeitung von Kunststoffen im Gießverfahren gestattet.

Bei Oberarmschäften läßt sich das Ellbogenteil aus Metall oder Holz mit Oberarmdrehgelenk und Ellbogengelenk fest und sicher in die Schaftwandung einschmelzen, die Schienen zum Unterarmteil werden nicht mehr ein- oder angenietet, sondern mit den Schichtlagen des Gießharzgemisches verschmolzen, wie auch das Handansatzstück oder das mechanische Handgelenk mit dem Un-

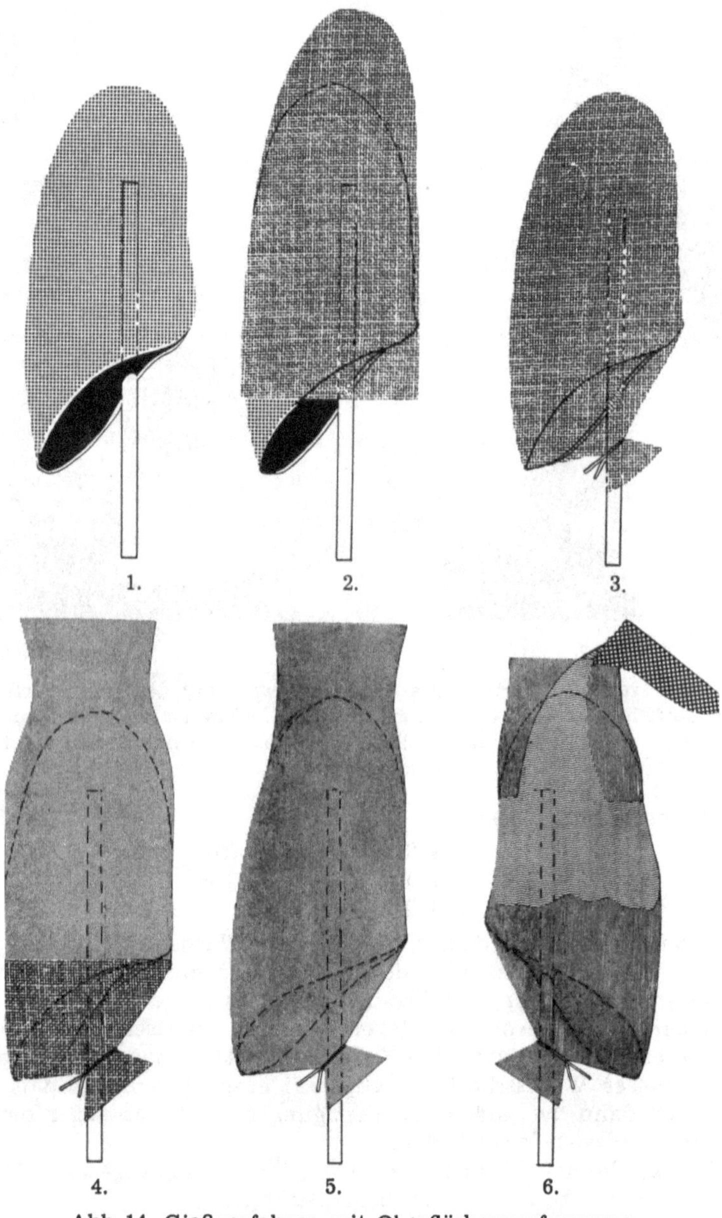

Abb. 14. Gießverfahren mit Oberflächenverformung

1. Fertigungsmodell, einteilig, mit Haltestab. — 2. Der Schichtstoff wird über das Modell gezogen und 3. unten am Haltestab abgebunden. — 4. Der PVC- oder Polyäthylen-Folienschlauch wird über den Schichtstoff gezogen und 5. unten ebenfalls am Haltestab abgebunden. — 6. Der Einguß des Gießharzes erfolgt von oben durch die obere Öffnung des Folienschlauches

terarmteil auf diese Weise verbunden werden. Diese Verschmelzungsmöglichkeiten in erfolgreicher Weise auszuschöpfen, bleibt der Sorgfalt und geschickten Handhabung des Orthopädiemechanikers überlassen. Ihre Auswertung setzt voraus, daß er mit absolut genauen Maßen arbeitet, denn eine nicht maßrecht vorgenommene Verschmelzung kann nicht rückgängig gemacht werden und hätte zur Folge, daß der ganze Verformungsprozeß von Anfang an wiederholt werden müßte. Verarbeitungstechnisch für die Herstellung kompletter Ober- und Unterarmteile sind folgende Arbeitsgänge erforderlich:

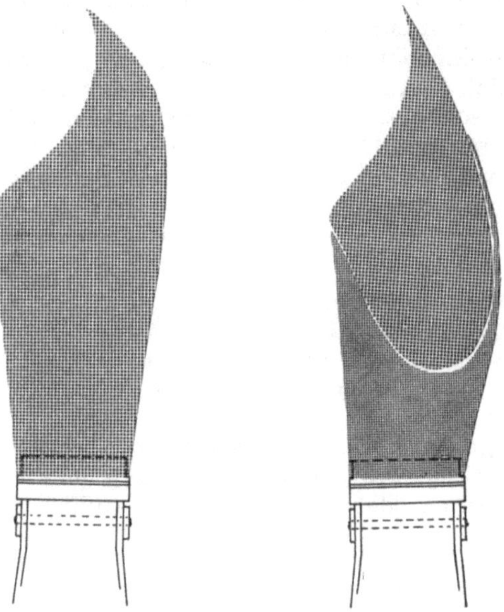

a b

Abb. 15 a. Oberarmhülse mit Schulterwölbung in Verbindung mit dem eingegossenen Ellbogenteil — Abb. 15 b. Oberarmhülse mit Einsatzhülse in Verbindung mit eingegossenem Ellbogenteil

1. Das Fertigungsmodell wird maßgerecht verlängert, d. h. der Gipsabguß der Abform (Gipsbindenverband) wird entsprechend den am Körper des Versehrten abgenommenen Maßen soweit verlängert, wie es für die Justierung des Ellbogenteiles, des Handansatzstückes oder des Handgelenkes notwendig ist. Auf einen dafür vorgesenen Falz wird das einzuschmelzende Teil auf gesetzt und u. U. derart befestigt, daß es sich bei der Abnahme des verformten Werkstückes leicht vom Fertigungsmodell lösen läßt. Meistens erübrigt sich eine solche Befestigung, wenn der Falz als Aufnahmeteil formgerecht gehalten ist. Dabei ist zu beachten, daß der Umfang des einzuschmelzenden Teiles dem Umfang des Unterarmes des Fertigungsmodelles zugepaßt ist, weil sonst bei der Verformung Übergänge entstehen, die sich am Fertigprodukt unschön auswirken. Die Querrillen oder entsprechende Lochvertiefungen an dem einzuschmelzenden Teil geben an der Verbindungsstelle zwischen Schaft und Gelenkteil einen festen und sicheren Halt.
2. Nach dem Aufsetzen des einzuschmelzenden Teiles werden über die beiden so verbundenen Teile die verschiedenen Lagen Trikotschlauch aufgezogen. An der Stelle, wo der einzuschmelzende Teil des Gelenkteiles endet, wird der Trikotschlauch mit einem Hanfbindfaden fest abgebunden. Ähnlich

wird dann auch mit dem darüber aufzuziehenden PVC-Folienschlauch zu verfahren sein. Arbeitstechnisch können dann die verschiedenen Gießverfahren angewendet werden. Man kann aber auch eine Einschmelzung zwischen den Schichtstoffen vornehmen, was sich insbesondere bei der Einschmelzung der Schienen u. a. Verbindungsteile bewährt hat. Hier wird vor dem Ansetzen bzw. Aufbringen des einzuschmelzenden Teiles zuerst eine Lage Trikotschlauch über das Fertigungsmodell gezogen. An der Stelle, wo der Falz für den einzuschmelzenden Teil ist, wird in diese Lage Trikotschlauch flüssiges Gießharzgemisch verteilt, und erst darüber wird das Gelenkteil aufgesetzt, so daß bereits an seiner inneren unteren Fläche eine Harzverbindung entsteht. Die zweite und weitere Trikotschlauchlagen — je nach der gewünschten Dicke der Schaftwandung werden nun aufgezogen und am Ende des Falzes — wie beschrieben — fest abgebunden.

3. Nach dem Aufbringen der Schichtlagen und gegebenenfalls auch des PVC-Folienschlauches wird das Harzgemisch vergossen und auf alle Stellen des Fertigungsmodelles verteilt. Der weitere Ablauf der Verformung wurde bereits beschrieben.
4. Nach vollständiger Aushärtung des Harzgemisches wird die Fertigungsform abgenommen, und nun zeigt der aus Gießharz verformte Schaft bzw. das verformte Unterarmteil eine absolut feste Verbindung mit dem eingeschmolzenen Teil.

Ohne Zweifel zeigt diese Verarbeitungsmethode verschiedene Vorzüge, die aber auch eine nachteilige Auswirkung haben kann, wenn an einer so gefertigten Prothese Reparaturen oder Änderungen ausgeführt oder Teile ausgewechselt werden müssen.

Prothesenkonstruktionen, bei denen die Schäfte bzw. Hülsen aus Kunststoff gefertigt und die Verbindung mit den übrigen Teilen der Prothese durch Vernietung oder Verschraubung vorgesen ist, geben für Reparaturarbeiten und Auswechslung einzelner Teile bessere und leichtere Arbeitsmöglichkeiten.

Der Materialeinsatz bei der Verarbeitung von Gießharz muß planmäßig vor sich gehen. Der reibungslose Ablauf der für die Verformung erforderlichen Arbeitsgänge setzt voraus, daß neben der Zurichtung der Fertigungsformen, der Bereithaltung aller nötigen Geräte und Werkzeuge auch das für die Fertigung notwendige Gießmaterial planmäßig bereitgestellt, angerichtet und eingesetzt wird. Bei der Fertigung von Schafthülsen und sonstiger Gegenstände läßt sich nach der Art und Anzahl der für den Verformungsprozeß bereitgestellten Fertigungsmodelle die Menge des Gießharzes, der Anteil des Härters, gegebenenfalls auch der Beschleunigerlösung einigermaßen genau errechnen. Ebenso läßt sich der Bedarf an Schichtstoffen und Verstärkungsmitteln leicht errechnen. Hinsichtlich der Streckmittel sei bemerkt, daß einige der handelsüblichen Gießharzarten mit getrocknetem Quarzmehl, Quarzsand, Schiefermehl, Talkum, Kreidemehl, Kaolin, Graphit und ähnlichen Produkten gestreckt werden können; und zwar je nach Korngröße und spezifischem Gewicht der Streckmittel mit bis zu 150 Gewichtsteilen. Die Streckmittel werden — bevor der Härter zugesetzt wird — am besten bei Temperaturen von 80—100° C dem warmhärtenden Gießharz zugegeben und etwaige Feuchtigkeit und Lufteinschlüsse unter Vakuum entzogen. Durch den Zusatz von Streckmitteln kann die Wärmeleitfähigkeit leicht verbessert, der lineare Wärmeausdehnungskoeffizient nicht verkleinert werden. Der Härtungsschwund (Schrumpfung) wird etwas verringert. Der Schwund hängt von der Härtungstemperatur und wegen der auftretenden Wärme-Reaktion von der verarbeiteten Harzmenge ab. Wenn die Härtung bei Raumtemperatur (20° C) durchgeführt wird, ist der Schwund nicht meßbar, bei einer Härtungstemperatur von 100° C beträgt er z. B. bei Araldit D 1,3 %, ist also sehr gering.

Charakteristische Eigenschaften der Füllstoffe

Art	Spezifisches Gewicht	Farbe	Besonderheiten	Einfluß bezgl. der Verarbeitg. auf die Gießharze	Anwendung
Kreidemehl	2,7	gelblich	meist nur bei kalthärtenden Harzen	1-3-10	a-b-e-
Kaolin	2,6	weiß-gelblich	ebenso	1-4-10	a-c
Talk	2,7		mit warm- und kalthärtenden Harzen	1-3-10	a-b-f-g-h
Schiefermehl	2,5	grau-schwarz	ebenso	3	a-c-g-9
Quarzmehl	2,65	grau	f. Elektroanwendung	1-3-6	a-d-g-i-k-l-
Korkmehl	0,2—0,3	gelbbraun	nur mit kalthärtenden Harzen	2-4-7	b-e-h-m-n
Graphit	2,3—2,6	schwarz	mit warm- u. kalthärtenden Harze	3-8-	a-b-e-f-g-l
Baumwollflocken	1,5	weiß	m. kalthärtend. Harzen	1-2-3-7 10	a-b-e-h-m-n-
Glasfasern	2,4—2,6	weiß/klarsichtig	meist nur kalthärtende Harze	1-2-3-7	a-d-g-h-i-k-m
Glasfaserschlauch	2,4—2,6	weiß klarsichtig	ebenso	2-3-7	a-d-g-h-i-k-m-
Trikotschlauch	1,5—1,6	hellgelb	ebenso	1-9-	a-c-h-k-n-

Legende:

1 gut einfärbbar
2 erhöht Viskosität, schon bei geringen Zusätzen
3 sehr leicht mischbar
4 nicht gut mischbar
5 sehr schwer mischbar
6 setzt rasch ab
7 bleibt in Schwebe
8 beschleunigt Härtungsvorgang
9 Armierungsmaterial
10 hygroskopisch: Achtung Feuchtigkeit

Legende:

a) geringer Schwund
b) gute mechanische Bearbeitbarkeit
c) mittlere mechanische Bearbeitbarkeit
d) schlechte mechanische Bearbeitbarkeit
e) ungeeignet als Elektro-Isoliermaterial
f) gute Gleiteigenschaften
g) gute Abtriebfestigkeit
h) hohe Schlagfertigkeit
i) gute elektr. Isolierfähigkeit
k) geringer Ausdehnungskoeffizient
l) erhöhte Wärmeleitfähigkeit
m) guter Wärmeisolator
n) geringes spezifisches Gewicht
o) hohes spezifisches Gewicht

Für die Herstellung von Schäften und Hülsen wird als Schichtstoff meistens Trikotschlauch verwendet, der den Zweck hat, die Stärke der Schaftwandung zu bestimmen und die Elastizität und damit die Stabilität zu steigern. Je nach der gewünschten Stärke der Schaftwandung werden 2 und mehr Lagen des Trikotschlauches übereinandergelegt bzw. über das Fertigungsmodell gezogen. Nicht immer wird mit dem Schichtstoff auch die erwünschte Festigkeit des Gießlings erreicht. Als Verstärkungsmittel hat sich hier die Glasfaser — in spinnbarer Form, in Glasseide oder auch als Glasfasergewirk (schlauchartige Form) — sehr gut bewährt. Man kann sie derart einbetten, daß die besondere Festigkeit örtlich begrenzt bleibt oder auch durchgängig erreicht wird.

Aussehen: Die Gemische sind opak und je nach Eigenfarbe des Füllstoffes gefärbt.

Raumgewicht: Dieses wird meist erhöht.

Wärmefestigkeit: Sie bleibt gleich oder wird verbessert.

Wärmeleitfähigkeit: Diese wird im allgemeinen erhöht.

Linearer Wärmeausdehnungskoeffizient: Er läßt sich erheblich vermindern. Er nimmt mit steigendem Füllstoffanteil ab, bleibt aber meistens höher als derjenige von Metallen oder keramischen Materialien.

Zersetzungstemperatur: Diese ändert sich kaum.

Mechanische Eigenschaften: Durch faserförmige und im besonderen gewebeartige Füllstoffe werden Schlagbiege-, Biege-, Zug- und Druckfestigkeit und Elastizitätsmodul stark erhöht; durch pulverförmige Füllstoffe werden Härte, Druckfestigkeit und Elastizitätsmodul erhöht, dagegen Schlagbiegefestigkeit stark und Biegefestigkeit weniger vermindert.

Abriebfestigkeit: Sie kann durch geeignete Füllstoffe bedeutend erhöht werden.

Bearbeitbarkeit: Sie wird durch viele Füllstoffe mehr oder weniger beeinträchtigt.

Beständigkeit gegen Wasser, Lösungsmittel und Chemikalien: Sie wird im allgemeinen, besonders gegen Alkalien, etwas vermindert.

Elektrische Eigenschaften: Diese werden verändert, doch lassen sich keine Regeln aufstellen.

Ebenso ist die PVC- oder Polyäthylen-Isolationsfolie als ein vorzügliches und sicheres Trennmittel anzusehen, das keinerlei Verbindung mit dem Gießharz eingeht und sich glatt und elastisch an die Formflächen anschmiegt.

Erst wenn alle angezeigten Voraussetzungen erfüllt sind, wären die für jeden Verarbeitungsprozeß notwendigen Mengen an Gießharzen und Härtern bzw. Beschleunigerlösungen anzusetzen.

Nach den gemachten Erfahrungen werden z. B. für Armstumpfschäfte und Unterarmteile folgende Mengen vorgesehen:

Oberarmschaft ohne Schulterwölbung	etwa 100—125 g Gießharz,
Oberarmschaft mit Schulterwölbung	etwa 125—150 g Gießharz
Unterarmteil oder Unterarmschaft	etwa 120—175 g Gießharz.

Hinzu kommt der je nach Vorschrift und Art notwendige Härter. Für die Menge des Gießharzes sind auch die verschiedenen Schichtstofflagen (Trikotschlauch) mitbestimmend.

Jede einzelne Lage bei Armschäften oder Unterarmteilen ist durchschnittlich 25—30 cm lang. Bei den verschieden durchgeführten Verformungsmethoden wurden die verformten Gegenstände hinsichtlich ihres Gewichtes überprüft und zwar zeigten sie:

Oberarmschäfte ohne Schulterwölbung	2fache Schicht = 120 g
	3fache Schicht = 140 g
	4fache Schicht = 155 g
Oberarmschäfte mit Schulterwölbung	2fache Schicht = 150 g
	3fache Schicht = 175 g
	4fache Schicht = 200 g
Unterarmteile und Unterarmschäfte	2fache Schicht = 135 g
	3fache Schicht = 150 g
	4fache Schicht = 165 g

Es handelt sich hier um Durchschnittsgewichte bei Durchschnittsgrößen; diese Gewichtszahlen stellen jedoch keine Norm dar. Wenn begreiflicherweise das Gewicht bei einer 2fachen Trikotschicht am günstigsten erscheint, so darf nicht daraus geschlossen werden, daß deshalb die mechanische Festigkeit der Hülsen wesentlich geringer war als bei der 3- oder 4fachen Schichtlage oder entsprechend stärkerer Schaftwandung; im Gegenteil — bei den Schäften und Unterarmteilen, die mit 2facher Schichtlage Trikotschlauch verformt waren, wurde eine besonders gute und hohe Festigkeit erzielt, weil sie an beiden Enden, also in Gegend des Ellbogengelenkes bzw. des Handgelenkes und am Schaftoberteil mit einer Glasfaserverstärkung versehen wurden. Wenn also neben der notwendigen hohen Festigkeit ein möglichst niedriges Gewicht erreicht werden soll, ist die Einbettung einer Glasfaserverstärkung an den besonders beanspruchten Stellen anzuraten.

Das Mischen von Gießharz und Härter hat mit aller Sorgfalt und unter genauester Beachtung der vom Gießharzhersteller vorgesehenen Anleitung und Vorschrift zu erfolgen. Das Mischverhältnis ist bei den verschiedenen Gießharzen unterschiedlich.

Wenn während der Verarbeitung festgestellt wird, daß man zu wenig Harzgemisch angesetzt hat, läßt sich die fehlende Menge sehr leicht noch ansetzen und vergießen. Zuviel vergossenes Harzgemisch ist von der Gießform abzusondern bzw. aus dem Schichtgewirk nach oben zu massieren und dort vom Gießkörper durch Abbindung zu trennen.

Das Abwiegen kleiner Mengen von Gießharz und Härter ist oft umständlich. Da die beiden Komponenten meistens dünnflüssig sind, können sie auch volumetrisch abgemessen werden. Dabei ist aber ihr spezifisches Gewicht zu berücksichtigen, z. B.

100 g = 115 ccm Araldit-Gießharz D (spezifisches Gewicht 1,15),
10 g = 10 ccm Härter 951 (spezifisches Gewicht 1),
insgesamt 125 ccm Mischung für normale Verarbeitungsweise.

Im allgemeinen hängt die Aushärtungsgeschwindigkeit von folgenden Faktoren ab:

a) Art und Zusammensetzung des Gießharzes,
b) Art und Menge der Katalysatoren bzw. Härter und der evtl. Beschleunigerlösung,
c) Arbeitstemperatur,
d) Gestalt und Größe des herzustellenden Werkstückes.

Es ist deshalb zweckmäßig, die günstigsten Aushärtungsbedingungen von Fall zu Fall durch Vorversuche zu ermitteln, um dann mit entsprechender Arbeitstechnik die Fertigung in den angesetzten Mengen durchzuführen.

Mit Härter oder Katalysator angesetzte Gießharzflüssigkeiten müssen unverzüglich verarbeitet werden, weil mit dem Zeitpunkt der Beimischung bereits die Polymerisation (Härtung) beginnt. Die Verarbeitbarkeit ist bei den verschiedenen Gießharzarten unterschiedlich und beträgt 25 Minuten bis etwa 10 Tage, je nach Art und Menge der beigemischten Zusätze an Härter oder Katalysatoren. Es sind daher nur diejenigen Mengen Gießharz zu mischen, die sofort — also anschließend an den Mischprozeß — restlos verarbeitet werden.

Im allgemeinen werden die Gießharze ungefärbt angeliefert. Dabei haben sie in der Regel ein klarsichtiges, gelblich-bräunliches Aussehen, das sich auch nach der Aushärtung kaum merklich verändert. Dabei bringt es die Durchsichtigkeit des Baustoffes mit sich, daß man das Gewirk des als Füllstoff verarbeiteten Trikotschlauches sehr deutlich erkennt. Das ist nicht jedermanns Geschmack, nachdem der Versehrte bisher gewohnt war, eine Prothese mit fleischfarbigem Anstrich zu haben. In den Fällen, wo das Fertigfabrikat ein farbiges Aussehen haben soll, gibt es zwei Wege, die zum Ziele führen:

1. die Verformung mit einem angefärbten Gießharz,
2. den Farbauftrag auf die Oberfläche des ungefärbt verformten Gießharzes.

Für das Anfärben des Gießharzes werden meistens Pigmentfarbstoffe in Pulverform benutzt. Sie werden zunächst auf der Farbmühle oder in einem kleinen Mörser gut verteilt und dann mit einem Teil des Gießharzes angepastet. Gießharzhersteller, wie z. B. Ciba A. G.-Wehr/Baden, halten für das Araldit-Gießharz verarbeitungsfertige Farbpasten bereit und zwar:

Araldit-Farbpaste 01 weiß
Araldit-Farbpaste 02 gelb
Araldit-Farbpaste 03 rot
Araldit-Farbpaste 04 grün
Araldit-Farbpaste 05 blau
Araldit-Farbpaste 06 braun
Araldit-Farbpaste 07 schwarz

Es obliegt der Geschicklichkeit des verarbeitenden Handwerkers, durch Mischen der verschiedenen Farben den gewünschten Farbton zu erreichen. Zweckmäßig ermittelt man zuerst diesen Farbton und verrührt dann dieses Farbpastengemisch in einem kleinen Teil des vorgesehenen Gießharzes, bis es sich gut verteilt hat. Erst dann wird das gesamte Gemisch dem eigentlichen Gießharz für das Formstück beigemischt. Das Anfärben des Gießharzes geschieht vor der Beimischung des Härters oder Katalysators bzw. des Beschleunigerstoffes, soweit letzterer vorgesehen ist.

Wird als Füllschichtstoff ein Trikotschlauchgewirk verwendet, ist dieses extra einzufärben, wenn lösbare Farbstoffe angewendet werden, die eine transparente Färbung ergeben. Das Anfärben des Gießharzes ist gegebenenfalls nach den für das betreffende Gießharz gegebenen Anfärbungsvorschriften vorzunehmen. Die Glasfaserverstärkung paßt sich in der Regel mehr oder weniger dem Farbton des angefärbten Gießharzes an, weil die Glasfaser in den einzelnen Faserstängen so winzig in ihrer Faserstärke ist, daß man sie im Gießharzgemisch mit dem Auge kaum erkennen kann.

Beim Gießverfahren ohne Oberflächenverformung sind an sich schon die Voraussetzungen für den Farbauftrag gegeben. Aber auch wenn die Oberfläche des Formstückes durch die Isolationsfolie glatt vorhanden ist, läßt sich ohne viel Mühe ein haltbarer Farbauftrag anbringen. Mit einem feinen Schleifpapier wird die gesamte Oberfläche leicht angerauht und danach der Farbauftrag entweder durch Aufstreichen mit dem Pinsel oder im Spritzverfahren vorgenommen. Geeignet sind für die verschiedenen Gießharze die handelsüblichen Cellongrundfarben und Cellonlacke, die entweder auf Azetatbasis oder Nitro-Zellulose-Basis oder Nitro-Kunststoff-Basis hergestellt worden sind. Da jeder Werkstoff an seinen Auftragflächen eine besondere Vorbehandlung erfordert, um eine einwandfreie Lackierung zu ermöglichen, empfiehlt sich ein vorheriger Erfahrungsaustausch mit dem Hersteller des Gießharzes und dem Hersteller des Lackes.

Sollen Lackierungen den gestellten Anforderungen genügen, so ist Voraussetzung, daß die Anstriche folgerichtig aufgetragen werden. Auf einem mageren Grund muß sich ein fetter Anstrich aufbauen. Wichtig ist dabei, daß die Auftragfläche des Werkstückes sauber und frei von Fett ist. Die zum Lack gehörigen Lösungsmittel wirken fettlösend und ermöglichen eine sachgemäße Vorbehandlung der Auftragsfläche. Fehler an Anstrichen können durch

a) falsche Untergrundbehandlung,
b) falsche Verarbeitungsweise und
c) durch falsche Arbeitsfolge entstehen.

Bei mehreren Arbeitsgängen ist so zu verfahren, daß man mit dem Grundanstrich (Grundierung) mager, d. h. pigmentreich und ölarm, beginnt und die weiteren Schichten nacheinander harzreicher werden läßt. Die in der Orthopädietechnik hauptsächlich verwendeten Nitro-Zellulose-Lacke enthalten weniger Öle und Harze und haben folgende Eigenschaften: schnellste Trocknung, widerstandsfähig gegen Einwirkung von Licht, Luft, Feuchtigkeit, Wasser, Schweiß, Alkohol, Benzin und Petroleum, verdünnte Salz-, Schwefel- oder Salpetersäure, Natron- und Kalilauge. Sie haben den Nachteil, neue dünne Schichten zu ergeben, weshalb sie mehrere Arbeitsgänge erfordern und sich nicht gut streichen lassen, da sie bis auf den Grund immer wieder aufgelöst werden. Dabei sei noch darauf hingewiesen, daß beim Anstrich in kalten Räumen Schwierigkeiten in der Lackierung eintreten können (Reißen, Abblättern, schlechtes Trocknen). Zu warmer Anstrichstoff oder zu stark verdünnte Anstrichmittel können eine ungenügende Deckkraft zur Folge haben. Unsaubere, körnig und sandig erscheinende Flächen rühren meistens daher, daß in stark staubhaltigen Lackierräumen gearbeitet wurde und sich Staub auf den frischlackierten Gegenständen festsetzte.

Wer sich als Hersteller dazu entschließt, das ungefärbte Gießharz zu verformen, um es dann nach vollständiger Aushärtung mit einem fleischfarbigen Anstrich zu versehen, muß wissen, daß nicht alle Gießharze unempfindlich gegen die Einwirkung von Chemikalien sind. Es ist daher in jedem Falle notwendig, vom Gießharz-Hersteller zu erfahren, ob und welche für den Farbauftrag geeigneten Anstrichmittel (Spachtelkitt, Grundierfarbe, Lack usw.) zu verwenden sind.

3. Bearbeitung des verformten Gießlings

Nach endgültiger Aushärtung des Gießharzgemisches kann mit der weiteren Bearbeitung des Formstückes begonnen werden.

Am besten ist es, mittels einer Säge den unteren Teil rings um das Halteeisen bzw. Absaugrohr so einzusägen, daß es sich abnehmen läßt. Da das eigentliche Fertigungsmodell (Gipsmodell) aus dem Gießling entfernt werden muß, gilt es nun, das Halteeisen bzw. Absaugrohr zu demontieren. Ist es vor-

Schematische Darstellung für den Zuschnitt der Isolations-Folie

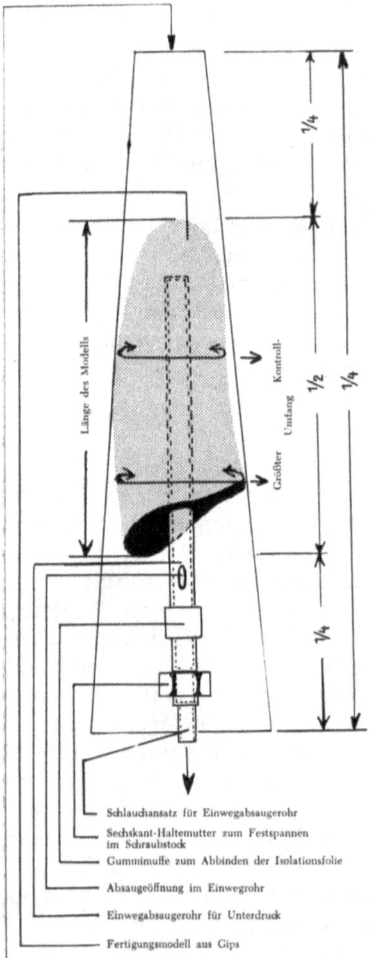

Abb. 16

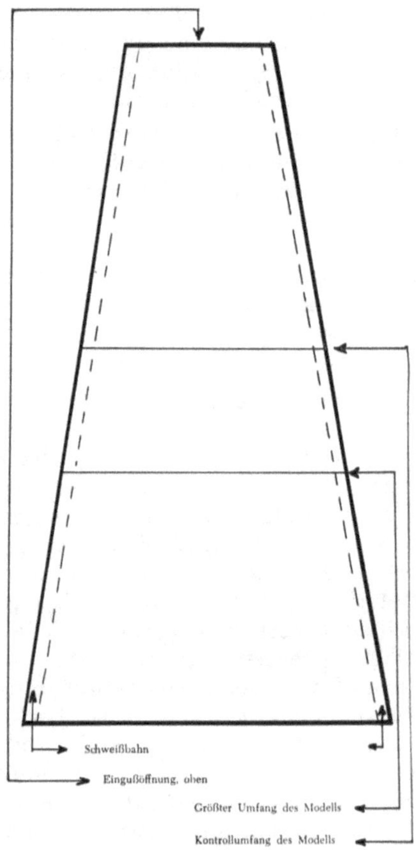

Abb. 17

sorglicherweise vor dem Eingipsen etwas eingefettet oder mit Öl bestrichen worden, wird es sich unschwer herausziehen lassen. Dadurch wird im Gießling bzw. im Gipsmodell ein Hohlraum geschaffen, der das Herausnehmen des Gipses erleichtert.

Man kann das erhärtete Gipsmaterial mittels Bohrer herausnehmen. Es hat sich aber in der Praxis bewährt, den Gips mittels leichter Hammerschläge mit einem Holz- oder Gummihammer herauszuschlagen. In diesem Falle soll die Außenfolie erst nach dem Herausnehmen des Gipses entfernt werden.

Ist das Formstück dann frei von dem Gipsmaterial, wird die Innenfolie entfernt, dasselbe gilt auch für die Außenfolie. Anschließend an diese Arbeiten wird dann die weitere Bearbeitung der so verformten Hülse oder des Gießharzschaftes durchgeführt.

4. Zusammenstellung der gesamten Arbeitsvorgänge.

A. Erstellung der Fertigungsunterlagen:

a) Gipsabdruck am Körper des Versehrten (Gipsbindenabform),

b) Vergießen des Gipsbreies in die Gipsbindenabform,

c) Gipspositiv mit einigen Trikotschlauchbinden überziehen und in ein flüssiges Wachsgemisch tauchen (Wachsschaft),

d) Wachsschaft am Körper des Versehrten anpassen, gegebenenfalls Form korrigieren,

e) Wachsschaft mit flüssigem Gipsbrei ausgießen,

f) dieses Gipspositiv nach Austrocknungsprozeß schleifen und glätten,

g) Gipsmodell mit Isolation versehen, dazu
Gipsmodell in den Schraubstock einspannen, damit beide Hände zum Arbeiten frei werden,
Gipsmodell (wenn keine Isolationsfolie vorgesehen ist) mit einem Lacküberzug, Wachsüberzug u. ä. Auftrag isolieren,
oder
Isolationsfolie (Innenfolie) zuschneiden, Nähte luftdicht schweißen,
Isolationsfolie oben abbinden,
Isolationsfolie umkrempeln, daß Abbindeknoten nach innen kommt,
Isolationsfolie straff und faltenlos über das Gipsmodell nach unten ziehen,
Isolationsfolie unten straff am Halteeisen oder auf der am Absaugrohr befindlichen Muffe festbinden.

B. Modell für den Verguß des Harzgemisches zurichten:

Erste Schichtauflage (Trikotschlauch) je nach Art und Form vorher an seinem oberen Teile formrecht vernähen bzw. zuschließen,
Schichtauflage über das Fertigungsmodell ziehen (faltenlos und straff),
erste Glasfaserschicht aufbringen (ebenso wie die Trikotschlauchschicht vorrichten),
je nach der gewünschten Wandstärke des Formstückes werden mehrere Schichten Trikotschlauch — abwechselnd mit Glasfaserschlauch — über das Modell gebracht,
Schichtauflagen straff und faltenlos nach unten ziehen und am Halteeisen bzw. an der Muffe am Absaugrohr festbinden.
Wenn Verguß mit Oberflächenverformung vorgesehen ist:
Außenfolie zuschneiden und Naht luftdicht verschweißen,
Außenfolie faltenlos und straff über die Schichtstoffe ziehen,
Folienoberteil bleibt in Handbreite oberhalb des Gipsmodelles,
obere Öffnung ist die Eingußöffnung für das Harzgemisch,
Folienunterteil straff und faltenlos nach unten ziehen und am Halteeisen bzw. auf der Muffe des Absaugrohres abbinden.

C. Vergießen des Gießharzgemisches in die Fertigungsform:

Raumtemperatur messen! 20° C. Höhere Temperaturen verkürzen die Gebrauchszeit und den Erhärtungsprozeß!
Gießharz abwiegen (möglichst kleine Mengen für ein oder zwei Formstücke ansetzen — Menge vorher berechnen),
Gießharz anfärben, wenn farbige Formstücke hergestellt werden sollen,
Härter abwiegen,

Härter dem Gießharz beimischen, gut durchrühren und etwaige Luftblasen entweichen lassen (Harzgemisch kurze Zeit stehen lassen!),
Gießharzgemisch in kleinen Mengen durch die Öffnung der oberen Außenfolie einfüllen,
eingefülltes Gießharzgemisch durch leichtes Abstreichen mit der Hand oder mittels eines Fadens gleichmäßig an alle Oberflächenpartien bringen (das Schichtgewebe saugt das Gemisch auf!),
Luftblasen und überschüssiges Harzgemisch werden nach oben massiert,
danach wird die Eingußöffnung der Außenfolie straff und fest abgebunden.
das nunmehr über diese Abbindung hinaus massierte überschüssige Harzgemisch wird im Folienschlauch belassen und erhärtet getrennt vom eigentlichen Gießling,
Gießling wird nunmehr in Raumtemperatur der Aushärtung überlassen oder wenn diese im Wärmeofen durchgeführt werden soll, in diesen gebracht; der Wärmeofen wird erst nach Einstellen des Gießlings eingeschaltet und langsam zu der gewünschten höheren Temperatur gebracht.

D. Anwendung des Unterdruckverfahrens:

Fertigungsmodell — wie beschrieben vorrichten,
Innen-Isolationsfolie beim Zweiwegabsaugrohr entsprechend aufbringen, dann Unterdruck einschalten und Wirkung des Unterdruckes kontrollieren (Isolationsfolie wird fest an die Oberflächen des Fertigungsmodelles angesaugt),
Schichtstoffe und Außenfolie aufbringen und auf der vorgesehenen Muffe fest und straff abbinden,
Gießharzgemisch einfüllen — wie beschrieben — und gleichmäßig in den Schichtstoff massieren,
nach dem Abbinden der Außenfolie (Eingußöffnung) wird der vorgesehene Schlauchansatz mit der Schlauchleitung verbunden und der Unterdruck eingeschaltet,
Unterdruck kontrollieren und etwaige Faltenbildungen der Außenfolie fortmassieren.

E. Fehler und Störungen bei der Verformung von Gießharz.

	Ursache:
Flecken und Benetzungsfehler beim verformten Werkstück:	Unsaubere Arbeit mit schweißigen, fettigen Händen oder unsaubere, feuchte Lagerung der Schichtstoffe.
Abbindungen sind undicht:	Mehrere Folienfalten sind an einer Stelle übereinander gebunden oder der Abbindefaden ist zu dick oder mit zu wenig Windungen abgebunden; oder er ist nicht auf der Muffe oder Stoff mit eingebunden.
Löcher in der Folie:	machen die Folie ungeeignet. Folie wurde beim Zuschneiden verletzt; es kann auch ein Mangel innerhalb der Folie sein. Löcher oder undichte Stellen sind sofort mit Tesafilm oder Tesaband zu verschließen.

Folie ist gerissen:	Folie ist schlecht verschweißt, wenn der Mangel an der Nahtstelle auftritt; sie kann auch durch scharfe Fingernägel, vorspringende Kanten u. ä. am Fertigungsmodell eingerissen sein. In diesen Fällen soll nicht geklebt, sondern eine neue Folie angebracht werden.
Wasserstrahlpumpe für Unterdruckanlage versagt:	oder saugt ungenügend infolge zu geringen Wasserdrucks — Wasserausfluß ist zu gering — Unterdruckleitung zum Vorratskessel ist verstopft.
Unterdrucksystem ist undicht:	Ursache ist durch schrittweises Prüfen der Schlauchleitung vom Vorratskessel bis zum Verteilersystem und von dort bis zum Absaugerohr zu suchen.
Probe auf Dichtigkeit:	Der abgebundene Isolationsschlauch (Innenfolie) wird kurz angesaugt und dann bei abgeschaltetem Sog gewartet, ob sich die Folie wieder entspannt. Geschieht dies in kürzerer Zeit als in 2 Minuten, muß die Undichtigkeit beseitigt werden.
Unterlassene Probe auf Dichtigkeit:	kann u. U. Mißerfolge durch überraschende Luftblasenbildung und Gießharzansammlungen herbeiführen.
Zu starker Unterdruck:	Es wird zuviel Gießharz herausgepreßt, die Gußstücke werden besonders an den Rändern harzarm, die Folie legt sich in Gewebslücken des Trikotschlauchs, Schaftoberfläche wird rauh. Sog so niedrig wie möglich halten und Gebrauchsanleitung beachten!
Zu niedriger Unterdruck:	Folie liegt nicht glatt an, Folienspannung wird nicht überwunden, es bilden sich Gießharzansammlungen und Luftblasen.
Unterdruck zu früh abgeschaltet:	Guß hebt sich vom Gipsmodell ab, Mulden verstreichen. Der Unterdruck ist erst abzuschalten, wenn der Guß einwandfrei ausgehärtet ist.
Unterdruck wird nicht fortgeleitet:	Schlauch ist verstopft, Sauglöcher sind nicht mit Stofflappen abgedeckt und verschließen sich selbst mit der Folie. Membrane im Absperrhahn klebt fest.

Gießharz fließt ins Absaugerohr:	oder in die Schlauchleitung, Auffanglappen ist zu klein oder fehlt im Absaugerohr. Schlauchanschlußröhrchen ragt nicht ins Innere des Absaugerohres hinein.
Absaugerohr von innen nicht eingefettet:	Rohr wird unbrauchbar, wenn eingedrungenes Gießharz dort festklebt und es verstopft.

b) Verarbeitungstechnik für die Verformung von „Plexidur"

1. Herstellung von Einlagen

Bei der Erhitzung von Plexidur für die Warmformung ist zu berücksichtigen, daß der Werkstoff bei 140° C nachhärtet und dann versprödet.

Die Erwärmung muß deshalb genau nach den Vorschriften erfolgen und möglichst rasch vorgenommen werden; außerdem darf die Formungstemperatur keinesfalls überschritten werden. Dies ist besonders bei der Nachkorrektur der Einlagen zu beachten, wo die lokale Erhitzung oft mit ungeeigneten Vorrichtungen vorgenommen wird. Treten bei der Erhitzung ungleichmäßige Verfärbungen innerhalb des Materials auf, so ist damit zu rechnen, daß eine Versprödung und damit eine erhöhte Bruchgefahr vorliegt.

Durch das Erhitzen wird Plexidur weichgummiähnlich und damit spanlos formbar. Die Formgebung ist viel einfacher als bei Leichtmetall.

Für die Erhitzung gibt es verschiedene Möglichkeiten:

1. Durch Auflegen des Rohlings auf Heizplatten mit einer Temperatur von max. 140° C.
   In diesem Falle dürfen nur Geräte Verwendung finden, die eine automatische Temperaturregelung haben. Die Temperatur von 140° C ist keinesfalls zu überschreiten. Die Erhitzungsdauer beträgt ein bis zwei Minuten. Es empfiehlt sich, den Rohling ein- bis zweimal während des Erhitzens umzudrehen.
2. Erhitzen in Öfen mit Luftumwälzung.
   Hier ist ebenfalls eine automatische Temperaturregelung erforderlich. Die Erhitzungsdauer beträgt etwa zehn Minuten. Die Rohlinge werden am besten auf einer glatten Metall- oder Gipsplatte erhitzt.

Neben diesen Verfahren, die für eine werkstoffgerechte Bearbeitung des Materials am geeignetsten sind, kann die Erhitzung auch in einem Paraffinbad vorgenommen werden. Dies garantiert bei Temperaturkontrolle ebenfalls eine gleichmäßige und schnelle Erhitzung. Die Entfernung des Paraffinöls vor der Formung macht aber gewisse Schwierigkeiten.

Eine Erweichung durch Lagerung in Aceton oder anderen organischen Lösungsmitteln ist nicht zulässig. Durch diese Behandlung treten starke Schädigungen des Materials auf und bedingen vorzeitigen Bruch der Einlage. Außerdem gelingt es nicht, die organischen Lösungsmittel wieder soweit zu entfernen, daß ein gleichmäßiges Produkt erhalten wird.

Ist Plexidur thermisch erweicht, so läßt es sich sehr leicht formen. Dazu ist nötig, daß der Rohling auch wirklich 140° C warm ist. Gerade dies ist die Voraussetzung für die Herstellung möglichst spannungsfreier und daher haltbarer Einlagen.

Durch das Erhitzen wird die Farbe etwas intensiver. Plexidur, das zu lange erhitzt wurde, ist wesentlich dunkler und im Gegensatz zu normalem Plexidur spröder und für die Herstellung von Einlagen nicht mehr brauchbar. Aus diesem Grunde sollte auch die Wiederholung des Formungsverfahrens auf einige Male beschränkt bleiben. Eine gut verformte Einlage erkennt man an ihrer hellen, gleichmäßigen Färbung.

Die erhitzten Rohlinge können nach verschiedenen Verfahren geformt werden:

1. mittels Negativform und Schwammgummi- bzw. Luftkissen,
2. unter Anwendung einer Positivform,
3. mittels Patrize und Matrize,
4. Formung am Körper.

Für welches Verfahren man sich entscheidet, hängt von der Art der Einlage (z. B. Schaleneinlage) oder aber auch von der geforderten Genauigkeit ab.

Die Formen können aus Gips, Stonex (Lieferant: *Dr. F. Raschig*, Ludwigshafen a. Rh.), Metall, Holz oder auch aus sogenannten Abdruckmassen hergestellt werden. Die für die Formung notwendigen Auflageflächen müssen möglichst glatt sein. Gegebenenfalls ist Zwischenschaltung von Handschuhstoff (Lieferant: *Fa. Adolf Müller,* Schönwald-Oberfr.) zweckmäßig.

1. Formung mittels Negativform und Schwammgummi- bzw. Luftkissen

Vom Fuße des Patienten wird zunächst ein Gipsabdruck hergestellt und durch Auftragen von Gips die notwendige Korrektur vorgenommen. Bei den Negativen werden Unebenheiten beseitigt und nach Auflegen das erhitzte Plexidur durch Andrücken mittels Schwammgummi- bzw. Luftkissen geformt. Nach Abkühlung auf etwa 50° C behält Plexidur die ihm aufgezwungene Form bei.

2. Formung unter Anwendung einer Positivform

Die thermoplastische Formung von Plexidur ist noch einfacher, wenn man sich von dem Negativ einen Positivabdruck herstellt, bei dem die Korrekturstellung des Fußes berücksichtigt ist. Auch das Positiv wird geschliffen und Oberflächenrauhigkeiten beseitigt, ein Stück Handschuhstoff aufgelegt und der erhitzte Rohling mittels Handschuhstoff aufgepreßt. Hierbei muß besonders darauf geachtet werden, daß die Ränder gut aufliegen und daß das erhitzte Material an allen Stellen gleichmäßig angepreßt wird. Nach Abkühlen auf etwa 50° C kann der Rohling von der Form abgenommen werden.

3. Formung mittels Patrize und Matrize

Schaleneinlagen müssen im allgemeinen mittels Patrize und Matrize hergestellt werden, damit eine genaue Passung erreicht wird. Die Formen werden wie oben angegeben hergestellt und der erhitzte Rohling zwischen Patrize und Matrize gepreßt. Der Preßdruck sollte etwa 0,1—2 kg/cm² betragen. Die Anwendung höheren Druckes ist nicht notwendig.

4. Formung am Körper

Es sind verschiedene Verfahren vorgeschlagen, deren Erfolg von der Geschicklichkeit und Erfahrung der Ausführenden abhängt. Sie sollen deshalb hier nicht näher behandelt werden.

Die vorgeformten Einlagen bedürfen meist noch einer Nachkorrektur, für die eine lokale Erhitzung notwendig ist. Für die punktförmige Nacherhitzung sind verschiedene Verfahren üblich:

1. mittels Nachkorrekturbrenner,
2. durch Warmluft (Spezialfön),
3. mit einem geeignet ausgebildeten erhitzten Metallbolzen.

Notfalls kann man auch mit einem klein eingestellten Bunsenbrenner oder besser Spiritusflamme im Abstand von 10—20 cm an Plexidur die Erhitzung für die Nachformung vornehmen.

Welches Verfahren am günstigsten ist, hängt weitgehend von den Vorrichtungen der Genauigkeit und dem Geschick des Mechanikers ab. Vor allen Dingen muß berücksichtigt werden, daß Plexidur ein sehr schlechter Wärmeleiter ist und daß das Erhitzen möglichst langsam vorgenommen werden muß. Plexidur darf daher nicht mit der direkten Flamme oder sehr heißem Luftstrom erwärmt werden. Die lokale Nacherhitzung muß langsam und vorsichtig erfolgen, um ein Verbrennen des Materials auszuschließen.

Da Plexidur sich wegen der geringen Dicke nach dem Formen sehr schnell abkühlt, treten im Material mehr oder weniger starke Spannungen auf. Ein mehrstündiges Tempern der fertigen Einlage im Warmluftofen bei Temperaturen von 60—70° C zur Beseitigung der Spannungen ist günstig und sollte möglichst stets vorgenommen werden. Gerade bei Schaleneinlagen ist dies zu empfehlen, da durch die Formung zwischen Patrize und Matrize stärkere Spannungen als bei einfachen Einlagen auftreten.

Für die Haltbarkeit der Einlagen ist ihre Dicke entscheidend. Bekanntlich sind Einlagen aus Plexidur einer starken Dauerbiegebeanspruchung ausgesetzt, so daß entsprechend dem Körpergewicht die Einhaltung einer bestimmten Mindestdicke notwendig ist. Auf Grund der bisherigen Erfahrungen ist es zweckmäßig, folgende Dicken zu verwenden:

Schuhgröße	Materialdicke	Gewicht
19—33	1,5—2 mm	
33—41	etwa 2,5 mm	
41—48	3 mm	
41—48	3,5 mm	über 120 kg

Sollten sich durch Wahl zu geringer Dicke Deformationserscheinungen bei Einlagen bemerkbar machen, dann ist es möglich, diese auch nach dem Tragen noch nachzukorrigieren. Dies hat auch für den Fall Bedeutung, daß Veränderungen beim Fuß selbst auftreten, die bei Aluminium oft eine neue Einlage notwendig machen. Nach Wiedererhitzen ist eine Neuformung der Einlage bzw. auch nur eine Nachkorrektur möglich, ein Faktor, der gerade für die Praxis nicht übersehen werden sollte.

Einlagen aus Plexidur haben sich im praktischen Gebrauch vielfach bewährt. In den seltenen Fällen, in denen Brüche aufgetreten sind, ist dies auf Herstellungsfehler zurückzuführen, z. B. nicht werkstoffgerechte Randbearbeitung, Nichtbeachtung der Erhitzungszeit bzw. -temperatur oder zu geringe Dicke des

Materials. Dabei ist außer dem Körpergewicht bei Kindern das Temperament und bei Erwachsenen der Beruf zu berücksichtigen. Fast immer ist aber mit einer Dicke von 3 mm auszukommen.

2. Verkleben und Beschriften

Für das Verkleben von Plexidur mit sich selbst wurden Spezialkleber entwickelt, die von dem Herstellerwerk zu beziehen sind.

Es ist notwendig, vor dem Auftragen der Klebstoffe die Oberflächen aufzurauhen. Nach dieser Bearbeitung sollte stets eine mehrstündige Temperatur bei etwa 70° C erfolgen, um Materialspannungen zu beseitigen. Dann wird die Kleblösung aufgetragen und die grundierten Flächen so lange bei Zimmertemperatur gelagert, bis sie nicht mehr kleben. Nur wenn Trübung auftritt, ist die Anwendung erhöhter Trockentemperaturen notwendig.

Vor dem Verkleben der grundierten Teile wird so viel Kleblösung aufgetragen, daß ein blasenfreies Zusammenlegen möglich ist. Anschließend werden die Teile belastet und etwa 15 Stunden bei 40—50° C getrocknet. (Näheres siehe Klebevorschrift des Herstellers.)

Dieses Klebverfahren ergibt bei Schräg- und Überlappverklebungen gute Festigkeitswerte, ist aber wenig geeignet für Stumpfverklebungen.

Für das Aufkleben von Leder oder Textilien können handelsübliche Klebstoffe wie UHU, Desmocoll Wi (Hersteller: Fa. *Bayer*, Leverkusen) oder Produkt 13 312 (*Boston Blacking Comp.*, Oberursel/Taunus) verwendet werden. Hierbei sind die Klebvorschriften der Hersteller zu berücksichtigen.

Darüber hinaus ist zu beachten, daß die in den Klebstoffen enthaltenen Lösungsmittel durch Trocknung bei erhöhter Temperatur entfernt werden. Dies ist vor allem dann wichtig, wenn Plexidur höheren mechanischen Beanspruchungen, z. B. durch Biegung, ausgesetzt wird. Manche organischen Lösungsmittel verursachen dann Rißbildung und vorzeitigen Bruch des Materials. Die Trocknung muß je nach verwendetem Lösungsmittel bei +40 bis +70° C in 5—20 Stunden erfolgen. Man sollte Vorversuche machen, wie eine werkstoffgerechte Verklebung erreicht wird.

3. Kaltbearbeitung

Plexidur läßt sich leicht spangebend bearbeiten. Hierbei ist der Vorschub der entsprechenden Schneidwerkzeuge so zu regeln, daß kein Verschmieren auftritt. Gegebenenfalls ist Kühlung mit Bohremulsion oder Wasser zu empfehlen. Aus Gesundheitsgründen ist auf gute Abführung der bei der Bearbeitung entstehenden Dämpfe zu achten.

Für die Bearbeitung durch Sägen sind Bandsägen oder Dekupiersägen geeignet. Gute Schnittflächen erhält man bei Verwendung von Sägebändern von etwa 10 mm Breite und 0,7—1 mm Dicke sowie 2—2,2,5 mm Zahnung. Die Bandgeschwindigkeit sollte etwa 10—15 m/sec betragen. Ein Verkratzen der Rohlinge vermeidet man durch leichtes Anheben. Ein Schränken der Säge ist nicht erforderlich. Wenn geschränkte Sägen Verwendung finden, so dürften diese nur ganz leicht geschränkt sein, andernfalls ist mit Ausbrüchen zu rechnen.

Die Kanten sind abzurunden bzw. abzuschrägen und dann so zu schleifen, daß alle Kerbstellen verschwinden. Das Schleifen sollte möglichst mittels Bandschleifmaschine durchgeführt werden. Besonders brauchbar ist der Polifix und eine Reihe anderer Schleifmaschinen.

Nicht brauchbar für die Randbearbeitung sind Schleifscheiben, weil sie Plexidur stark erhitzen und hierdurch starke Randspannungen im Material auftreten. Darüber hinaus ist es damit nicht möglich, die Ränder so zu glätten, wie es für die Praxis notwendig ist.

Zum Vorschleifen sind Bänder mit Körnung Nr. 60 brauchbar; zum Nachschleifen empfiehlt sich Körnung Nr. 400. Schleifbänder liefert die Firma *Pyrogen G. m. b. H.*, Frankfurt a. M.-Hausen, Industriehof. Je besser der Rohling bzw. auch die verformte Einlage vorgeschliffen wird, um so leichter und schneller ist das Polieren. Die Bandgeschwindigkeit sollte etwa 9 m/sec betragen.

Kleine Änderungen in der Form können auch durch Bearbeitung mit einer Raspel bzw. Feile vorgenommen werden. Vorteilhaft sind sogenannte Zinkfeilen. In jedem Falle muß aber nachgeschliffen werden.

Zum Polieren vorgeschliffener Einlagen aus Plexidur verwendet man die üblichen Polierblöcke mit Schwabbelscheiben und einem Anfangsdurchmesser von etwa 200 mm, die etwa 1400 Umdrehungen/min machen. Die Schwabbelscheiben werden aus Körperstoff in 20—30 mm Dicke hergestellt. Vor Gebrauch werden sie zunächst mit einer Säge abgedreht und dann Polierwachs, wie es für Plexiglas üblich ist, zu beziehen von *Jacob Wahl,* Obertshausen bei Offenbach a. M., aufgetragen.

Die Schwabbel ist von Zeit zu Zeit mit einem Sägeblatt abzuziehen, um ein Verkratzen durch hartgewordenes Wachs auszuschließen. Das Polieren selbst muß so erfolgen, daß ein Erwärmen von Plexidur vermieden wird.

Falls eine Schwabbel nicht zu Verfügung steht, kann behelfsmäßig auch auf dem Polifix poliert werden, wenn das Schleifband durch ein Filzband, zu beziehen von der *Hessischen Textil-Gesellschaft Müller & Spilger,* Darmstadt, Schulstraße, ersetzt wird. Auf dieses wird das gleiche Polierwachs aufgetragen und die Kanten dann poliert. Wegen der kleinen Bandgeschwindigkeit ist ein etwas größerer Druck beim Polieren erforderlich.

Die Vorteile von Plexidur können nur dann ausgenutzt werden, wenn eine werkstoffgerechte Bearbeitung gewährleistet ist. Die Ursachen für vorzeitigen Bruch sind fast immer in Kerbstellen zu suchen, die durch mangelhafte Randbearbeitung bedingt sind. Es muß darauf geachtet werden, daß die Ränder sorgfältig mit feinstem Schleifpapier bearbeitet und erst anschließend poliert werden. Die Form der Einlage sollte so gewählt werden, daß schroffe Quernittsübergänge und kleine Abrundungsradien vermieden werden.

c) Der Orthopädie- und der Schuhmacher-Handwerksbetrieb

Die Orthopädischen Versorgungsstellen als die zuständigen Versorgungsbehörden für die Kriegsopferversorgung, die Sozialversicherungsträger (Berufsgenossenschaften, Krankenversicherung, Arbeiter- und Angestelltenversicherung) und die öffentlichen Sozialämter der Gemeinden sind — als Kostenträger — heute als Hauptabnehmer für orthopädische Erzeugnisse der beiden Handwerkszweige anzusehen. Diese Aufgabe bringt es mit sich, daß diese Dienststellen zur Sicherung einer ordnungsgemäßen Deckung des anfallenden Bedarfs mit den zahlreichen Handwerksbetriebsinhabern über deren Organisationen (Handwerksinnungen, Bundesinnungsverbände) entsprechende Lieferabkommen abschließen. Solche Abkommen sehen vor, daß sich der selbständige Handwerksmeister und Betriebsinhaber durch Antragstellung um die Zulassung zu diesen Lieferungen bemüht. Vielfach bedient er sich hierbei der Mitwirkung seiner Innung.

Diese Zulassung als Lieferer ist eine unumgängliche Voraussetzung; es handelt sich hier um öffentliche Aufträge, für deren Erledigung entsprechende Vorschriften zu beachten sind. Der als Lieferer zugelassene Handwerksmeister muß dabei wissen, daß die auftraggebenden Dienststellen nicht nur das Recht, sondern auch die Pflicht haben, im Interesse des von ihnen betreuten Personenkreises von dem Lieferer ausreichende Garantien für die ordnungsgemäße Erfüllung der Lieferaufträge zu verlangen.

Dazu gehören nicht nur die Vereinbarungen über die sachliche Leistung und die schriftliche Garantie für etwaige Nachleistungen und Regreßansprüche. Der Auftraggeber beansprucht auch das Recht, sich durch persönliche Prüfung aller sachlichen Voraussetzungen davon zu überzeugen, daß der Lieferant sachlich und materiell allen Anforderungen angemessen gerecht werden kann. Neben der persönlichen Eignung des Lieferanten müssen aber auch alle sonstigen Voraussetzungen so vorhanden sein, daß die Aufträge der amtlichen Stellen reibungslos abgewickelt werden können. Hierzu gehört, daß der Lieferant die Gewerbeerlaubnis und für seine Eintragung in die Handwerkerrolle die vorgeschriebene Handwerkskarte besitzt. Dazu wird als selbstverständlich angesehen, daß seine finanziellen Verhältnisse geregelt sind und er seinen Verpflichtungen gegenüber Finanzamt, Berufsgenossenschaft, Krankenkasse, Lieferanten usw. pünktlich nachkommt. Ebenso wichtig ist, daß er seine Kunden in geeigneten Räumen bedienen kann und auch eine Werkstatt mit ausreichenden Einrichtungen besitzt, in der die bestellten orthopädischen Hilfsmittel in der vorgeschriebenen Ausführung hergestellt werden können. Es dürfte im Interesse mancher älterer und auch der jüngeren Fachkollegen wünschenswert sein, darüber etwas ausführlicher zu werden, um damit Anregungen für Verbesserungen und Ergänzungen zu geben. Wir wissen, daß infolge des Krieges auch auf diesem Gebiete reichlicher Schaden angerichtet wurde, der nun endlich beseitigt werden muß. Wer seinen Betrieb überholen bzw. zeitgemäß einrichten will, wird diese Ausführungen daher gern zur Kenntnis nehmen.

Die meisten Fachgeschäfte haben ein Schaufenster, und wenn wir damit beginnen wollen, dann deshalb, weil es die Visitenkarte des Geschäftes ist. Betrachten Sie es einmal von außen und ziehen Sie einen Vergleich mit anderen Läden in ihrer Nachbarschaft! Sie werden erkennen, daß neben der selbstverständlichen Sauberkeit auch im Schaufenster die nötige Sorgfalt in der Anordnung der auszustellenden Gegenständen zu beachten ist. Das Schaufenster ist das Blickfeld für den Interessenten; es muß deshalb anziehend und reizvoll wirken. Nicht alle Erzeugnisse unseres Fachs können ausgestellt werden. Wer selbst nicht über hinreichende Werbe- und Reklamefähigkeiten verfügt, sollte sich klugerweise von einem Werbefachmann oder einem guten Dekorateur beraten lassen.

Der Verkaufsraum ist da, um die fertige Ware an den Kunden abzugeben. Für die Maßnahme, Anprobe und Anpassung muß eine entsprechende Räumlichkeit vorhanden sein. Es ist in jedem Falle zu vermeiden, daß sich der Kunde im Verkaufsraum oder im Büro aus- und ankleidet.

Die Größe und der Umfang eines Unternehmens bestimmen die Größe und Einteilung der Kundenräume. Helle und saubere Räume wirken immer angenehm auf den Kunden. Wenn es am natürlichen Licht mangelt — was bei hohen Gebäuden im Erdgeschoß meistens der Fall ist — dann müssen hinreichend Beleuchtungskörper diesen Mangel beseitigen. Aber auch eine helle Wandbekleidung (helle Tapete, heller Farbanstrich) und helle Vorhänge wirken freundlich auf den Kunden und zeigen offensichtlich das Interesse, das der Kundschaft entgegengebracht wird. Ankleide-, Maßnahme- und Anprobierräume sollen möglichst voneinander getrennt, aber doch miteinander verbunden sein, damit der Ablauf der Bedienung sich harmonisch vollzieht. Zur Einrichtung gehört entsprechendes Mobiliar (Tische, Stühle, Spiegel, Kleiderhaken, Ascher). Im Maßnahmeraum müssen Einrichtungen und Werkzeuge und in der „Anprobe" die nötigen Geräte und Utensilien bereitgestellt sein, damit alle erforderlichen Arbeiten ohne Verzögerung ausgeführt werden können. Welcher Art diese sind, weiß jeder Fachmann selbst.

Die Betriebsräume — also die Werkstatt selbst — sind die eigentliche Arbeitsstätte des Handwerkers und ihre Bedeutsamkeit für das gesamte Handwerksunternehmen läßt es wünschenswert erscheinen, hierüber ausführlich zu schreiben.

Die Werkstatt — also die Fertigungsstätte für das handwerkliche Produkt mußt so eingerichtet sein, daß sie den gesetzlichen Bestimmungen entspricht und auch der Lieferer mittels der Werkstatt- und Betriebseinrichtungen alle zur Ausführung der ihm erteilten Aufträge nötigen Arbeiten ausführen kann. Es kann sich heute niemand mehr darauf berufen, daß er infolge Kriegsschaden nicht in der Lage sei, diese Voraussetzungen zu erfüllen. Es bleibt sich dabei gleich, ob der Lieferer als Handwerker selbst und allein in seinem Betriebe arbeitet oder einen oder mehrere Mitarbeiter beschäftigt.

Die in jedem Unternehmen vorhandenen Gefahrenquellen erfordern Schutzmaßnahmen, zu denen der Werkstatt- oder Betriebsinhaber durch die

a) Reichsgewerbeordnung und die staatliche Gewerbeaufsicht,
b) Reichsversicherungsordnung, die Unfallverhütungsvorschriften der Berufsgenossenschaften

gesetzlich angehalten wird. Betriebs- und Arbeitsschutz sind auch in dem Orthopädie- und dem Schuhmacherhandwerk angesichts mancher unfallgefährlicher und gesundheitsschädigender Arbeitsvorgänge heutzutage notwendige Einrichtungen, die nach dem Stande der Technik und der Leistungsfähigkeit der Wirtschaft auch vom kleinsten Handwerksbetrieb zur Erhaltung und Sicherung von Leben und Gesundheit des schaffenden Menschen unterhalten werden müssen. Ebenso haben sich die Arbeitszeit- und Schutzaltersbestimmungen als nötig erwiesen.

Auch für die betrieblichen Räume eines Unternehmens gilt das anfangs Gesagte: Helle und saubere Arbeitsräume dienen der Gesundheit und geben dem Arbeitenden Freude an und bei seinem Tun! Kellerwerkstätten gehören der Vergangenheit an, weil sie den heute mit Recht gestellten Erwartungen hinsichtlich der Sicherung und Erhaltung der Gesundheit nicht entsprechen.

Die handwerklichen Fertigungsarbeiten im Orthopädie- und auch im Schuhmacherhandwerk sind so zahlreich in ihren einzelnen Arbeitsvorgängen und so umfangreich, daß es notwendig ist, die Betriebsräume zweckentsprechend einzuteilen.

Soweit es sich ermöglichen läßt, empfiehlt sich folgende Aufteilung der Geschäftsräumlichkeiten:

Orthopädie-Betrieb:

I. Laden- und Verkaufsraum
II. Maßnahme- und Anpaßraum
III. Gipsarbeitsraum
IV. Bandagistenarbeitsraum (Stoff- und Lederarbeiten)
V. Schmiede-Arbeitsraum
VI. Mechanikerarbeitsraum
VII. Schleif- und Galvanisierung
VIII. Holzbearbeitung
IX. Lack- und Anstricharbeiten
X. Kunststoffverarbeitung

Schuhmacher-Betrieb:

I. Laden- und Verkaufsraum
II. Maßnahme- und Anpaßraum
III. Gipsarbeitsraum
IV. Raum für Leistenzurichtung (auch Kork- u. ä. Arbeiten)
V. Schäfteherstellung
VI. Bodenarbeiten
VII. Kunststoffverarbeitung

Die Trennung in verschiedene Arbeitsräume erweist sich insbesondere dort als notwendig, wo die Arbeitsvorgänge Schmutz, Staub, Abfälle, Abdämpfe u. ä. mit sich bringen, was sich mit den Anforderungen an die Hygiene eines Betriebes nicht in Einklang bringen läßt, wenn davon die gesamte Werkstatt betroffen wird, während bei entsprechender Raumabtrennung ein wirksamer Schutz geschaffen werden kann.

Die einzelnen Arbeitsvorgänge erfordern aber auch neben der Sauberhaltung der zu verarbeitenden Werkstoffe auch Konzentration der Gedanken. Laute Geräusche und Lärm müssen darum auf Räume begrenzt werden, wo sie nicht zu vermeiden sind. Offenes Feuer ist in Räumen für Holzbearbeitung, in der Bandagistenwerkstatt, im Lack- und Anstrichraum und auch im Arbeitsraum für die Kunststoffverarbeitung verboten. In allen Räumen sind entsprechende Schutzeinrichtungen zu schaffen.

Die Arbeitsplätze in den einzelnen Arbeitsräumen sind tunlichst so einzurichten, daß die natürliche Lichtquelle dem Arbeitenden zugute kommt. Ist man auf künstliches Licht angewiesen, empfiehlt es sich, bei der Anschaffung der Beleuchtungskörper solche zu wählen, die als Betriebs- oder Arbeitsleuchten üblich sind.

Jeder fortschrittlich eingestellte Betriebsinhaber wird sich im Zeitalter der Technik auch der Maschinenarbeit bedienen und deshalb entsprechende Maschinen für die Fertigungsvorgänge anschaffen. Die Konkurrenzfähigkeit und vor allem die genaue Kalkulation der Gestehungskosten erfordern es von selbst, die Maschinenleistung zu nutzen, um die Leistung selbst in betriebswirtschaftlicher Hinsicht zu vollziehen. Wer sich diesen Notwendigkeiten verschließt, muß damit rechnen, daß er früher oder später aus dem Wettbewerb ausscheiden muß.

Neben den Maschinen sind es die für die Herstellungsarbeit erforderlichen Werkzeuge, die der Handwerksmeister in seinem Betriebe vollzählig und im gebrauchsfähigen Zustande für sich und seine Mitarbeiter bereithalten muß. Es würde zu weit führen, diese Werkzeuge im einzelnen aufzuzählen; die Vielseitigkeit der handwerklichen Fertigkeiten macht es notwendig, daß auch eine Vielzahl der einzelnen Werkzeuge angeschafft werden muß. Die Technik hat auch hier viele zweckvolle Neuheiten entwickelt und wer Werkzeuge anschaffen will, wird sich vorher bei den einschlägigen Werkzeugfirmen sachgemäß beraten lassen. Die Werkzeuge selbst sind ständige Helfer für die manuelle Arbeit; ihre Pflege und Unterhaltung gehört mit zu den betrieblichen Verpflichtungen für eine gute Handwerksarbeit.

Maschinen und Werkzeuge werden noch durch Arbeitseinrichtungen ergänzt, wie sie sich aus den Arbeitsvorgängen ergeben. So erfordert z. B. die Herstellung mancher Gegenstände aus Kunststoff besondere Einrichtungen, insbesondere einen Wärmeofen bzw. eine Wärmeröhre, wenn die Verformung eines Kunststoffes nur in bestimmten Wärmetemperaturen vor sich gehen kann. Zur Regulierung der Wärmetemperatur selbst muß ein solches Gerät mit einem Temperaturregler (Thermostaten) ausgestattet sein. Häufig genug ergibt es sich, daß im Betriebe selbst Einrichtungen erstellt werden, die geeignet sind, den Fertigungsvorgang günstiger ablaufen zu lassen.

Werkstatt und Arbeitsplätze müssen ständig sauber gehalten werden. Gewiß: Wo gehobelt wird, fallen auch Späne! sagt man. Das soll und kann aber nicht bedeuten, daß der unvermeidbare Anfall an Staub, Schmutz und Abfall im Werkraum verbleiben müssen! Im Gegenteil, es ist notwendig, daß auch hier Sauberkeit gepflegt wird. Ebenso ist darauf zu achten, daß die zur Vermeidung von Unfällen und zum Schutze der Gesundheit notwendigen Schutzeinrichtungen und Geräte (Schutzbrillen, Staubmasken, Handschuhe u. a.), Feuerlöscher immer bereitgehalten werden.

Es empfiehlt sich weiter, die Werkstoffe, Halb- und Serienteile, Rohlinge und sonstige Betriebsstoffe in einem besonderen Raum übersichtlich und trocken aufzubewahren. Für empfindliche Werkstoffe und Kleinmaterial schafft man am besten Kästen und Schränke an.

Ein Fachunternehmen, daß diese nötigen Voraussetzungen alle erfüllt, wird bei zweckvollem Einsatz der menschlichen Arbeits- und Fachkräfte immer leistungsfähig sein; es wird dazu auch jeder Prüfung und Kontrolle durch Auftraggeber, Gewerbeaufsicht und Gesundheitspolizei standhalten.

Schrifttumsverzeichnis

Erhard, Heinrich: Werkstoffkunde für lederverarbeitende Berufe. Konradin-Verlag Robert Kohlhammer, Stuttgart.

Herfeld, Hans: Grundlagen der Lederherstellung, Verlag Theodor Steinkopff, Dresden (1935).

Jaumann, A.: Von Garnen und Stoffen, Fachverlag Schiele & Schön, Berlin.

Mörsdorf, Joh.: Das Holz — eine Rohstoff- und Werkstoffkunde. Verlag Dumcker & Humblot, Berlin.

Pfau, Hermann: Lehrbuch für Bandagisten- und Orthopädiemechaniker. Otto Elsner Verlagsgesellschaft, Berlin.

Plath, Erich, Dipl.-Ing.: Die Holzverleimung. Wiss. Vlgs.-Ges., Stuttgart.

Prieß, Hans: Die Werkstoffe in der Orthopädie. Georg Thieme Verlag, Leipzig.

Püschel, F.: Die Kalkulation (1958).

Püschel, F.: Kosmetische u. orth. Erzeugnisse (1956).

Beide im Technischen Verlag Herbert Cram, Berlin W 35.

Reiner, Dr. Stefan: Kautschuk-Fibel. Verlag Berliner Union, Stuttgart.

Spraul, Dipl.-Ing. Dr. A..: Metall-Werkstoffkunde, Verlag Erwin Burda, Freiburg/Br. burg/Br.

Stoeckert, Dr. K.: Kunststoff-Lexikon, (1958). Carl Hanser Verlag, München.

Weyler, H., Architekt: Was man vom Gips wissen muß! Beratungsstelle des deutschen Gipsvereins E. V. Stuttgart. Heraklith-Rundschau, Heft 6, April 1952.

Außerdem:

Aufsätze und Informationen der nachstehenden Firmen:

Aluminium-Zentrale e. V., Düsseldorf, Jägerhofstr. 26—29
Aluminium-Walzwerk Wutöschingen G. m. b. H., Wutöschingen
Arcophor KG. Herbert Zscherp, Eppstein/Taunus
Atlas-Ago, Chemische Fabrik G. m. b. H., Wolfgang b./Hanau
Badische Anilin- und Soda-Fabrik, Ludwigshafen
Bobingen A. G. für Textil-Faser, Bobingen
ChemischeFabriken Oker u. Braunschweig A. G., Oker
CIBA Aktiengesellschaft, Wehr/Baden
Farbenfabriken Bayer A.G., Leverkusen
Farbwerke Hoechst, Frankfurt/Main
F. Kurt Fischer, Berlin-Spandau
Carl Freudenberg, Weinheim/Bergstraße
Jacob & Pfüller, Frankenberg/Eder
A. Kettenbach, Wissenbach/Dillkreis
F. W. Kraemer, KG., Remscheid-Haddenbach
Kunstseiden Aktiengesellschaft, Wuppertal-Elberfeld
Gebr. Küpper, Solingen-Wald
Fritz Moll K. G., Wuppertal-Barmen
Dr. F. Raschig G.m.b.H., Ludwigshafen/Rh.
Röhm & Haas, G. m. b. H., Darmstadt
Scheidemantel-Motard-Werke A.G., Berlin-Spandau
Schering A.G., Berlin N 65, Müllerstr. 170—172
Schmidt & Clemens, Berghausen/Rhld.-Berlin-Tempelhof
Schusterinsel A. G., Opladen

Schwabe, Wilhelm, Holzindustriebedarf, Goslar
Stahn, Julius, Berlin SW 61, Mehringdamm 61
Thiokol G. m. b. H., Mannheim-Waldhof
Tiefengrüner Gerberei, Tiefengrün über Hof
Vereinigte Glanzstoff-Fabriken A. G, Wuppertal-Elberfeld
Vereinigte Leichtmetall-Werke G. m. b. H., Hannover/Bonn
Wacker-Chemie G. m. b. H., München 22
Weickert, J. D., Filzfabrik, Wurzen-Sachsen

Sachwortregister

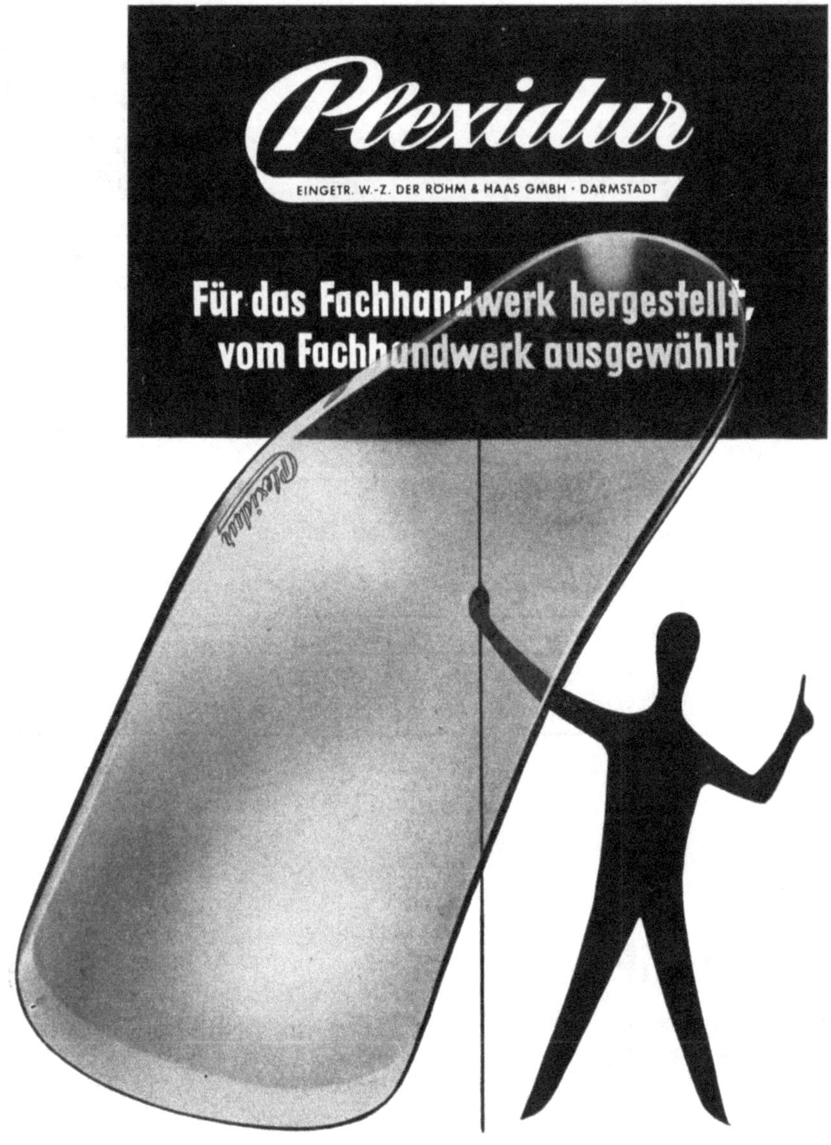

RÖHM & HAAS · GMBH · DARMSTADT

FSC
www.fsc.org
MIX
Papier | Fördert gute Waldnutzung
FSC® C083411

Zeitfracht Medien GmbH
Ferdinand-Jühlke-Straße 7
99095 Erfurt, Deutschland
produktsicherheit@kolibri360.de